동의보감

자연치유의 법칙

동의
보감

김성호 박사

자연치유의 법칙

예닐

동의보감 자연치유의 법칙

초판인쇄 _ 2022년 1월 10일
초판발행 _ 2022년 1월 15일

지은이 _ 김성호
펴낸이 _ 한미경
펴낸곳 _ 예나루

등록 _ 2006년 1월 5일 제106-07-84229호
주소 _ 서울특별시 용산구 원효로 268 디아뜨센트럴 1동 202호
전화 _ 02-776-4940

ISBN _ 89-93713-29-9 03510

일원화 공급처 _ (주)북새통
서울특별시 마포구 월드컵로36길 18, 902호(성산동, 삼라마이다스)
전화 _ 02-338-0117 팩시밀리 _ 02-338-7160~1

차례

머리말
자연치유의 원리를 담고 있는 『동의보감』

　『동의보감』을 모르는 한국인은 없을 것이다. 이 책은 허준이 선조의 명에 따라 1610년 편찬한 의서醫書다. 동양 최고의 의학서로 평가되는 『동의보감』은 2009년 유네스코 세계기록유산으로 지정되기도 했다.

　하지만 이 책은 중국 의서나 명의名醫의 말을 단순 나열해 독창성이 부족하다는 비판에 직면하고 있다. 우리만의 독창적인 의학 세계를 표방했지만, 중의학의 범주에서 벗어나지 못했다는 한계도 있다. 편찬 이후 후학들에 의한 질적 향상과 발전적 계승도 이루어지지 못했다.

　그럼에도 『동의보감』에 대한 믿음은 전폭적이다. 이 책에 기록되었다는 이유만으로도 신뢰를 얻을 수 있다. 하지만 『동의보감』이 편찬된 지 무려 400년이 지났다. 이제는 모든 것이 달라졌고, 그때와는 전혀 다른 환경이 조성되었다. 독성 화학물질의 출현도 그 가운데 하나다. 현대의 질병은 대단히 복잡한 양상을 띠고 있으며, 『동의보감』의 처방만으로는 전반적인 치료가 어려운 상황이다.

잘못된 음식을 먹거나 독성물질에 노출되면 인체는 각종 질환에 시달리게 된다. 환경이 오염되면 인체도 오염될 수밖에 없다. 인간은 인적人的·문화적 환경뿐 아니라 자연적 환경의 영향력 아래 놓여 있다. 자연에서 멀어진 인간은 암, 심혈관질환, 비만, 아토피, 당뇨병 등 각종 질환에 시달리게 되었다. 현대의학도 이런 질환에 대한 해결책은 없다.

21세기는 통섭의 시대다. 새로운 문제의 해결을 위해서는 다양한 분야의 전문가들이 참여해야 한다. 이제 학문도 다른 학문과 유기적으로 협력해야 존재할 수 있다. 다양한 문화와 학문이 어우러져야 새로운 것을 만들어낼 수 있다.

『동의보감』역시 그 가치를 더 높이기 위해서는 여러 분야의 전문가들이 머리를 모아야 한다. 통섭을 통해 '21세기형『동의보감』'을 탄생시켜야 한다. 그리고 이것의 목표는 인류 건강에 모아져야 한다.

양방이나 한방에서 자연치유, 민간요법까지 힘과 지혜를 모아야 한다. 서양의학의 탁월성은 언급할 필요도 없지만, 자연치유나 민간요법의 장점 또한 무시할 수 없다. 치유에 대한 인류의 지혜가 모아질 때 '21세기형『동의보감』'을 탄생시킬 수 있을 것이다. 도올 김용옥은 "온고이지고溫故而知故에서 벗어나야 한다. 지신知新이 중요하다"고 말한 바 있다. 옛것만 따라가서는 새로운 것을 만들어낼 수 없다.

『동의보감』은 한의학의 전유물이 아니다. 따지고 보면『동의보감』은 음양오행이론에 충실한 한의학 서적이 아니다. 오히려 효과를 중시한 치유 방법들을 집대성한 책이다. 사실 원시시대의 의학은 동물적인 본능에 의한 치유 행위에서 출발했다. 효능을 보이는 약초나 치유법만이 대대로 전해져왔다. 이런 방법들은 이론을 갖추지 못했다는 이유로 한의학에 의해 멸시당했지만, 인과관계는 명확했다.

『동의보감』의 새로운 가치는 '자연치유'에서 찾을 수 있다고 본다. 서양의 자연치유법은 '인간'에 방점이 찍혀 있다. 인간이 자연치유력을 통해 스스로를 '온전하게' 만든다는 것이다. '신체가 스스로 치유할 수 있다'는 것이 핵심 주제인 셈이다.

자연의 질서에 무게를 둔 『동의보감』과는 미묘한 차이가 있다. 인간은 자연의 질서 속에서 살아가는 자연의 일부이며, 자연의 산물을 통해 생명을 유지할 수 있다는 것이 『동의보감』이 말하는 자연치유의 원리다.

『동의보감』은 세상의 모든 것은 연결되어 있다는 점을 밝히고 있다. 대자연에는 나름의 질서가 있으며, 인간의 몸도 자연의 질서와 함께한다는 것이 『동의보감』의 철학이다. 『동의보감』은 자연의 질서가 어떻게 운행되는지, 그리고 그것이 인체에 어떻게 영향을 미치는지, 나아가 자연과 인간이 어떻게 생명력을 얻고 건강을 유지할 수 있는지에 대한 원리를 풀어놓고 있다.

오늘날 우리가 새롭게 직면하고 있는 건강의 문제를 풀 수 있는 열쇠도 이 『동의보감』에 있다고 본다. 따라서 나는 이 책을 통해 자연의 순리가 무엇인지, 질병은 왜 생기는지, 그리고 그것을 어떻게 해결할 수 있는지에 대해 구체적으로 다뤄보고자 한다.

이 책의 일곱 개의 장은 대자연의 섭리를 『동의보감』의 내용을 중심으로 정리한 것이다. 자연의 섭리가 어떻게 작동하는지를 알아야 인간의 건강도 지킬 수 있다는 『동의보감』의 철학을 따랐다.

일곱 개의 장에서는 각각 다섯 개의 소주제를 다루었다. 모든 소주제는 『동의보감』에 있는 인체 운행과 질병의 근본 원리를 바탕으로 했다. 여기에 현대의 연구 성과, 구체적인 치유 방법, 나의 견해 등을 더했다. 이 책에 소개된 임상 결과는 자미원 제품들을 활용해 얻은 것임을 밝힌다.

소주제 말미에는 실생활에서 직접 활용할 수 있는 단방單方을 실었다. 단방은 간단한 자연물로 치료하는 처방이다. 복잡한 이론에 따라 처방된 약물은 위험할 수 있다. 『동의보감』은 병증이나 장부臟腑 건강에 도움이 되는 여러 단방을 소개하고 있는데, 이를 열 개 정도로 간단하게 정리했다.

이 책이 '21세기형 『동의보감』'으로 가는 길에 작은 디딤돌이 될 수 있다면 나는 그것으로 만족한다. 여러 면에서 부족하지만, 『동의보감』을 자연치유의 관점에서 접근했다는 점에서는 나름의 가치가 있다고 생각한다.

물론 처음 가졌던 뜻을 이 책에 온전하게 담아내지는 못한 것 같다. 여러 면에서 어설프고 부족하다는 점을 인정할 수밖에 없다. 이 책이 나올 수 있도록 도움을 준 분들에게 폐를 끼친 것 같아 송구하다. 그럼에도 『동의보감』에서 자연치유의 원리를 찾는 발걸음을 시작했다는 점에서 나름의 위안을 얻는다.

마지막으로 자연의 섭리를 이해할 수 있도록 지혜를 얻게 해주신

고성탈박물관 이도열 관장님과 자미원 코리아 송석민 대표님, 거친 원
고를 깔끔하게 다듬어준 이주련 선생님, 그리고 예나루 한미경 대표님
에게 감사의 인사를 드리고 싶다.

• 참고 : 이 책은 한의학 고전 DB를 활용해 만들어졌음을 밝힌다.
  이 자료는 한의학 고전을 일반인들도 활용하기 쉽도록 한국한의학연구원이
  번역해 공개한 것이다.

동의보감

자연치유의 법칙

1

사람이 곧 자연이다

"낮과 밤의 주기에 일상적 리듬의 상승과 하강은
모든 동식물에 공통적인 현상이다.
생명은 영겁 동안 태양 주기와 달 주기의 노출을 관장해온 지배력,
즉 지구 자전의 영향으로 생겨났다.
인간의 생체 리듬이 지구와 일치하는 것은 놀랄 일이 아니다."
제니퍼 애커먼(Jennifer G. Ackerman)

01
천지에서 사람이 가장 귀하다

"천지에서 사람이 가장 귀하다. 둥근 머리는 하늘을 닮았고, 네 모난 발은 땅을 닮았다. 하늘에 사시가 있듯 사람에게는 사지가 있고, 하늘에 오행이 있듯 사람에게는 오장이 있다. … 하늘에 24기二十四氣가 있듯 사람에게 24개의 수혈이 있고, 하늘에 365도 가 있듯 사람에게는 365개의 골절이 있다."

天地之內, 以人爲貴, 頭圓象天, 足方象地, 天有四時, 人有四肢, 天有五行, 人有五藏, … 天有二十四氣, 人有二十四兪, 天有三百六十五度, 人有三百六十五骨節(『東醫寶鑑』≪內景≫篇 卷1 身形藏府圖).

"세상은 언제 어떻게 만들어졌을까?"
"천둥과 번개는 어떻게 생기는 걸까?"
인류는 오랜 세월 동안 이런 의문을 가져왔다. 원시 인류는 해와 달 과 별, 산과 바다와 동식물이 어떻게 탄생했는지, 천둥과 번개와 홍수 같은 자연재해가 왜 일어나는지 등 인간을 둘러싼 모든 환경에 대해 궁금해했다.

인류는 무한한 하늘을 보며 신비로움을 느끼기도 했다. 인간에게 하늘은 범접할 수 없는 존재였다. 천둥, 번개, 일식, 월식, 폭풍 등은 두려움과 신성함 그 자체였고, 거대한 나무나 바위는 기적적인 생명력을 가진 존재로 느껴졌다.

자연 앞에서 인간은 절망에 빠지기도 했지만, 신화를 통해 이겨낼 힘을 얻기도 했다. 대자연의 변화를 상상력으로 이해하고 신화로 표현했던 것이다. 낮과 밤, 햇빛과 어둠, 더위와 추위, 맑은 날씨와 폭풍우, 우기와 건기, 생물의 삶과 죽음 등 자연의 변화를 이야기로 풀어냈다. 절대신이 천지를 만들었다거나, 거인의 몸이 분해되어 세상이 만들어졌다는 등의 신화가 그것이다.

이러한 신화에는 동서양을 막론하고 공통된 흐름이 있다. 태초는 혼돈 상태였으며, 창조가 시작되면서 질서가 부여되고, 하늘과 땅이 생겨났다고 상상하는 것이다. 북유럽의 이미르Ymir나 바빌로니아의 티아마트Tiamat 등 거인의 몸에서 세상이 만들어졌다는 신화가 대표적이다.

이미르 신화에서 이미르는 물과 얼음밖에 없는 혼돈의 시대에 태어나 오딘Odin에게 살해된다. 오딘은 이미르의 몸을 분해해, 두 눈은 태양과 달, 피는 바다, 뼈는 광물, 치아는 보석, 살은 흙, 털은 온갖 나무와 풀, 뇌수는 구름으로 만든다.

티아마트 신화도 비슷하다. 최초의 세계에는 하늘도 땅도 없고, 드넓은 바다만이 펼쳐져 있었다. 질서가 없는 혼돈 그 자체였다. 그리고 혼돈의 여신 티아마트가 창조한 바다에서 에아Ea를 비롯한 여러 신이 탄생한다. 새로운 신들은 우주에 질서를 부여하기 시작했다. 질서가 싫었던 티아마트는 전쟁을 일으켰지만 마르두크Marduk에 의해 살해된다. 마르두크는 티아마트의 두개골을 부수고 그 피를 뿌렸다. 거대한 몸은 둘로 찢어 하늘과 땅으로 삼았다. 그리고 별과 달을 만든 뒤 운행법칙을 정했다. 인간은 티아마트의 피와 흙을 반죽해 만들었다. 구약성경에도 여호와가 흙으로 사람을 만든 뒤 세상을 통치할 권한을 부여했다는 이야기가 있다.

동양의 창조신화도 혼돈에서 시작한다. 커다란 달걀 모양의 혼돈 속에서 반고盤古라는 거인이 태어나 1만 8천 년 뒤 죽는다. 이 반고의 몸이 분해되어 만물이 생성되었다. 반고의 두 눈은 해와 달이 되었으며, 피는 강이 되었다. 머리와 사지는 오악五岳으로, 살은 흙으로 변했다. 혼돈에 질서가 부여되고, 세상이 만들어졌다. 생명의 근원인 알[卵]에서 세상이 시작된 후 음양陰陽이 생겨나고, 금金·목木·수水·화火·토土의 오행五行이 뒤를 이었다. 음양오행론은 이렇게 형성되었으며, 이는 동양인이 자연의 변화와 천지만물을 바라보는 하나의 관점이다.

천지개벽 후 '여와'女媧가 나타났다. 여와는 황토로 자신을 닮은 사람을 만들었다. 그러나 그들을 통제하지는 않았다. 인간은 자유의지에

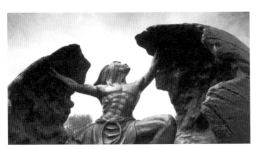

●동양의 창조신화에 따르면, 커다란 달걀 모양의 혼돈 속에 웅크리고 있던 반고(盤古)라는 거인이 생명을 받아 태어났고, 그가 죽은 뒤 그 몸이 분해되어 대자연이 된다.

따라 그를 떠났다. 여와는 인간에게 번식하는 방법까지 알려주었다.

이러한 창조신화를 통해 우리는 동양과 서양의 신화 간의 차이를 알 수 있다. 서양의 신화는 거인의 몸이 분해되어 만물이 창조되었다고 말한다. 그리고 인간은 자연을 통치할 권한을 부여받았다. 즉, 자연은 거인의 분해로 창조되었으며, 인간에게 공존이 아니라 통치의 대상이다.

특히 서양문화의 시발점 역할을 한 그리스에서는 개인의 개성과 자율성이 중시됐다. 그리스에서 자연은 인간과 분리된 나머지 부분으로 규정되었다. 그리스인들이 인간과 자연을 분리하면서 과학이라는 것이 생겨났다.

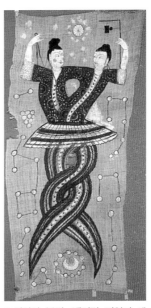

● 여와와 복희. 뱀처럼 뒤엉켜 세상의 생명을 창조했다는 신화를 표현하고 있다. 뱀이 뒤엉킨 모습은 마치 DNA 구조 형태와 유사하다.

그리스인들은 우주와 자연의 원리에 대해 관심이 많았고, 운행원리에 대한 나름의 이론적 모델들을 만들어냈다. 우주와 자연에 대한 강한 호기심은 물리학, 천문학, 기하학, 논리학, 철학 같은 학문을 발전시켰다. 이들은 자연 속에서 어떤 원리를 발견하려 했고, 그 생각은 과학의 발전으로 이어졌다.

의학도 구조와 기능을 중시하는 방향으로 나아갔다. 분해하고 쪼

개 구조와 기능을 분석하는 해부학이 그것의 가장 기초를 이룬 것은 당연한 일이었다. 해부학에 이어 생리학과 병리학을 공부한 뒤 내과와 외과로 나아가는 것이 현대의학이다. 현대의학 발전의 밑바탕에는 해부학이 있다. 해부학이 없었다면 오늘날의 의학은 지금과 전혀 다른 모습이었을 것이다.

물론 서양의학이 한 방향으로만 치달은 것은 아니다. 서양의학도 초기엔 동양의학과 매우 유사한 길을 걸어왔다. 고대 그리스는 '의'醫를 '치료'treatment와 '치유'healing로 구분했다. 그리스 신화에서 아스클레피오스Asklepios는 치료의 신으로, 그의 딸 히게이아Hygeia는 치유의 여신으로 등장한다. 이들의 숭배자들은 각각 치료와 치유에 관심을 가졌다.

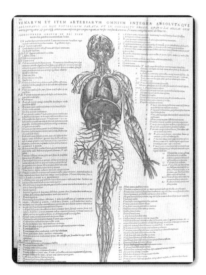

● 인체해부학의 창시자로 불리는 안드레아스 베살리우스(Andreas Vesalius)의 『인체 구조에 관하여』(1555년 판)에 실린 해부도.

이 중에서도 히게이아는 자연치유력을 길러주는 여신이다. 여기서 치유는 '온전하게 만든다'는 의미다. 즉, 완전성과 균형성을 회복시킨다는 것이다. 히게이아 숭배자들은 자연의 법칙을 따르는 것이 최상의 의료라고 믿었다. 이들에게 건강이란 '자연적 질서' 였으며, 의학은 '인간에게 건강한 육체와 정신을 갖게 해줄 자연법칙을 발견하고 가르치는 일'이었다. 이러한 이해는 『동의보감』의 인식과 매우 유사하다.

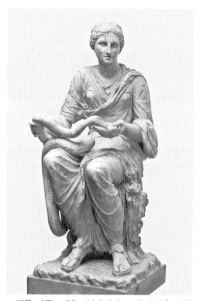

●뱀을 다루고 있는 히게이아. 고대의 뱀은 영원한 재생과 치유를 상징하는 동물이었다.

히포크라테스도 자연의학자라 할 수 있다. 그에게 인간은 '자연적' 존재이며, '건강한' 존재였다. 병은 자연에서 벗어난 부자연적인 상태로, 자연적인 건강함으로 돌려놓는 것이 치료의 목적이었다. 그의 제자들은 병을 치료하는 것은 자연이라고 생각했기에 자연치유법을 찾았다. 식이요법이나 운동, 목욕, 수면 등의 생활 방식을 관리하면 치유는 저절로 된다고 인식했다. 현대의 분자생물학자인 앨런 카플러도 "자신을 치료하는 의사는 바로 자기 자신이며, 사람은 자신을 치료할 수 있다. 자만심과 관념을 버리고, 우리 몸이 스스로를 치유하게 내버려두면 된다"고 말했다.

르네상스 시대가 되면서 서양의 자연의학적 전통은 막을 내린다. 안드레아스 베살리우스Andreas Vesalius는 『인체 구조에 관하여』를 통해 현대의학 시대의 첫발을 내디뎠다. 16~17세기에 자연과학이 급속히 발전하면서 서양의학은 완전히 새로운 길을 걷게 되었다. 1610년에 등장한 현미경은 인체 해부학, 세포 생리학, 병리학 등 의학이 급속히 발전하는 계기를 마련했다.

반면 동양의 인식은 자연으로 귀결되었다.[1] 동양인들은 우주가 상호 독립적이고 개별적인 사물들의 단순한 조합이 아니라 서로 연결되어 있는 거대한 집단이라고 생각했다.[2] 즉, 우주나 자연에서 발생하는 모든 일이 거무줄처럼 서로 얽혀 있고, 그 안에 존재하는 사물이나 인간도 마찬가지라고 봤다. 따라서 어떤 대상을 전체 맥락에서 떼어내 분석하거나 통제하려는 데 거부감을 느꼈다. 이들은 인간의 몸이 자연 속에 있을 때 가장 온전해질 수 있다고 믿었다. 자연을 자신에게 맞추어 바꾸기보다는, 자신을 주변 환경에 맞추도록 양생修養하는 일을 더 중시했다. 이런 생각은 『동의보감』에도 그대로 드러나 있다. 즉, 병을 고치기 위한 치료법보다 양생을 통해 병에 걸리기 전에 미리 관리하는 것을 더욱 중시한다.

고대 신화에서도 반고의 몸은 스스로 자연이 되었고, 인간을 창조한 여와는 그들에게 그 어떤 요구도 하지 않았다. 모든 것이 자연의 흐름에 따라 운행되었다. 흙으로 만들어진 인간은 자연 그 자체였고, 자연의 질서에 따라 인간의 건강이 결정된다고 믿었다. 동양의 자연의학적 사고는 지금도 유효하다.

대우주인 하늘자연과 소우주인 인체가 대응한다는 생각은 의학 사상으로도 이어졌다. 『황제내경』黃帝內經은 "뛰어난 의사는 환자를 치

---

1) 19세기 서양의학이 들어올 때까지 자연의학적 전통은 흔들리지 않았다. 서양의학이 대세를 형성한 현대의 동양의학은 명맥만을 겨우 유지하고 있을 뿐이다.
2) 고대 그리스인들은 우주가 입자로 구성되어 있다고 믿었다. 우주의 구성단위가 원자인지 파장인지가 그들의 중요한 논쟁거리였다.

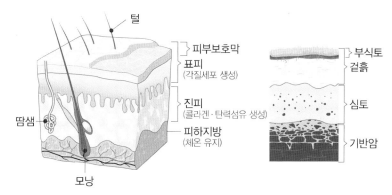

털

피부보호막
표피
(각질세포 생성)

진피
(콜라겐·탄력섬유 생성)

피하지방
(체온 유지)

땀샘

모낭

부식토
겉흙

심토

기반암

● 피부는 자연의 흙과 유사한 구조를 가지고 있다. 피부보호막은 부식토, 표피층은 겉흙, 진피층은 심토, 피하지방은 기반암과 유사하다.

료할 때 반드시 인체와 자연계를 긴밀하게 연결한다"고 지적하고, 공간·시간적 요인이 신체의 병리나 생리와 어떻게 연결되는지를 자세하게 설명하고 있다.

　또 동양인들은 하늘에는 천체, 땅에는 경수經水, 인간에게는 경맥經脈이 운행된다고 생각했다. 그리고 기후 변화에 따라 사기邪氣가 인간의 몸에 침입하면 기혈에 변화가 생긴다고 보았다. 천체 운행이 흐름을 벗어나면 일식과 월식이 일어나고, 땅의 질서가 흐트러지며, 인간의 생로병사는 물론 운명에도 영향을 미친다고 생각했다.

　『회남자』淮南子에서는 "머리가 둥근 것은 하늘을 본받은 것이고, 다리가 네모난 것은 땅을 본받은 것이다. 하늘에는 사시四時·오행五行·360일이 있고, 인간에게는 사지四肢·오장五臟·360마디가 있다"고 했다.

圖府藏形身

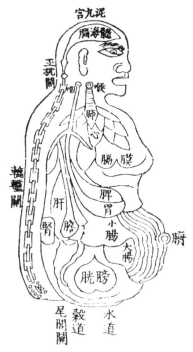

●『동의보감』의 신형장부도.

중국 전한 중기의 대표적 유학자 동중서董仲舒도 다음과 같이 말했다.

인간의 신체는 하늘과 같아서 수적數的으로 합치하고 있다. 그래서 인간의 운명도 하늘과 연결되어 있다. 하늘은 1년의 숫자를 가지고 인간의 신체를 형성하고 있다. 즉, 인간이 가지고 있는 360개의 작은 관절[小節]은 1년의 날수와 부합한다.

물론 이런 주장들이 해부학적인 근거를 가진 것은 아니다. 인체와 자연이 밀접한 연관성을 갖는 이치를 설명하기 위한 상징적인 해석 정도로 이해하면 될 듯하다. 중요한 것은 실체적 진실이 아니라 동양인이 가졌던 생각이다. 동양의 전통적인 의학 사상은 인간의 몸과 마음을 분리된 것이 아닌 온전한 하나로 인식했다는 것이다. 우주 만물은 서로 이어져 있고, 서로 간의 관계 속에서 존재한다고 본 것이다. 이런 관점은 자연치유 사상과 일치한다.

'자연'自然은 한자로 풀어보면 '스스로[自] 그러하다[然]'라는 의미다. 스스로 그러한 것은 그 자체로 완전하다. 인간 역시 자연의 산물이자, 자연 그 자체다. 자연이 인간 속에 있고, 자연 속에 인간이 있다. 자연은 그 자체로 완전하며, 이 자연의 질서를 따르면 우리 몸은 자연의 리듬을 회복하고, 나아가 자연의 치유력을 얻게 된다.

02
자연에는 질서가 있다

"현인은 천지의 법칙 및 해와 달의 운행을 따르며, 별자리를 분별하고, 밤과 낮의 변화에 따라 생활을 조화시키며, 음양과 사시에 맞추어 살았다."

賢人者, 法則天地, 象似日月, 辨列星辰, 逆從陰陽, 分別四時(『東醫寶鑑』≪內經≫篇 卷1 身形).

자연은 얼핏 무질서하게 보이지만 사실상 정해진 질서에서 한 치도 어긋나지 않는다. 고대 그리스 철학자 헤라클레이토스Heraclitus of Ephesus도 "세상 모든 것은 변하고, 삼라만상에는 리듬이 흐른다"고 설파했다. 세상은 일정한 주기로 변하며, 그 변화 뒤에는 자연의 섭리, 즉 만물을 지배하는 질서가 있다는 것에 주목한 것이다.[3]

---

3) 헤라클레이토스는 이 질서를 세계이성 곧 '로고스'라고 보았다. 그는 로고스의 영원한 섭리와 법칙에 따라 세상 만물이 대립·투쟁·조화를 이루고 있으며, 근원에서 태어나고 다시 돌아가는 것을 반복하고 있다고 생각했다.

이 질서는 일정한 리듬을 갖고 있다. 예를 들어 파도는 1분에 약 18회 일어난다. 사람의 1분 동안의 평균 호흡수와 같다. 여기에 2를 곱하면 사람의 평균체온36도℃, 다시 2를 곱하면 사람의 평균 맥박수72회가 된다.

여성의 생리는 달의 변화와 같이한다. 인간이 달의 영향을 받는다는 것은 고대부터 알고 있었던 사실이다. 그래서 보름달이 뜨면 늑대가 인간으로 변한다거나, 사람들이 이상해진다고 생각했다.

인체의 기능도 마찬가지다. 체력이나 감정, 지적 능력이 좋아졌다 나빠졌다 하는 리듬을 느낄 수 있다. 이처럼 생명 활동에서 신체 · 감정 · 지성 등에 주기적으로 나타나는 일정한 현상을 생체리듬이라고 한

『황제내경』의 생명주기

주기	특성
10세	기운이 안정되고 혈기와 혈맥이 순조로워 뛰는 것을 좋아한다.
20세	혈기가 왕성하고, 근육이 자라 튼튼해진다.
30세	오장이 크게 결정되고, 기운이 안정되며, 혈맥이 왕성해진다.
40세	오장육부와 12경맥의 기혈이 정점에 달했다 쇠락하기 시작한다.
50세	몸이 전반적으로 쇠퇴기에 접어든다.
60세	심장의 기운이 쇠락하기 시작하며, 눕기를 좋아한다.
70세	비장의 기운이 약해지고, 피부가 쭈글쭈글해진다.
80세	폐의 기운이 약해지고, 정신이 혼미해진다.
90세	신장의 기운이 떨어진다.
100세	오장육부의 기혈이 모두 허약해져 수명을 마치게 된다.

다. 신체, 감정, 지성은 각각 23일, 28일, 33일의 주기를 가진다.

하지만 이런 것들은 생명 활동의 지극히 일부분에 불과하다. 2천 년 전 조상들은 이런 변화에 대해 정밀하게 분석해냈다. 『황제내경』은 생명주기를 10년 단위로 나누어 살피고 있다. 즉, 오장육부 기혈의 성장과 쇠퇴 양상을 10년 주기로 구분한 것이다.

흥미로운 것은 여성은 7년, 남성은 8년을 1주기의 생명주기로 구분하기도 했다는 점이다.

여성7주기

7세 : 신장의 기운이 왕성해지고, 치아가 교체되며, 머리카락이 자라기 시작한다.

14세 : 2차 성징이 나타나고, 아이를 낳을 수 있게 된다.

21세 : 신장의 기운이 균형을 찾아 안정되고, 신체 성장이 최고조에 달한다.

28세 : 간과 신장의 기운이 강성해지며, 머리카락도 가장 풍성해진다.

35세 : 머리카락이 빠지기 시작하고, 신장 기운이 쇠하기 시작한다.

42세 : 피부가 마르고, 흰머리가 나기 시작한다.

49세 : 생리가 끊기고, 아이를 낳을 수 없게 된다.

남성8주기

8세 : 신장의 기운이 충만해지며, 치아가 교체되고, 머리카락이 자라기 시작한다.

16세 : 생식능력이 생겨 아이를 낳을 수 있게 된다.

24세 : 신체능력이 최대화된다.

32세 : 근육과 골격이 단단해지고 신장 기능이 강해지지만, 생명력
        은 약해지기 시작한다.

40세 : 신장기능이 떨어지고, 머리카락이 빠지기 시작한다.

48세 : 피부가 마르고, 머리카락이 희어지며, 노안이 시작된다.

56세 : 생식기능이 떨어진다.

64세 : 치아와 머리카락이 빠지기 시작하고, 생식능력이 없어진다.

여성의 생명주기를 '7년'으로 본 것도 흥미롭다. '7'은 생명의 숫자로 알려져 있으며, 북두칠성에서 유래했다. 고대인들은 북두칠성을 생명의 근원으로 인식했다. "칠성에서 와서 칠성으로 돌아간다"는 말처럼 사람은 북두칠성의 기운을 받아 태어나, 죽으면 그곳으로 돌아간다고 생각했다. 관 바닥을 칠성판七星板이라 부르는 것도 이런 의미에서였다.

실제로 지구상의 많은 생물체가 7일을 주기로 하는 생장 리듬을 갖고 있다. 인체에도 7일째 극점을 맞이하고, 8일째 새롭게 출발하는 흐름이 있다고 한다. 오늘날 전 세계에서 사용하는 일주일이라는 단위

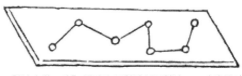

● 칠성판에는 사후 생명의 근원인 북두칠성으로 다시 돌아갈 것을 기원하는 인간의 마음이 담겨 있다.

도 우연히 생겨난 것이 아니다. 성경에도 여호와가 천지 만물을 6일에 걸쳐 창조하고, 7일째 되던 날 쉬었다는 기록이 있다. 천지창조는 전체적으로 볼 때 '7'이라는 주기 단위로 진행되었음을 알 수 있다.[4]

일본의 자연철학자 미키 시게오는, "지구 생물의 몸에 7일을 주기로 뭔가 눈에 보이지 않는 신비로운 파동이 다가오는 것은 아닐까? 가족을 저세상으로 먼저 떠나보냈을 때 그 충격은 분명 7일 단위로 조금씩 멀어진다. 이는 육체 감각이라 말해도 무방할 것이다. 질병 치유도 마찬가지다. 7일째마다 한 꺼풀씩 떨어져나간다. 생명의 파동이 아닐까 한다"[5]고 말한다.

일본의 약리학자 오카다 마사히로 교수도 토끼를 관찰한 실험에서 7일 주기를 발견했다고 한다. 그는 현미경 표본에서 7일을 주기로 줄무늬가 분명히 되풀이되는 것을 알아냈다. 토끼에게도 7일의 주기가 있었던 것이다. 그는 어떤 동물의 경조직이라도 유사한 줄무늬를 찾아낼 수 있다고 말한다.

우리 인간의 피부보호막도 7일 주기로 생성과 소멸이 진행된다. 새로운 세포가 생겨나 14일째에 각질이 되고, 21일 후에 피부의 표면으로 나와 거기서 7일 동안 머문 뒤, 28일째 떨어져나간다.[6] 이처럼 7일

---

4) 구약성경 창세기에 의하면 여호와는 천지 만물을 6일에 걸쳐 창조했다. 제1일에는 빛이 있으라 하여 빛을 만들고, 제2일에는 천공(天空), 제3일에는 땅과 식물, 제4일에는 태양과 달과 별, 제5일에는 물고기와 새, 제6일에는 기타 동물 및 이 모든 것을 지배하는 인류를 여호와 자신의 형상을 본 따 만들었다. 제7일에는 창조의 일이 완성되었음을 축복하고 휴식하며 이날을 성스럽게 했다.
5) 미키 시게오, 『태아의 세계』, 황소연 역(서울: 바다출판사, 2014), p.197.

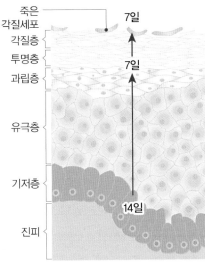

죽은 각질세포

각질층

투명층

과립층

유극층

기저층

진피

7일

7일

14일

7. 수명을 다한 각질은 저절로 떨어져 나간다.

6. 각질은 7일 동안 머문다.

5. 각질은 7일에 걸쳐 올라온다.

4. 과립세포는 각질이 된다.

3. 유극세포는 과립세포로 변해간다.

2. 기저세포가 유극세포로 변한다.

1. 기저세포가 두 개로 분열된다.

● 기저세포가 생성되고 각질화되어 떨어져나갈 때까지 28일의 기간이 필요하다. 홍조의 경우도 회복되려면 28일간의 각질대사가 원활하게 운용되어야 하며, 강제로 각질을 제거해서는 안 된다.

이 네 번 되풀이되는 '28일의 메커니즘'을 '각질대사 케라티니제이션 Keratinization'이라고 한다. 이 각질대사가 끊임없이 이루어지면 생기 있는 피부를 얻을 수 있다. 이는 인간도 자연의 질서 속에서 살아가며, 인체의 생체 환경은 자연의 질서를 철저히 따르고 있다는 것을 보여준다.

---

6) 첫 세포가 만들어지고 7일이 지난 후에 어떤 일이 벌어지는지는 아직 알지 못한다. 연구가 되지 않아 밝혀지지 않았을 뿐, 중요한 사건이 있을 것으로 짐작된다.

이 같은 자연과 인체의 질서를 정리한 것이 동양의 음양오행론陰陽
五行論이다. 중국 전국시대戰國時代부터 정리되기 시작한 음양오행이론
은 의학, 자연, 천문, 인문, 정치 방면에 이르기까지 광범위하게 응용
되었다. 음양의 원리란 서로 반대되면서 동시에 서로를 완전하게 만드
는 힘의 관계라 할 수 있다. 도덕경에는 "하늘의 도는 마치 활을 당기
는 것과 같다. 높이 있는 것은 누르고 아래에 있는 것은 올려주며, 여유
있는 것은 덜고 부족한 것은 더해준다"[7]는 말이 있다.

우리 민족도 일찍이 우주와 인간이 둘이 아니라 하나라고 생각해

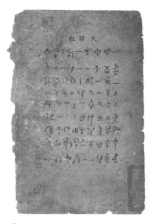

●『천부경』은 세상 모든 것이 유기적으로 얽혀 있고, 서로 영향을 미친다는 생각을 담고 있다. 사진은 고려 말의 충신 민안부의 문집에서 전해지고 있는는 『천부경』.

왔다. 단군 때부터 전해 내려왔다고 알려진
『천부경』天符經은 '일시무시일'一始無始一로 시
작해 '일종무종일'一終無終一로 끝난다. 즉, 하
나일에서 시작해 하나일로 끝난다. 하나이면서
전부이며, 전부를 품고 있는 하나라는 생각을
담고 있는 것이다. 이처럼 우리 민족 역시 세상
모든 것이 유기적으로 얽혀 있고 서로 영향을
미친다고 믿어왔다.

우주란 자연과 인간사가 음양의 원리로 복
잡하게 얽혀 있는 곳이라는 생각은 의학의 사
상적 기초가 되었다. 이에 몸의 각 기관은 상호
밀접한 영향을 주고받는다고 생각했다. 또

---

7) 天之道其猶張弓者也. 高者抑之, 下者擧之, 有餘者損之(『道德經』 77).

음양오행론에 따라 만물은 오행에 배속되며, 오행의 순환은 상생과 상극의 관계에 있다고 보았다. 즉, 사람과 자연은 서로 감응하며, 자연계의 현상 역시 오행의 질서에 따라 움직인다고 믿었다.

그러나 자연의 오묘한 변화를 음양오행이라는 이론으로 단순화할수 있을까? 자연 만물을 다섯 부류로만 구분한다는 것은 억지스러운면이 적지 않다. 계절도 네 개가 있으며, 색도 현대광학으로는 3원색이지만 이는 수없이 확장된다. 현대 화학주기율표에 표기된 원소는 현재까지 118종에 이른다.

자연을 음양오행으로 구분할 수 있다고 자만하는 것은 자기합리화가 될 가능성이 있다. 혹자는 심오한 음양오행론을 제대로 이해하지못해 하는 말이라고 비판할 수도 있다. 하지만 이론이 너무 심오하다는 것은 오히려 그 본질이 명확하지 않음을 의미한다. 음양오행론은이해가 깊어질수록 신기루와 같이 흐려진다.

이제마李濟馬의 사상의학四象醫學도 비슷하다. 이제마는 1894년『동의수세보원』東醫壽世保元을 통해 사상체질의학을 주창했다. 그는 사람은 생리적으로 네 가지 체형體形의 범주에서 벗어날 수 없으며, 체질에따라 성격, 심리상태, 내장기의 기능이 달라 그에 맞게 병리·생리·약리·양생법을 달리해야 한다고 강조했다.

사상의학은 철저하게『주역』周易 이론에서 출발한다. 주역에 따르면 태극은 음양을 낳고 음양은 사상을 낳으며, 사상은 태양太陽·태음太陰·소양少陽·소음少陰의 넷으로 분화된다. 그리고 이를 체질에 결부시켜 태양인·태음인·소양인·소음인으로 구분한다. 즉, 사상이란 곧 음양이요, 사상철학이란 곧 음양철학이다. 그리고 사상의학은 이 주역 이론에 우리 몸이라는 실체를 적용해본 것이다.

하지만 우리 몸이 인위적으로 만든 이론에 딱 들어맞는 경우는 흔치 않다. 사람의 체질을 네 가지로 구분할 수 있는지에 대한 의문부터 풀지 못하고 있다. 사람에 따라 두세 가지 이상의 특성을 동시에 가지고 있는 경우도 허다하다. 또 체질에 따라 치료법을 달리해야 한다면, 이전의 고서古書들과의 관계는 어떻게 정립해야 할까? 이 책이 나오기 전의 고서들은 체질에 대한 언급이 없는데, 그렇다면 그 책들은 잘못된 것이라고 봐야 하지 않을까? 사상의학이 옳다면 말이다.

이론은 간결함을 통해 번잡함을 설명해내는 것이다. 이해할수록 혼란만 가중된다면 옳은 이론이라 할 수 없다. 마치 오행이론이 인간과 자연의 모든 현상을 설명할 수 있는 것처럼 보이지만, 사실상 모든 문제를 풀 수 있는 방정식은 없다. 모든 문제를 풀 수 있다는 것은 곧 어느 하나도 풀지 못한다는 것과 같다.

청나라 말기의 사상가 양계초梁啓超 8)도 "2천 년간 중국은 우주의 무한한 이치와 현상을 억지로 오행에 귀속시켜 사람의 생사를 다루는 의학도 오행에 배속하니 이는 학술계의 수치라 할 수 있다"며 오행이

---

8) 양계초는 계몽사상가이자 문학가로 사회변혁운동과 변법자강운동을 주도했다. 또 계몽 잡지를 발간해 신사상을 소개하고 애국주의를 고취해 중국 개화에 공헌했다. 그의 사상은 조선에도 크게 영향을 미쳤다. 1905년부터 안창호 등 근대 학교 설립자들은 그의 소설과 논문들을 한문 독본으로 쓰고, 신문·잡지들도 그의 글을 번역해 실었다.

론을 신랄하게 비판했다.[9]

그럼에도 음양오행론이 무가치한 것만은 아니다. 비록 부족한 면이 있지만 자연의 질서를 포괄적인 측면에서 풀어내고자 했다는 점에서는 인정할 만하다. 따라서 자연의 변화와 질서를 포괄적인 측면에서 이해하는 데는 유용한 도구가 될 수 있다.

오행이론의 목화토금수는 다섯 종류의 구체적인 물질을 가리키는 것이 아니라, 물질의 성질과 기능을 표현한

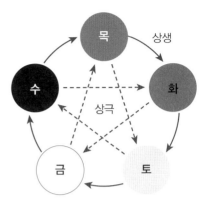

●다각형 중에서 오각형만이 끊김 없이 별 모양을 그려낼 수 있었기에 상생과 상극의 도식을 간단하게 표현하는 데 적합했던 것이다.

것이다. 오행이론은 실질적인 것이 아니라 사물 간의 관계에 관심을 두었다고 볼 수 있다. 즉, 물질의 특성이나 서로 간의 관계를 파악하는 데는 참고할 만하다. 오행이론의 순환 도식이 오각형인 것도 적용의 편이성 때문이다. 오각형만이 갖는 독특한 기하학적 특성 때문에 이론가들은 이 도형을 선호했다. 다각형 중에서 오각형만이 끊김 없이 별 모양을 그려낼 수 있었기에 상생과 상극의 도식을 간단하게 표현하는 데 적합했던 것이다. 문제는 세상의 이치가 오각형 안에 다 들어가지

---

9) 12~13세기에 활약한 금원사대가(金元四大家)의 이론도 철저하게 경험에서 얻은 지식에 바탕을 두고 있었다. 이들 학자들은 음양오행론에 매몰되지 않고, 자신이 태어난 지역의 기후나 직접 경험한 질병 등을 통해 각자 질병의 원인과 치료법에 대한 원칙을 세웠다.

않는다는 데 있다. 오각형 분류는 대략적인 참고자료 정도로 여겨야 하는 이유가 여기에 있다.

다만 음양오행론이 자연의 법칙이 아니라는 점은 분명히 해야 한다. 음양오행론을 지고지순한 원리로 받아들이면 안 된다. 세상 모든 것을 담아낼 수 있는 이론은 없다. 음양오행론은 법칙이 아니라 많은 이론 가운데 하나일 뿐이다. 따라서 음양오행론을 세상을 바라보고 이해하는 하나의 도구로 활용하는 것은 무방하지만, 모든 것을 여기에 맞추려 한다면 오류를 범할 수 있다.[10]

자연에는 분명 질서가 있다. 하지만 인간은 아직 그 질서를 온전히 이해하지 못하고 있다. 음양오행론은 물론 첨단 과학도 풀어내지 못하는 것이 현실이다. 과학이 풀어내지 못한다고 해서 현상이 없는 것은 아니다. 현상은 분명히 존재한다. 인간이 아직 제대로 풀어내지 못했을 뿐이다. 의학에서도 마찬가지다. 우리가 이해하지 못하고, 이론적으로 정리하지 못한 현상이 아직도 너무나 많다.

중요한 것은 어떤 이론이든 결과로 입증되어야 한다는 사실이다. 『동의보감』에 기록된 단방이나 본초약물학 지식은 실증적인 '경험'에서 나온 것이다. 음양오행이론을 토대로 나온 것이 아니다. 다산 정약용 역시 음양오행론은 증명할 수 없는 관념에 불과하다고 비판하고,

---

10) 과거의 위대한 과학적 발견도 처음부터 이론에 바탕을 두고 등장한 것은 아니다. 아인슈타인의 상대성이론도 상상에서 시작되었다. 코페르니쿠스의 지동설, 갈릴레이의 관성의 법칙, 뉴턴의 만유인력의 법칙 등도 마찬가지다. 호기심으로 가득한 관찰과 실험을 통해 이론을 정립해온 것이다.

경험으로 입증된 것만이 가치 있다고 보았다. 『마과회통』麻科會通, 『의령』醫零 등 의서醫書를 저술할 만큼 의학에 조예가 깊고 임상에도 밝았던 다산은 질병을 고증과 실증을 통해 분류했고, 치료에 효과가 있는 방법을 택했다.

치료에서는 이론의 우위와 상관없이 실질적인 효과가 나타나는지가 중요하다. 모든 약물이나 치료법이 반드시 이론적으로 적합한 것은 아니다. 이론적으로는 정리되지 못했더라도 실제적인 치료 효과가 있다면 활용할 수 있어야 한다.

03
자연의 순리를 벗어나면 위험하다

"사시와 음양은 만물의 근본이다. (중략) 근본을 거스르면 뿌리
를 잘라내는 것과 같아서 진眞이 사라진다. 그러므로 음양과 사
시는 만물의 시작과 끝이고 생사의 근본이다. 근본을 거스르면
재앙을 입고 근본을 따르면 병들지 않는다. 이것을 도를 안다고
한다."

夫四時陰陽者, 萬物之根本也. 所以聖人春夏養陽, 秋冬養陰, 以從其根. 故與
萬物沈浮於生長之門, 逆其根則伐其本, 壞其眞矣. 故陰陽四時者, 萬物之終始
也. 死生之本也. 逆之則災害生, 從之則苛疾不起, 是謂得道(『東醫寶鑑』≪內
經≫篇 卷1 身形).

　　　　　　　　자연의 질서를 따르면 인간은 장수할 수
있다. 자연의 질서는 어긋남이 없다. 인간도 자연의 질서 속에서 살아
가며, 인체의 생체 환경은 자연의 인과율을 따르고 있다. 그러므로 자
연의 순리에서 벗어나는 것은 건강을 망치는 지름길이다.
　자연의 흐름에 몸을 맡기는 것은 매우 중요하다. 인간이라면 생존

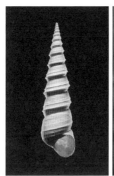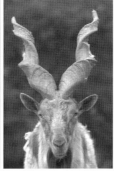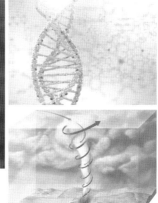

● 자연은 나선형으로 순환함으로써 생명력을
얻는다.

을 위해 반드시 지켜야 하는 철칙이다. 자연의 흐름은 원형을 띠고 있는데, 동그라미보다는 나선형螺旋形에 가깝다. 이것은 그 흐름이 단순한 반복이 아님을 의미한다. 자연은 나선형으로 순환함으로써 생명력을 얻는다. 이는 몸속의 DNA에서도 확인할 수 있다. 인체를 구성하는 가장 기본 요소인 DNA 사슬은 나선운동을 하면서 생명을 유지한다. DNA 구조는 분자 안에서 비틀어진 사슬이 이중나선 모양을 하고 있다.[11]

DNA 사슬이 생명을 유지하는 비밀도 나선운동에 있다. 이 같은 나

---

11) 제임스 왓슨과 프랜시스 크릭이 발견한 DNA의 이중나선구조는 다윈의 진화론에 필적할 만한 위대한 발견이다. 이 두 사람을 통해 DNA의 이중나선구조가 두 가닥의 당-인 사슬로 서로 얽혀 있고, 그것들 사이에 염기쌍이 마치 계단의 층계와 같은 모습을 하고 있음이 세상에 알려지게 되었다.

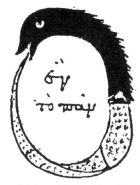

● 자신의 꼬리를 물고 있는 우로보로스 뱀처럼 자연의 생명력은 무한히 순환한다.

선운동의 흐름은 태풍, 소용돌이, 회오리바람, 염소의 뿔, 고동, 솔방울 등 자연 어디에서나 쉽게 찾을 수 있다. 자연은 순환고리 형태로 순환하는 운행체계를 가지고 있다. 이 순환의 흐름을 타면 에너지를 얻을 수 있다. 순환은 지속 가능한 리듬을 만들어낸다. 변화에 대응할 능력도 길러준다. 순환이 없으면 에너지를 투입해도 효과는 오래가지 않는다. 순환한다는 것은 시작도 없고, 끝도 없다는 의미다. 마치 자신의 꼬리를 물고 있는 우로보로스Ouroboros의 뱀과 같다. 몸을 소우주에 비유하는 것도 몸이 자생적인 체계에 의해 스스로 움직인다는 점을 말하는 것이다.

태양과 달도 자전과 공존을 통해 일정한 주기적 변화를 보인다. 특히 달은 지구에 대한 궤도가 안정적이고 밀물과 썰물의 주기를 만들어낸다. 영장류의 배란주기가 달의 주기에 가깝다는 것은 우리가 자연의 질서 속에 있다는 것을 의미한다. 물은 수증기로 증발했다 응축해 비로 내린 후 다시 증발한다. 인간에게도 세포가 물을 필요로 할 때 갈증 신호로 바꿔주는 생체 회로가 있다.

인간이 자연 질서 안에서 생존할 수 있다는 것은, 한편으론 자연에서 멀어지면 멸종할 수 있음을 의미한다. 자연계에 없는 물질은 인간에게 위험할 수 있다. 현대인들이 직면하고 있는 건강의 문제도 여기서 출발한다. 자연계에는 없는 물질이 등장하면서 우리 몸을 파괴하고 있는 것이다.

우리 몸은 이런 물질들에 대한 대항력을 갖고 있지 못하다. 그래서 이런 독소에 노출되면 인간의 몸은 암, 혈관질환, 비만, 아토피, 당뇨병 등 각종 질환에 시달리게 된다. 이런 질환을 흔히 대사질환 혹은 환경성질환이라고 한다.[12]

대사질환은 '자가면역질환'이라고도 알려져 있다. 하지만 인체는 스스로 파괴하도록 설계되어 있지 않다. 현대의학이 몸의 반응을 이해하지 못해 이런 이상한 이름을 붙인 것이 아닐까?

설사 내 몸이 나를 공격한다고 하더라도 의문은 남는다. 면역계에 이상이 생긴 근본 원인은 무엇일까? 제3의 원인에 의해 면역계에 이상이 생긴 것은 아닐까? 우리 몸은 단 한 번도 우리를 배반하지 않았고, 앞으로도 그럴 것이다. 대사질환을 자가면역질환이라고 봐서는 결코 문제를 해결할 수 없다.

대사질환의 1차 원인은 독소일지도 모른다. 대사질환은 유해물질이 몸속으로 침투해 생긴 것이다. 최근 급증하고 있는 아토피, 천식, 대장암, 변비 등의 원인은 단 하나다. 자연과 멀어진 생활습관이 우리

---

12) 유해 환경과 환경성질환에 대해 연구하고 있는 캘리포니아대학교 CPRC는, 유해 환경에 대해 '인간의 건강에 알려진 혹은 잠재적 영향을 미칠 수 있는 환경에 존재하는 화학물질, 물리적 요인, 생체역학적 자극, 생물학적 독성물질'로 정의하고, 환경성질환에 대해서는 "유해 환경과 관련될 수 있는 만성질환, 선천성 결손증, 발달장애, 그리고 다른 비감염적 건강 요인을 말한다. 인간 질환의 원인은 환경적, 생활습관적, 사회경제적, 유전적 요인의 복합으로 다요인적이며, 개인마다 이러한 요인 중 어느 하나가 질병 위험에 더 크게 작용할 수 있다. 하지만 대개 환경은 정도의 차이는 있더라도 질병의 발병과 진행에 영향을 미친다"고 말한다.

몸에 독소를 축적하게 만들었기 때문이다. 독소는 혈액을 오염시키고, 신진대사에 장애를 일으킨다. 신진대사 장애가 지속되면 암이나 혈관 질환, 당뇨병 등이 발생하게 된다. 이것이 대사질환이 발생하는 원리다.

유해물질이 들어오면 인체는 자연치유력을 작동시켜 독소 배출에 사활을 건다. 폐는 외부물질 차단을 위해 재채기를 한다. 간은 해독작용을 하고, 신장은 혈액을 정화한다. 대장은 대소변을 통해 독소를 배출하고, 피부와 점막도 같은 일을 한다.

자연치유력도 무한하지는 않다. 한계치를 넘어선 독소는 혈류를 타고 떠돌아다닌다. 체내에 쌓인 화학물질의 총량을 '바디버든'body burden이라고 한다.13) 신종 질병의 주원인은 이 바디버든이다. 현대의 인류는 일상생활에서 8만 개가 넘는 화학물질을 접한다. 그 가운데 안전성 연구가 진행된 것은 200여 개에 불과하다.14)

우리 몸의 해독 능력에 한계가 생기면 지방과 장기에 독소가 축적되기 시작한다. 이것을 '역치閾値를 넘어선다'15)라고 말한다. 그리고

---

13) 몸을 해치는 유해물질의 종류는 헤아릴 수 없이 많아지고 있지만, 그것의 종류보다는 양이 더 중요하다는 의미에서 '바디버든'이라고 표현한 것이다. 바디버든은 몸에 독소가 축적되는 것을 말하는데, 여기에는 납이나 수은 같은 중금속, 살충제, 안전하지 않은 식품첨가물 또는 불소까지 포함된다.

14) 미국 질병통제예방센터(CDC)는 「환경 화학물질에 대한 인간 노출에 관한 네 번째 국가 보고서」에서 미국인의 혈액과 소변에 적어도 212개의 화학물질이 포함되어 있다고 보고했다.

15) 이승남, 『내 가족을 위협하는 밥상의 유혹』(서울: 경향미디어, 2010), p.5. 역치점은 생물이 반응하는 데 필요한 최소한의 자극 크기를 말하는데, 대부분의 독성 성분은 70~80% 정도에 이르기까지는 잠잠히 있다 역치점을 넘어서면 활동하기

인체가 감당할 수 있는 역치점을 넘어선 상태를 흔히 화학물질과민증 Multiple Chemical Sensitivity이라 한다.16) 이 모든 것은 인간이 자연의 질서를 벗어났기 때문에 발생한 일이다.

그렇다면 이러한 독소로 인한 환경질환을 예방하고 치유하기 위해서 우리는 무엇부터 해야 할까? 먼저 생활습관을 자연의 섭리에 맞게 바꿔야 한다. 그리고 그 초점을 자연치유력 회복과 유해 독소 차단에 맞춰야 한다.

자연치유력은 우리 몸 안에 있는 최고의 의사다. 우리 몸에 유해한 영향을 끼치는 물질이 외부에서 들어왔을 때, 그 피해를 막고 몸을 지키려는 노력의 진화의 산물이 곧 자연치유력이다.17)

이 같은 인체의 능력은 수백만 년의 진화를 거듭해오는 동안 얻은 것이다. 하지만 인간의 해독 능력은 만능이 아니다. 풀을 직접 씹어보면서 약성과 독성을 파악하다 죽었다는 신농 씨의 설화는 우리 몸의 한계를 말해준다.18)

시작한다.

16) 화학물질과민증은 1980년대 중반 미국 예일대 마크 컬렌 교수가 처음 명명한 것으로 샴푸, 세제, 향수, 책, 신문 등의 냄새만 맡아도 구토, 발열, 두드러기 등의 증상이 나타나 평생 격리된 채 살아야 하는 질병이다. 해독할 수 있는 화학물질의 용량이 개인마다 다르기 때문에 인체에 유해한 화학물질의 양을 정량화하기는 어렵다.

17) 인간의 자연치유 체계는 유해한 적들을 퇴치하기 위해 박테리아나 바이러스, 세균 등의 적군을 다양한 무기로 방어하고 공격하는 방어·공격 기능, 인체에 유해한 물질을 정리하는 정화 기능, 손상된 인체의 각 기관과 세포를 치유하는 수리·복구 기능 등을 수행한다.

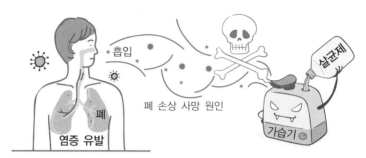

● 가습기 살균제의 폐 손상 원리. 지난 2011년 수많은 목숨을 앗아가고 손상시킨 가습기 살균제 사건은 화학물질이 인체에 얼마나 위험한지를 분명하게 보여주었다.

인체의 해독력이 아무리 강해도 처리 수준을 넘어서는 독소는 감당할 수 없다. 더구나 현대의 독소는 과거와 다르다. 수백만 년 동안 적응해온 자연의 물질과는 전혀 다른 물질이 등장한 것이다. 인체는 진화의 과정 동안 이런 화학물질은 접해본 적이 없었다.

그러나 해결책이 없는 것은 아니다. 독소의 유입은 최대한 막고, 이미 들어온 독소는 배출하면 된다. 즉, 혈액을 맑게 하는 식품을 먹고, 대장 기능을 활성화해 배설을 촉진하는 것이다. 환경오염시대의 해법은 이 디톡스에 있다.

18) 『회남자』(淮南子) ≪수무≫(修務)편에 의하면, 신농 씨는 자편(赭鞭)이라는 신령한 채찍으로 각종 약초를 내리쳐 약초에 독성이 있는지, 효능은 무엇인지, 약초가 더운 성분인지 찬 성분인지 등을 알아낸 후 사람들의 병을 치료해주었다고 한다. 그는 하루에 70여 종의 독초를 맛보면서 그 독성을 파악했는데, 결국에는 독성이 너무 강한 풀을 먹고 해독하지 못해 장이 파열되어 죽고 말았다는 설이 있다.

04
자연의 섭리에 순응하고 절제하라

"옛 사람들은 양생의 도를 잘 알고 있었기에 음양의 변화를 그대로 따랐으며, 정기를 조절하고 기르는 법을 잘 이해하고 있었다. 음식을 먹을 때도 절제할 줄 알았고, 일상적인 삶도 규칙적이었으며 무리하지 않았다. 형체形體가 신神과 함께 온전히 갖추어짐으로 그 천수天壽를 다했다."

上古之人, 其知道者, 法於陰陽, 和於術數, 飮食有節, 起居有常, 不妄作勞. 故能形與神俱, 而盡終其天年, 度百歲乃去(『東醫寶鑑』≪內經≫篇 卷1 身形).

위 구절은 『동의보감』의 핵심이라 할 수 있으며, 그 정수는 '법어음양法於陰陽, 화어술수和於術數'라는 여덟 글자에 담겨 있다. 이는 자연의 섭리에 순응하고, 양생의 법칙을 따라 움직여야 건강을 유지할 수 있다는 뜻이다.[19]

실제로 자연의 순리를 따르며, 방종하지 않고 절제하는 생활습관을

---

19) 장치청, 『황제내경, 인간의 몸을 읽다』, 오수현 역(서울: 판미동, 2015), p.29.

유지하면 병을 예방하고 건강한 삶을 영위할 수 있다. 현대인이 직면한 위기는 자연의 순리에서 벗어났기 때문에 초래된 것이다.

위기에서 벗어나려면 문제가 시작된 지점으로 돌아가면 된다. 자연의 순리를 따르면 위기에서 벗어날 수 있다는 것이다. 프란치스코 교황도 "우리의 몸은 지구의 성분들로 이루어져 있으며, 우리는 지구의 공기를 마시며 지구의 물로 생명과 생기를 얻는다"고 말했다. 이는 자연 속에서 그 질서를 따르면 다시 건강해질 수 있다는 뜻이다.

자연의 에너지를 우리 몸으로 받아들이기 위해서는 세 가지 원칙에 대한 이해가 필요하다.

첫째, 우리의 몸은 건강을 원한다. 여기서 건강이란 완벽한 균형 상태로, 모든 기관이 유연하게 작용하고 에너지가 자유롭게 순환하는 것을 말한다. 우리는 나이가 들면 몸에 이상이 오고, 신체적인 능력이 떨어지는 것을 당연한 일로 여긴다. 그러나 몸은 근본적으로 스스로를 이롭게 하는 '건강한 상태'를 지향한다.

둘째, 몸은 하나의 전체이고, 몸을 구성하는 모든 부분은 서로 연결되어 있다. 몸은 하나의 통일된 기능 체계다. 무릎에 통증이 있다면 무릎에만 문제가 있어서가 아니라, 육체의 균형을 이루려는 힘이 무릎에 무리를 가하기 때문일 수도 있다. 따라서 병의 원인을 아픈 부위에서만 찾아서는 안 된다. 몸은 하나의 전체다. 인체는 하나의 생명체이면서도, 다양한 생명체가 유기적으로 형성된 복합적 생명체다. 부분과 전체가 상호 의존하고, 모든 것이 긴밀하게 이어져 결합되어 있으며, 하나는 다른 모든 것과의 철저한 관계 속에서 유기적 결합을 이루고 있는 것이 인체다.

셋째, 정신과 육체는 분리되지 않는다. 정신적인 상처가 중추신경계에도 작용할 수 있는 것처럼, 신체적인 조정을 통해 심리적인 기능을 개선할 수도 있다. 치유는 마음가짐에 달린 것이다. 반대로 몸의 개선이 건강한 마음을 이끌어낼 수도 있다. 인간의 몸과 마음은 온전히 하나다. 우주 만물은 이어져 있고, 서로 간의 관계 속에서 존재한다. 세상의 모든 것은 상호 의존 관계로 연결되어 있다.

이 세 가지 원칙에 대한 이해가 전제되어야 우리 몸은 자연의 질서를 받아들일 수 있다. 우리 몸이 자연의 순리를 따를 때, 우리는 온전한 건강에 좀 더 가까이 다가갈 수 있다.

자연은 스스로 정화하는 다양한 메커니즘을 갖고 있다. 마치 강물이 스스로 독성을 해소하고 깨끗한 상태를 추구하는 것과 같다. 인체도 문제가 닥쳤을 때 스스로 정화하고 치유하며 온전한 건강의 상태로 나아간다. 우리가 해야 할 일은 인체가 본래 가지고 있던 자연치유력을 되돌려놓는 것인데, 이는 오직 자연의 순리 속에서만 가능하다.

자연의 순리에서 벗어나는 행위는 자연치유력을 무력화한다. 예를 들어, 몸에 이상이 생기면 통증이 생길 수 있다. 통증은 몸에 뭔가 문제가 생겼을 때 알려주는 신호다. 그런데 우리는 문제의 근원을 보기보다는 통증 그 자체를 없애는 데 집중한다.

눈앞의 증상만 억제하고자 하는 대중요법에 치중하는 것은 자연의 순리를 벗어나는 것이다. 증상만 억누르면 당장은 치료가 된 것 같지만, 궁극적으로는 병이 더 깊어진다. 증상은 우리 몸의 문제를 알려주는 역할을 하는데, 그것을 없애버리면 문제의 원인 파악과 해결이 불가능해 병이 더욱 악화되는 것이다.

그러므로 자연의 힘을 우리 몸으로 들여와 근본적인 치유를 시도해야 한다. 우리나라는 산천에 약이 널려 있다. 민들레, 질경이, 쇠뜨기, 쑥 등 온갖 종류의 식물이 지금도 치유에 이용되고 있다. 자연은 강력한 화학물질로 가득 차 있다. 식물 성분이 강력한 효능을 가지고 있다는 것은 오래전부터 알려진 사실이다.

동식물들은 외부로부터의 침입자를 물리치기 위해 알칼로이드, 탄닌, 시안화물, 수지 등의 물질을 만들어낸다. 이런 물질은 인간이 건강을 유지하는 데 매우 큰 역할을 해왔다. 1900년대 초에는 전체 약의 80%가 식물의 뿌리, 껍질, 잎으로 만들어졌다. 지금도 처방약의 1/4이 자연에서 유래한 성분이다.

커피 카페인은 편두통약에 쓰이고, 꼭두서니나 톱니꼬리조팝나무, 밀, 버드나무의 살리실산酸 유도체는 긴장성 두통에 쓰인다. 기나나무 껍질에서 추출한 키니네는 말라리아에, 콜치쿰에서 추출한 콜히친은 통풍에 사용된다.

인류는 자연에서 얻은 지혜로 생존해왔다. 동물들의 행동을 보고 치유 방법을 배웠고, 식물로 병을 치유했다. 동물들도 스스로를 치료하는 방법을 안다. 많은 동물이 약초를 사용해 통증을 완화하고 독을 중화한다. 쥐가 독을 흡입하면 진흙을 먹어 스스로 구토를 유발시킨다는 것은 잘 알려진 사실이다.

야생 침팬지는 아스필라 잎을 먹어 벌레나 진균을 없앤다. 아스필라 잎은 바이러스를 죽이는 강력한 물질을 함유하고 있다고 한다. 아프리카 원주민들도 상처를 소독하고 기침과 위장병을 치료하는 데 이 잎을 쓰고 있다.[20] 동물에게서 배운 지혜를 활용한 것이다.

우리에게도 자연치료법이 있는데 침, 뜸, 부항, 사혈요법, 수기요법 등이 그것이다. 이런 자연치료법은 흔히 민간요법으로 불린다. 민간요법을 미신처럼 생각하는 것은 어리석은 일이다. 현대의학이 등장한 지는 겨우 300여 년밖에 되지 않았다. 수십만 년 혹은 그 이상 동안 인류는 자연에서 약을 찾아왔고, 체험을 통해 검증해왔다.

사실 이는 민간요법이 아니라 자연의학이라 불러야 마땅하다. 현재 세계적인 치료의 흐름은 자연의학으로 나아가는 중이다. 현대의학이 한계에 봉착했다는 것을 절감한 미국의 의료계도 저개발국가의 토착 의술과 동양 의학을 수용하고 있다. 효과가 확인된 치료법은 재빠

급성장하는 세계 대체의학 시장(단위: 미 달러)

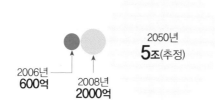

2050년
5조(추정)

2006년
600억

2008년
2000억

● 자연의학은 이제 세계적인 흐름을 형성하고 있다.

출처: 대한한의사협회

20) 제니퍼 애커먼, 『유전, 운명과 우연의 자연사』, 진우기 역(서울: 양문출판사, 2003), p. 264.

르게 도입해 자신들의 방식으로 새롭게 만들어내고 있다. 그들은 이를 보완의학, 대체의학, 통합의학 등의 이름으로 부르고 있다.

현재 미국에서는 의사의 처방 가운데 절반 이상이 자연의학적 처방이라고 한다. 이에 대한 환자들의 반응도 긍정적이다. 지식인의 60% 이상이 자연의학적 방법을 선호한다고 한다. 미국의 환자들이 자연의학을 찾는 이유는 부작용이 없고 효과가 검증되었기 때문이다. 아무리 훌륭한 이론도 문제 해결 능력이 없으면 의미가 없다. 이론은 허술해도 부작용 없이 병을 잘 고친다면 사람들은 그것을 찾을 수밖에 없다. 자연의학이 수만 년이 지나도록 살아남은 이유가 바로 여기에 있다.

05
생명은 물에서 시작된다

"하늘은 사람을 낳아 수곡水穀21)으로 기른다. 물이 사람에게 어찌 중요하지 않겠는가? 사람의 수명이 길고 짧은 것은 물과 풍토가 다르기 때문이다. 남방과 북방을 비교해보면 이것을 잘 알 수 있다."

人多忽之, 殊不知天之生人, 水穀以養之, 水之於人, 不亦重乎. 故人之形體有厚薄, 年壽有長短, 多由於水土之不同, 驗之南北可見矣(『東醫寶鑑』《湯液》篇 卷1 水部).

『동의보감』은 물을 매우 중시한다. 하늘에서 제일 처음 만든 것이 물이라며,22) 그 종류를 무려 33가지로 분류하고 있다. 새벽에 제일 먼저 길은 정화수를 가장 앞자리에 두고, 납

---

21) 인체 신진대사에 가장 필수적인 물과 곡기를 합쳐 수곡이라 한다.
22) '천일생수'(天一生水)라는 말은 『역경』(易經)에 나오는 문구로, 동양사상에서는 오행 중 제일 첫 번째 자리를 차지하는 것을 물로 보고 '1'이라는 숫자로 표현했다.

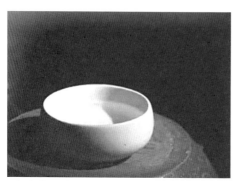

●눈 녹은 물처럼 달고 독이 없어 약 달이는 데 썼다는
정화수.

일에 내린 눈을 녹인 납설수, 음력 정월에 내리는 춘우수, 가을 이슬인 추로수, 지붕 씻은 물인 옥류수, 높은 나무의 구멍에 고인 빗물인 반천하수, 거슬러 흐르는 역류수, 황토 구덩이에서 만든 지장수, 누에고치를 달인 조사탕, 푸른 삼베나무 잎을 달인 마비탕 등이 그것이다.

『동의보감』은 물의 효능에 대해서도 자세히 설명하고 있다. 정화수는 눈이 녹은 물처럼 달고 독이 없어 약 달이는 데 썼고, 납설수는 독을 풀어주어 눈병에 효과가 있으며, 춘우수는 양기를 솟게 하고, 추로수는 당뇨에 좋고, 매우수는 피부의 상처를 낫게 한다고 했다. 또 바닷물을 끓인 벽해수는 가려운 것을 낫게 하고, 끓는 물과 냉수를 반반 섞은 생숙탕은 해독에 좋다고 했다.

물론 현대의 과학적인 관점에서 보면 허황되게 들릴 수 있다. 하지만 물을 단순히 'H$_2$O'라는 화학적 기호로만 설명하는 것도 문제가 있다. 물이 그렇게 단순한 물질이라면 모든 생명체에 그처럼 유익할 리가 없다. 순수한 물도 산소와 수소라는 단순한 원자로만 구성된 것이 아니라, 화학 이론으로는 상상조차 할 수 없을 정도로 많은 요소가 서로 어우러져 있는 것이다. 같은 물도 가만히 머물러 있을 때와 흘러갈 때는 전혀 다른 성질을 보인다. 더구나 생명의 종류에 따라 그 내부로 흡수되면 서로 다른 성향을 발휘한다. 또 물은 다양한 원소나 화합물과 결합할 수 있는 특별한 능력도 있다.

허준은 이러한 물의 속성을 잘 알고 있었고, 물을 단순한 물질이 아니라 생명이 깃든 특별한 존재로 보았다. 그리스 철학자 탈레스Thales도 생명과 우주의 근본이 물이라고 믿었다. 그는 모든 물질과 융화할 수 있는 성질을 지닌 물만이 진정한 물질이라고 주장했다.

자연과학자 빅터 샤우버거Viktor Schauberger도 "물은 생명이 깃들어 있는 물질"[23]이라고 했다. 그는 물 한 방울에도 생명이 깃들어 있다고 믿었다. 물은 모든 생명현상의 근원이며, 생명이 유지될 수 있는 조건을 제공하는 가장 근본적인 요인이라는 것이다. 그래서 물의 속성을 이해하는 것은 자연의 질서를 이해하는 첫걸음이 된다고 말했다.

인간은 이 물을 떠나서는 결코 살 수 없다. 그렇다면 어떤 물이 인간에게 좋을까? 『동의보감』 《탕액》편에서는 새로 길어온 맑은 샘물이 좋고, 고여 있는 물은 좋지 않다고 말한다.

> 물을 마시게 해 병을 치료할 때는 모두 새로 길어온 맑은 샘물을 쓰고, 고여 있고 더러우며 탁하고 미지근한 물은 쓰지 않는다. 이것은 효과가 없을 뿐 아니라 사람을 상하게 하니 조심해야 한다.[24]

---

23) 콜럼 코츠, 『살아있는 에너지』, 유상구 역(서울: 양문출판사, 1998), p.154. 빅터 샤우버거는 물에 생명이 깃들어 있다고 생각했다. 또 물을 지구 혹은 우주에서 발원한 에너지를 저장하고 전달해주는 매개체로 보았다.

24) 凡諸飮水療疾, 皆取新汲淸泉, 不用停汚濁煖, 非直無效, 固亦損人, 宜愼之(『東醫

우물물은 먼 지맥地脉을 따라 온 것이 좋고, 근처의 강이나 하천을 따라 스며들어온 것은 좋지 않다고 했다. 이러한 자연의 샘물은 미네랄이 풍부한 반면 합성화학물질이 없다. 맑은 샘물에는 적당히 박테리아가 함유되어 있어 더욱 좋다. 면역력을 키워주기 때문이다.

그런데 현대인에게는 이런 말이 의미가 없다. 우물물을 접할 일이 거의 없기 때문이다. 그보다는 생수가 좋은지 정수기 물이 좋은지, 생수는 어느 회사 상품이 좋고 정수기는 어떤 제품이 좋은지, 건강수라고 알려진 알칼리수나 수소수는 정말 몸에 좋은지 등에 더 관심이 많은 듯하다.

그렇다면 먼저 정수기부터 살펴보자. 정수기의 생명은 필터다. 대부분의 정수기는 역삼투압 필터를 사용한다. 이렇게 걸러진 물이 '깨끗하고 순수한 물'이라는 정수기 제조업계의 주장은 일견 타당하다. 이 물은 다른 말로 '증류수'라고 부른다. 과학실에서 실험용으로 사용하는 물이 바로 이 증류수다. 증류수는 미네랄을 완전히 제거한 것으로, 주로 실험용으로 사용된다. 그리고 화학을 전공한 사람들은 실험실에서 사용하는 물은 마시면 안 된다는 것을 잘 알고 있다. 이에 대해 역삼투압 정수기 사업자들은 "물을 통해 흡수하는 미네랄의 양은 극히 적고, 인체가 필요로 하는 미네랄은 음식물을 통해 충분히 섭취할 수 있다"고 말한다.

하지만 이는 근거 없는 주장이다. 미네랄은 음식물을 통해서는 금

寶鑑』≪湯液≫篇 卷1 水部).

방 흡수되지 않는다. 그보다는 이온화되어야 빠르게 흡수된다. 물을 통해 섭취하는 미네랄은 이온화되어 흡수율이 높다. 게다가 인체에 미네랄이 공급되지 않으면 혈액이 산성화된다.[25] 그렇게 되면 암 발병률이 높아진다.

미네랄 없는 물은 인체의 미네랄을 빼앗아간다는 데 더 큰 문제가 있다. 미네랄이 없는 증류수는 비어 있는 상태다. 비어 있는 물은 우리 몸속으로 들어와 미네랄을 빼앗아간다. 이런 물은 현대인에게 독약이나 다름없다. 국제물학회 잉그리드 로스버그Ingrid Rosborg 박사는 "나는 임산부에게 절대 역삼투압 정수기 물을 먹지 못하게 할 것이다"라고 말했다.

역삼투압 방식의 정수기를 거친 물은 산성수가 된다는 문제도 있다. 석조 문화재까지 녹여버리는 산성수를 직접 마신다고 생각해보라. 증류수는 모든 생명을 죽이고 부식시키는 산성수라는 점을 명심할 필요가 있다.[26]

그렇다면 어떤 정수기가 좋을까? 비용에 부담이 없다면 활성탄 필터 정수기를 사용하는 것이 좋다. 시중에서 판매되는 제품 중에서는 암웨이 정수기가 가장 믿을 만하다.

---

25) 몸의 산도(pH)를 조절하는 데 가장 중요한 역할을 하는 미네랄인 중탄산염이 없으면 혈액이 산성화된다.
26) 역삼투압 방식의 정수기는 세균으로부터 물의 안전을 지켜주는 염소 성분과 건강에 필수적인 미네랄까지 제거해버림으로써 오히려 미생물에 무방비 상태인 물이 되게 한다.

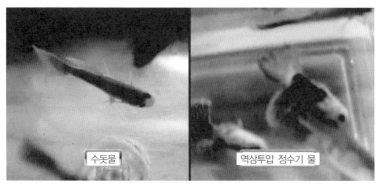

수돗물

역삼투압 정수기 물

● 각각 증류수와 수돗물을 넣은 어항에 물고기 10마리씩을 넣었다. 증류수에서는 24시간 내에 8마리가 죽었고, 수돗물에서는 10마리 모두 살았다(출처: 국립수산과학원).

수소수나 알칼리수는 어떨까? 수소수나 알칼리수는 자연에서 멀어진 물이다. 따라서 이런 물이 몸속에 들어오면 문제가 발생한다. 더구나 장기 섭취하면 면역체계가 무너질 수도 있다.[27]

산성화된 혈액을 중화한다면서 알칼리수를 먹는 경우도 있는데, 이건 정말 황당한 생각이다. 알칼리수는 결코 혈액을 중화시키지 못한다. 알칼리수를 마셔 그것이 위장으로 들어가면 위장에서는 산도(pH)를 조절하기 위해 위산을 분비한다.[28] 그리고 알칼리수는 위장에서 완전히 중화된다. 혈액을 중화하기도 전에 사라지는 것이다. 따라서 알칼리수를 지속적으로 마시면 위산과다로 문제가 생길 수밖에 없다.

27) 김청호 외, 『알칼리수, 산성화 시대의 솔루션』(서울: 북갤러리, 2012), pp. 51-53.
28) 위산은 음식을 분해하고 살균한다. 위에서는 펩시노겐(pepsinogen)이라는 소화 효소가 분비되고, 이 효소는 단백질을 작게 분해하는 역할을 한다.

수소수가 노화를 방지한다는 말도 황당하기는 마찬가지다. 이는 수소가 활성산소를 없애고, 노화를 방지한다는 논리다. 그러나 만약 수소가 몸속에 있는 산소와도 결합하면 어떻게 될까? 산소가 줄어드는 것은 자명한 일이다. 인체는 산소량이 부족하면 생명력이 떨어질 수밖에 없다.[29]

활성산소에 대해서도 잘못 알려진 것이 많다. 활성산소가 노화나 질병을 유발하는 역기능만 하는 것은 아니다. 세포 성장과 분화를 촉진하고, 독소를 해독하는 역할도 한다. 다만 활성산소가 너무 많으면 세포를 죽이는 독성물질이 되는 것은 사실이다. 그래서 수소를 마시면 수소와 활성산소가 결합해 중화된다는 말을 하는 것이다.

하지만 이는 수소나 활성산소가 순식간에 사라져버린다는 것을 모른다는 말과 같다. 수소는 너무 가벼워 개봉하는 순간 사라지고, 활성산소도 순식간에 생겼다 없어진다. 우리 몸에서 약 100초 이상 머무는 것은 산소다. 수소가 순식간에 사라지는 활성산소를 겨냥할 수는 없으니 산소를 목표로 할 것은 분명하다. 그렇지만 이 역시 이론에 불과하다. 수소는 순식간에 사라지기 때문에 몸에 들어가 산소와 결합할 틈

---

29) 인체는 산소가 63%를 차지하고 있는 산소 유기체다. 우리 몸은 100조 개의 세포가 최선의 생명 활동을 하고 있는데, 이를 위해서는 산소와 영양소가 필요하다. 혈액이 우리 몸을 한 번 순환하는 데 1분이 걸리므로, 우리 몸은 혈액순환을 통해 1분에 24조×10억 개의 산소분자를 세포에 공급한다. 폐포의 모세혈관에 있는 적혈구에는 10억 개의 산소분자가 있다. 적혈구는 산소를 싣고 폐정맥을 통해 심장으로 들어가 전신의 조직세포에 산소를 공급한다. 호흡을 통해 폐로 들어온 산소는 폐포의 모세혈관으로 이동한다. 산소 공급이 3분만 중단되면 세포는 괴사가 진행된다.

도 없다. 몸에 아무런 도움도 되지 않는 것을 굳이 비용을 지불하면서까지 먹을 필요가 있을까?

그렇다면 이제 마지막 희망은 생수일까? 생수는 땅에서 솟아난 자연의 물이다. 가격도 나쁘지 않다. 수질은 우물의 깊이와 바닥이 어떤 지층으로 조성되어 있는지에 따라 결정된다. 국내에는 삼다수, 동원샘물, 스파클, 아이시스 등 수없이 많은 상품이 있다.30) 흥미로운 것은 생수에 무엇이 들어 있는지에 대한 정확한 정보는 공개되지 않는다는 점이다.31) 그럼에도 현재로선 자연에 가장 가깝고, 깨끗한 물이라 할 수 있다. 물론 업체마다 품질의 차이가 있기 때문에 신중한 선택은 필요하다.

가장 저렴한 비용으로 이용할 수 있는 물은 수돗물이다. 수도관이나 상수원의 오염, 냄새 등에 대한 우려는 기우에 불과하다. 1994년 이후 건축된 주택은 녹슬지 않는 스테인리스관을 사용하기 때문에 걱정할 것이 없다. 그래도 걱정된다면 아침에 처음 수돗물을 사용할 때 1~2분 정도 물을 흘려보낸 다음 사용하면 된다. 혹은 수돗물을 끓여 불순물을 가라앉힌 다음 사용하는 것도 좋다.

---

30) 유명 기업의 제품도 중소업체를 통해 생수를 공급받고 자사 상표를 부착해 판매하는 방식(OEM)이 대단히 많다. 2007년도에 감사원에 품질 불량으로 적발된 업체가 납품한 기업들의 명단에는 국내 식품업체 중 대기업이 다수 포함되어 있었다. 또 취수공과 취수 시점이 다르기 때문에 각각의 병에 들어 있는 물의 품질과 수질이 일정하지 않은 것도 안심할 수 없는 요인이다.

31) 어떻게 생수의 성분이 일정한지는 의문이다. 장마철이든 갈수기든 생수의 품질은 언제나 일정하다. 그렇다면 방법은 하나다. 어떤 과정에서든 정수기를 사용하는 것이다. 자연의 물은 불순물이 들어갈 수밖에 없다. 즉, 정수기 없이는 깨끗한 물을 만들 수 없다.

동의보감

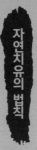

자연치유의 법칙

2
자연은 스스로 치유한다

"의학기술은 자연치유가 되는 동안 환자를 즐겁게 해주기 위해 존재한다.
의사들이 제일 두려워하는 것은,
환자가 자신의 몸이 스스로 치유한다는 사실을 깨닫는 것이다."

볼테르(Voltaire)

01
증상은 치유의 과정이다

"정신이 혼미하거나 현기증이 나더라도 놀라거나 그 효과를 의심해서는 안 된다. 약을 먹고 명현 반응이 없으면 그 병은 낫지 않는다."

若藥不瞑眩, 厥疾不瘳. 如發頭眩(『東醫寶鑑』≪雜病≫篇 卷1 吐).

우리는 몸의 통증을 적대시한다. 하지만 통증과 같은 증상은 몸의 치유 과정에서 나타나는 일반적인 현상이다. 우리 몸의 의지를 믿지 못하면 이러한 치유 행위를 방해하는 선택을 할 수밖에 없다. 독소를 배출하는 진물을 병이라 여겨 멈추게 하려는 것이 그런 것이다.

몸에서 진물이 나오면 두려움부터 생기는 것이 당연하다. 하지만 진물은 우리 몸의 청소부 림프액이다. 림프는 크게 두 가지 역할을 한다. 가장 중요한 것은 우리 몸의 노폐물을 청소하는 것이다. 독소가 침투하면 면역 세포인 림프구는 독소와 싸우게 된다. 이때 림프구가 독소를 먹어버리면 염증이 사라진다. 진물은 림프액이 독소를 끌어안고 나온 것이다. 독소와 노폐물을 배출하고 상처를 아물게 도와주는 것이 림프다. 진물은 멈추게 해야 할 증상이 아니라, 더 많이 배출되도록 도와야 할 아군이다. 실제로 진물을 많이 쏟고 나면 빠른 속도로 치유된다. 진물이 쏟아져나온다는 것은 독소를 배출한다는 증거다. 진물이 많이 나올수록 빨리 낫는다.

이 같은 우리 몸의 치유 원리를 믿지 못하면 조바심이 날 수밖에 없다. 이것이 치유인지 악화인지 불안한 것이다. 피부염에서는 리바운드가 그 대표적인 사례다. 스테로이드를 중단하는 것을 흔히 '탈스'라고 한다. 스테로이드로부터 탈출하는 것이 유일한 치료법이라는 것을 경험한 사람들이 만들어낸 신조어다.

탈스를 시작하면 증상이 더욱 악화되는데, 이것을 리바운드라고 한다. 리바운드는 염증이 낫는 과정에서 나타나는 현상이지 상태가 악화된 것이 아니다. 몸에 쌓인 산화 콜레스테롤 등 독소들을 배출하려는 생체 반응이 증상으로 나타난 것이다.

리바운드는 일정한 유형을 가지고 있다. 스테로이드 중단 후 1~3개월 사이에 일어나는 것이 보통이다. 증상을 억누르던 스테로이드의 힘이 줄어들고 독소로 변화하는 시간이다. 처음 일어나는 리바운드는 상당히 격렬하다. 거의 스테로이드의 사용 기간과 사용량에 비례한다. 오랜 기간에 걸쳐 많은 양을 사용했다면 극심한 고통을 감당해야 한다. 리바운드는 여러 차례 되풀이되는데, 이 역시 사용 기간과 사용량에 따라 달라진다. 한두 번으로 끝날 수도 있고, 대여섯 번 되풀이될 수도 있다.

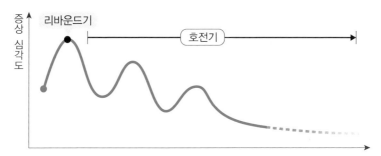

●리바운드의 유형은 파도의 움직임과 비슷하다. 파도처럼 오르락내리락하면서 치유가 진행된다. 이는 자연의 리듬인 듯하다.

리바운드의 유형은 파도의 움직임과 비슷하다. 파도처럼 오르락내리락하는데, 이는 자연의 리듬인 듯하다. 다만, 처음에는 파고가 높지만 시간이 갈수록 낮아진다. 하루하루가 고통스럽다 보니 치유되는 건지, 악화되는 건지 알 수가 없다. 이때 파도의 꼭짓점을 연결해보면 상승 중인지 하강 중인지 확인할 수 있다.

리바운드의 시간을 이겨내야 근본적인 치료를 할 수 있다. 스테로이드를 중단하고, 독소를 체외로 배출시키고, 부신을 회복하는 것이 최상의 선택이다. 어떤 사람들은 시간이 지나면 스테로이드가 몸속에서 자연적으로 해독되고 축적되지 않는다고 말한다. 하지만 실제 사례들을 볼 때 이런 주장은 신뢰성이 없다.

리바운드 시기에는 염증이 극심해지고, 심하면 진물이 샘물처럼 쏟아져나온다. 나름의 신념을 가진 사람도 3일 정도만 이 현상이 지속되면 믿음이 흔들린다.

'이것이 리바운드가 맞나? 리바운드라는 것이 정말 치유 과정일까?'

'혹시 리바운드가 아니라 대상포진 같은 것이 아닐까? 다른 병인데 리바운드인 줄로만 알고 괜히 고생하는 건 아닐까?'

'병원에서 말하는 2차 감염은 아닐까?'

고독한 결단으로 탈스를 시도했던 많은 사람이 이 과정에서 중도에 포기한다. 우리 몸의 치유력을 믿지 못하기 때문이다. 두려움이나 조바심은 치유를 가로막는 장애물이다. 우리 몸의 치유력을 믿고 기다려줘야 한다. 짧게는 몇 년에서, 길게는 몇십 년 동안 고통받던 질병을 몇 달 만에 고치겠고 나서는 것 자체가 무리다.

스테로이드로 인한 리바운드는 명현瞑眩 반응이라고 볼 수 있다. 명현 반응은 우리 몸이 치유되는 과정에서 오히려 과거보다 상태가 더 악화되는 현상을 말한다. 『동의보감』에서도 "약을 먹고 명현 반응이 없으면 그 병은 낫지 않는다"면서 반드시 거쳐야 하는 치유 과정으로 보고 있다.

서양에서도 이런 내용이 1800년대에 이르러 헤링의 치유법칙 Hering's Law of Cure에 등장한다. 콘스탄틴 헤링Constantine Hering은 유럽의 동종요법사로, 20세기 초 미국으로 건너가 독특한 통찰력으로 자연치유 과정을 설명해냈다. 그는 "모든 치료는 내부에서 외부로, 위에서 아래로, 그리고 증상들이 처음 나타났던 순서의 역순으로 움직인다"고 주장했는데, 이 법칙은 만성질환의 치유 과정에서 정확히 나타난다. 즉, 그 치유 과정을 보면 증상이 처음 나타났던 것과 반대 순서로

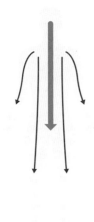

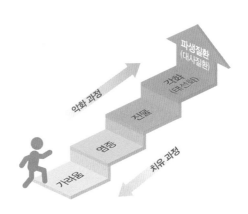

● 치유 과정에는 일정한 방
향성이 있다. 위에서 아래
로, 몸의 중심부에서 외곽
으로 증상이 이동한다.

● 피부 질환은 가려움에서 시작해 염증, 진물, 각화
단계로 악화된다. 좋아질 때는 악화되었던 반대 순
서로 치유된다.

진행된다는 것을 확인할 수 있다. 아토피의 경우 가슴이나 얼굴은 좋
아지는데, 멀쩡하던 손과 발에서 염증이 나타났다면 치유가 진행되
고 있는 것으로 볼 수 있다.

명현에 대한 인식은 고대부터 있었다. '명현'이란 용어는 본래『상
서』尚書에 기록된 '약불명현궐질불추'藥不瞑眩厥疾不瘳'에서 유래한 말이
다.1) 약이 명현을 일으키지 않으면 난치병[厥疾]은 낫기 어렵다는 의

---

1)『상서』는 '상고(上古)의 저서'라는 의미인데, 중국 상고의 역사 문건과 부분적으로

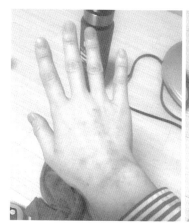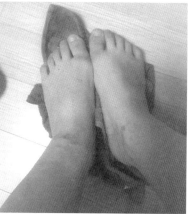

● 전신에 있던 염증이 손과 발 쪽으로 이동했다면 치유가 잘 진행되고 있는 것이다.

미다. 이는 병이나 세균을 적대시한 것이 아니라 근본적인 문제를 해결하는 동반자로 인식했다는 것이다.

　이 같은 인식은 자연 재배를 하는 농부에게서도 확인할 수 있다. 보통의 농부는 농사짓는 땅에 비료도 뿌리고, 잡초를 제거하기 위해 제초제도 뿌린다. 그 결과 자연의 균형이 무너진다. 즉, 비료 때문에 벌레가 몰려들고, 또 이 벌레를 없애기 위해 살충제를 뿌릴 수밖에 없게 된다. 이런 과정이 되풀이되면 해가 갈수록 땅의 에너지는 약해지고, 농약의 강도는 점점 더 세진다. 이들 농부에게 잡초나 해충은 박멸해

진술한 고대의 사적(事迹) 작품을 한데 모아 편집한 것이다. 춘추전국시대에는 『서』(書)라고 불리다, 한대(漢代)에 이르러 『상서』로 개칭되었고, 유가(儒家)에서 경전으로 받들면서 『서경』(書經)으로 불리게 되었다.

야 할 대상일 뿐이다.

반면 자연 재배를 하는 농부에게 잡초나 해충은 공존의 대상이다. 이들 농부는 농작물과 잡초가 서로 공존할 수 있다고 생각한다. 때로는 잡초가 해충을 처리해주는 경우도 많다. 해충을 잡아먹는 포식자들이 잡초 속에서 서식하기 때문이다. 그래서 농부는 잡초가 자랄 수 있도록 별도의 공간을 만들어준다. 이들은 비료를 뿌리면 더 많은 벌레가 몰려든다는 것을 경험으로 안다. 비료를 주면 벌레가 꼬이고, 벌레를 없애려면 살충제가 필요해진다. 그러나 잡초의 역할을 이해하기 때문에 제초제를 뿌리지 않는다.

일본의 자연 재배 농부 다카하시는 "땅을 본래 모습으로 되돌리려면 먼저 비료 성분부터 없애야 한다. 지금까지 땅에 들어간 비료의 양과 질에 따라 복구에 걸리는 기간도 달라진다. 비료 성분을 없애기만 하면 농사짓는 일도 무척 즐거워진다"[2]고 말한다. 자연의 균형을 지켜주면 비료나 농약 없이도 작물은 자란다고 한다. 즉, 비료나 농약이 자연의 균형을 무너뜨리며, 이 균형을 바로잡아주는 것이 바로 자연 재배의 원리인 것이다.

밭을 몸에 비유하자면, 해충은 병균과 같다. 비료가 해충을 불러오는 것처럼, 약이나 영양제가 병균을 불러온다. 농부가 땅에서 비료와 농약 성분을 없애는 것은 자연의 균형을 되돌리는 것이다. 우리 몸에

---

2) 가와나 히데오, 『진짜 채소는 그렇게 푸르지 않다』, 전선영 역(서울: 판미동, 2019), pp.22-24.

서 약이나 합성영양제 성분을 없애는 것도 마찬가지다. 자연을 거스르는 물질을 내보냄으로써 다시 균형을 되찾는 과정인 셈이다.

그런데 이 자연의 균형을 회복하는 과정은 순조롭게 진행되지 않는다. 처음에는 이전보다 더 많은 병해충이 몰려들기도 한다. 어느 정도 안정되었다 싶다가도 다시 피해가 생기기도 한다. 몸에서도 유사한 반응이 일어난다. 디톡스를 진행하는 동안 증상이 더 심해지는 현상이 일어난다. 이런 현상은 한 번에 끝나지 않고 여러 차례 되풀이되기도 한다. 그러다 보면 제아무리 강한 의지력도 흔들릴 수밖에 없다.

하지만 결국 이런 현상들은 치유가 잘 되고 있음을 증명하는 것이다. 좋은 결과를 얻고자 한다면 두려움과 조바심을 떨쳐버리고 긍정적인 마음으로 기다릴 필요가 있다.

무병장수를 도와주는 단방 10선選

약재	효능 및 활용방법
황정(黃精)	그늘에 말린 뒤 찧어 가루 내 매일 깨끗한 물에 타 먹는다. 매실과 함께 먹는 것은 피한다.
창포(菖蒲)	뿌리를 쌀뜨물에 담갔다 말린 후 가루를 낸다. 여기에 찹쌀죽에 졸인 꿀을 넣고 환을 만들어 아침에는 30알, 저녁에는 20알씩 먹는다.
감국화 (甘菊花)	싹, 잎, 뿌리, 꽃 모두를 먹는다. 그늘에 말린 뒤 찧어 가루 내 술과 함께 먹거나, 꿀을 넣고 환을 만들어 오랜 기간 먹는다.
천문동 (天門冬)	뿌리를 말려 가루 낸 것을 술에 타 먹거나, 생즙을 졸여 만든 고약을 한두 숟가락씩 술에 넣어 먹는다.
지황(地黃)	뿌리를 짜낸 즙을 졸인다. 여기에 꿀을 넣고 다시 졸여 환을 만든다. 술로 30알씩 하루 3회 빈속에 먹는다.
삽주의 뿌리 [朮]	껍질을 벗긴 후 볶고 찧어 가루 낸 것 한 근에 찐 복령 8냥을 넣고 꿀로 반죽해 환을 만들어 먹는다.
토사자 (兎絲子)	술에 담갔다 볕에 말려 찌는 것을 9회 반복한다. 이를 찧어 가루 내 하루에 2회, 2돈씩 따뜻한 술에 타 빈속에 먹는다.
하수오 (何首烏)	파, 마늘, 무, 비늘 없는 물고기와 함께 먹는 것을 피하고, 쇠그릇에 닿지 않게 한다.
측백나무 잎 [柏葉]	그늘에 말려 가루 내고 꿀을 넣어 팥알 만하게 환을 만들어 술로 81알씩 먹는다.
구기자 나무 [枸杞]	껍질과 열매를 가루 내 꿀을 넣고 환을 만들어 늘 복용해도 되고, 술에 담가 먹어도 된다.

02

생명력을 기르면 병은 저절로 사라진다

"바른 것을 기르면 적은 저절로 사라진다. 사람의 생명력을 충실하게 하고, 위기胃氣를 튼튼하게 하면 적은 저절로 사라진다. 또 기름진 음식을 끊고, 색욕을 절제하며, 화내는 것을 경계하고, 생각을 바로 하면 해가 없을 것이다."

養正積自除. 譬如滿座皆君子, 縱有一小人, 自無容地而出. 令人眞氣實, 胃氣強, 則積自消矣. 更能斷厚味, 節色慾, 戒暴怒, 正思慮, 庶乎萬全而無害(『東醫寶鑑』≪雜病≫篇 卷6 積聚).

위 구절은 곧 몸의 생명력자연치유력을 길러 병을 이길 수 있도록 돕는 것이 치료의 핵심이라는 설명이다.3) 증상에 집중하는 치료법은 일시적으로는 성과가 있겠지만, 결과적으로는 병을 악화시킬 수밖에 없다. 제약회사가 절대로 공개하지 않는 비

---

3) 금대(金代)의 의학자 장원소(張元素, 1131~1234)의 『의학계원』(醫學啓源)에서 전하는 '양정적자제'(養正積自除)를 『동의보감』에서 인용한 것이다. 장원소는 기후 변화와 사람의 체질에 근거해 약을 써야 한다고 주장했다.

밀은 바로 몸의 자연치유력이라고 한다. 미국의 의사이자 작가인 루이스 토머스Lewis Thomas는 "의사 아내들만 알고 대중은 모르는 가장 큰 비밀은, 대부분의 병은 아침이 되면 저절로 좋아진다는 것이다"라고 말했다.

피부만 보더라도, 피부 세포는 표피 밑에서 끊임없이 분열해 매 순간 새로워진다. 그러므로 각질 관리에 고심할 필요가 없다. 그냥 그대로 두면 된다. 그러면 묵은 각질은 저절로 떨어지고, 새로운 피부가 그 자리를 차지한다.

인간의 몸은 자연의 기적 중에서도 최고다. 우리 몸은 스스로 치유하는 천부적인 능력을 가졌다. 대부분의 병은 병원 치료를 받지 않아도 호전된다. 이는 『동의보감』도 말하는 바다.

불행하게도 현대의학은 증상 완화에 집중하고 있다. 물론 증상을 완화하는 것 자체가 잘못된 치료법은 아니다. 그렇지만 증상 억제에 집중하다 보면 근본원인을 간과할 수 있다. 그러면 원인을 제거하지 못해 심각한 질병으로 진행될 수 있다.

증상은 병의 본질이 아니다. 몸속에서 발생한 문제를 알려주는 경고등일 뿐이다. 자동차에서 깜빡거리는 계기판의 경고등이 보기 싫다고 꺼버리면 사고로 이어질 위험성이 커진다. 증상 완화에 집중하는 것은 마치 이처럼 자동차의 경고등을 꺼버리는 행위와 같다. 브레이크 경고등이 깜빡거리면 브레이크를 갈아줘야 문제를 해결할 수 있다. 처음에는 가벼운 증세로 시작하겠지만 그냥 놔두면 시간이 갈수록 문제가 심각해진다.

중요한 것은 문제의 근본원인을 해결하는 것이다. 그리고 더 중요한 것은 우리 몸의 생명력을 강하게 만드는 일이다. 질병을 일으키는 근본원인은 부적절한 식단, 소화와 배설 기능 저하, 간과 신장 기능 감퇴, 혈액순환 장애 등에 있다.

독소는 혈관을 비롯한 인체 구석구석에 자기의 세력을 심는다. 즉, 관절 주위나 근육, 그리고 전신에 분포하는 세포 속에 자리를 잡는다. 『동의보감』에서는 이런 것을 적積이라고 부르고, 이 적을 없애는 방법으로 양생술을 소개한다.

물론 의학계에서는 세균이나 바이러스 같은 물질을 질병의 원인으로 본다. 이들이 인체를 침해하면 질병 상태, 침입이 없으면 건강한 상태로 본다. 세균을 적이라 가정하고 이 세균을 없애는 데 집중하는 것이 현대의학이다.

물론 서양의학계에서도 면역력을 더 중시한 학자들이 있었다. 그러나 그들은 주로 비주류에 머물렀다. '세균 대 생명력'의 논쟁은 1800년대 중반 루이 파스퇴르Louis Pasteur와 클로드 베르나르Claude Bernard에 의해 진행된 바 있다. 파스퇴르는 모든 병이 세균에 의해 생긴다고 주장했다. 그리고 소독법을 개발했는데, 이것이 항생제 발명의 기초가 되었다. 의학계는 파스퇴르의 세균론을 받아들여 현대의학의 틀을 만들었다.

하지만 베르나르의 생각은 달랐다. 그는 내부 환경이 병을 결정짓는다고 보았다. 건강한 내부 환경을 가진 몸은 세균이 들어와도 병에 걸리지 않으며, 전염병에서 살아나는 사람이 있는 것도 이런 이유 때

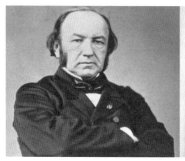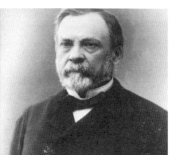

●클로드 베르나르(왼쪽)와 루이 파스퇴르.

문이라는 것이다.

베르나르의 연구는 메치니코프Elie Metchnikoff에게로 이어졌다. 메치니코프는 콜레라 배양균을 직접 먹는 실험까지 했다. 중요한 것은 세균이 아니라 인체의 내부 환경이라는 것을 보여주기 위해서였다. 면역체계가 제대로 기능하면 발병하지 않을 것이라고 확신했기 때문이다.

결국 파스퇴르는 임종하면서 "베르나르가 옳았다. 병원균은 아무것도 아니다. 내적 영역이 중요하다"고 말했다고 한다. 하지만 현대의학은 여전히 파스퇴르의 세균론에 기초해 항균에 초점을 맞추고 있다.[4]

파스퇴르가 말한 내적 영역은 『동의보감』에서 말하는 '바른 것'[養], '생명력'[眞氣]이라 할 수 있다. 생명력이 흔들리면 에너지가 자유

---

4) 마이클 머레이, 『당신의 의사도 모르는 11가지 약의 비밀』, 이영래 역(서울: 다산초당, 2011), p.116.

롭게 흐를 수 없다. 에너지가 막히면 고인물이 썩는 것과 같이 질병이 유발된다. 또 인체는 에너지가 막힌 것을 해결하기 위해 몸의 치유력 림프을 동원하고, 세균의 도움을 받는다.

인체가 세균의 도움을 받는다고 하면 쉽게 이해되지 않을 수 있다. 아토피의 경우를 예로 들어보자. 아토피로 인한 염증은 균에 의해 일어나는 것이 틀림없다. 그런데 여기서 염증이나 세균이 과연 나쁜 것일까? 만약 염증이 생기지 않으면 몸속에 있는 독소가 어떻게 몸 밖으로 나올 수 있을까? 염증은 독소를 몸 밖으로 밀어내면서 생기는 현상이다. 염증이 치유를 도와주고 있는 것이다.

다시 말해 세균은 아토피를 악화시킨 원인이 아니다. 세균이 아토피의 원인이라면 항생제로 아토피를 치유할 수 있어야 한다. 염증을 일으키는 근본원인은 독소다. 염증에서 세균은 아군이다. 몸속에 있는 독소를 제거하기 위해 세균과 우리 몸이 연합작전을 펼친 것이다. 오염된 혈액을 인체의 정화 작용만으로는 도저히 감당할 수 없을 때 세균이 도우미로 나선다. 세균은 염증을 일으켜 독소를 분해하고, 우리 몸은 림프를 동원해 독소 제거 작전에 나선 것이다.

세균은 체내에 침입해 폐렴, 방광염, 피부염 등의 염증을 일으킨다. 현대의학에서는 세균을 그 염증의 원인으로 판단해 세균을 죽이는 방식으로 이에 대응한다. 그러나 세균은 어디에나 있다. 그것이 발현되는 곳은 한결같이 더러운 곳이다. 깨끗한 곳에서는 세력을 확장하지 않는다. 이유가 무엇일까?

세균은 무엇이든 분해해 흙으로 되돌리는 것이 사명이다. 세균이 인간의 몸에 들어와 염증을 일으키는 것은 인간의 혈액이 그만큼 더러워졌다는 증거다. 세균은 발열과 진물 등을 일으켜 독소를 몸 밖으로 배출시킴으로써, 우리 몸과 공생관계에 있음을 입증한다. 숙주가 죽으면 자신들의 아지트도 없어지기 때문이다.

만약 항생제로 염증을 억제하면, 독소는 몸속에 쌓일 수밖에 없다. 『의사의 반란』의 저자 신우섭 씨는 "염증이란 노폐물을 제거하고 정상적인 조직을 재생하기 위해 혈류를 증가시키려는 노력이라 할 수 있다. 이때 생기는 불편한 증상이 통증을 동반한 염증 반응이다"라고 강조한다.

세균이 몸을 오염시킨 것이 아니라, 오염된 상태가 세균을 준동하게 만든 것이다. 흐르는 냇물은 썩지 않는다. 세균이 활동할 여지가 없다. 하지만 흐름이 막히면 물은 썩기 시작한다. 세균이 냇물을 오염시킨 것이 아니라, 오염된 상태가 세균을 불러낸 것이다.

어떤 측면에서 세균은 우리의 친구이며, 독소를 분해하고 먹어치움으로써 인체의 배설을 돕는다. 결국 우리가 중시해야 할 부분은 세균을 박멸하는 것이 아니라 몸의 생명력을 강화하는 것이다.

우리는 우리 몸의 자연치유력을 믿어야 한다. 우리 몸은 놀라운 재생능력과 자기치유 능력을 갖고 있다. 첨단장비나 약이 아니라 우리 스스로 고치는 것이다. 이 모든 사실을 받아들이는 것이 두려울 수도 있다. 변화는 두려움을 동반한다. 하지만 무엇인가를 얻기 위해서는 반드시 변화라는 과정을 거쳐야 한다. 고통 없이 얻을 수 있는 것은 아무것도 없다.

03
건강 상식에 속지 말라

"사람이 항심恒心이 없으면 무당이나 의사가 될 수 없다고 했다. 그래서 3대를 내려온 의사가 아니면 약을 먹지 않는다고 했고, 아홉 번 팔이 부러져야 좋은 의사가 될 수 있다고 했다. 이는 의술을 깊이 배워야 한다는 것을 뜻한다."

人而無恒, 不可以作巫醫. 明此二法, 不可以權飾妄造. 所以醫不三世, 不服其藥. 九折臂者, 乃成良醫. 盖謂學功須深故也(『東醫寶鑑』 ≪雜病≫篇 卷1 辨證).

『예기』禮記에 '의불삼세 불복기약'醫不三世 不服其藥이란 말이 있다. 경험이 많고 숙련된 의사를 만나야 믿고 치료할 수 있다는 뜻이다. 이론에만 밝은 의사가 아니라 결과로 입증할 수 있는 의사라야 신뢰하고 치료를 맡길 수 있는 것이다.

이론보다 결과가 중요하다는 것은 전쟁터에서 가장 극명하게 드러난다. 2,500여 년 전 중국 조나라에 조괄趙括이라는 병법에 통달한 인물이 있었다. 백전노장인 아버지 조사趙奢도 병법에선 아들을 당해내지 못했다. 아들이 사령관에 기용되자 조괄의 어머니는, 경험이 없고 전쟁을 너무 쉽게 말하는 조괄은 반드시 패배할 것이라며 반대했다. 실제로 조괄은 전쟁에서 대패했고, 조나라는 패망의 길로 들어섰다. 어머니의 말처럼 그에게는 이론은 풍부했을지 모르지만, 실전경험이 없었기 때문이다.

전쟁터만큼이나 실전경험이 중요한 곳이 의료현장이다. 병을 고칠 능력이 없으면 제아무리 대단한 의학적 지식을 가지고 있어도 아무런 의미가 없다. 의사의 권위는 병을 고치는 능력에서 나오는 것이다.

이는 개인의 삶과 관련해서도 마찬가지다. 대다수의 사람이 '상식'을 입에 달고 산다. 머릿속에 상식으로 자리 잡은 것은 다른 주장을 받아들이기 힘들게 만든다. 상식에 대해 나름대로의 확신을 갖는 것이다.

그런데 우리가 알고 있는 상식이 잘못된 것이라면 어떨까? 우리의 상식이 누군가의 이익을 위해 조작된 것이라면 어떤 결과로 이어질까? 더구나 그것이 건강과 직접 관련된 것이라면? 잘못된 상식 때문에 건강을 망치는 사례는 적지 않다. 심하면 목숨을 잃기도 한다. 어떤 사람이 암 진단을 받자마자 호텔에 투숙해 매일같이 배부르게 식사를 즐겼다고 한다. '암 환자는 영양부족으로 죽는다'는 자기만의 상식을 갖고 있었기 때문이다. 물론 그는 호텔 식사를 오랜 기간 즐길 수 없었다.

피부 관리에 관한 상식도 마찬가지다. 상식을 따르다 피부를 망치는 사람이 적지 않다. 이들에게는 공통점이 있다. 모두가 클렌징을 꼼꼼히 하고, 각질 제거도 열심히 한다. 좋다는 화장품은 아무리 비싸도

구입하고, 피부관리실을 제 집처럼 드나든다.

하지만 피부는 점점 나빠져만 간다. 잘못된 피부 관리 상식 때문에 문제가 생겼다는 것을 알았을 때는 이미 늦은 경우가 많다. 실제로 홍조 때문에 3년 동안 고생한 사람이 다음과 같이 말했다.

"전문가들이 깨끗하게 씻어내는 것이 중요하다고 해서 3차 세안까지 했다. 필링과 각질 제거도 했다. 그것이 상식인 줄 알았다. 하지만 알고 보니 지속적으로 피부장벽을 훼손한 것이었다. 피부는 갈수록 민감하고 따가워졌다. 클렌징 때문에 피부가 손상되었다는 것은 알았지만 어떻게 해야 할지 몰랐다."

잘못된 상식이 가져온 안타까운 결과인 셈이다. 많은 사람이 믿는 상식이라고 해서 그것이 진리라고 단언할 수는 없다. 그렇다면 이 '많은 사람이 옳다고 믿는' 상식이란 것에 대해 한번쯤 짚고 넘어갈 필요가 있다.

도대체 '상식'이 무엇일까? 위키백과사전은 '사회의 구성원이 공유하는, 당연한 것으로 여기는 지식'이라고 말한다. 많은 사람이 같은 말을 하면 진실이라고 믿기 쉽다. 심지어 거짓말도 여러 번 반복해 듣다 보면 진실처럼 들린다. 여기에 매스컴에 소개라도 된다면 더 말할 나위가 없다. 사람들은 자신이 믿는 것을 동일하게 믿는 사람이 많아질수록 확신하는 경향이 있다. 이는 대부분 진실의 여부와는 상관없다.

문제는 잘못된 상식은 잘못된 결과를 가져올 수 있다는 것이다. 중세시대에는 마녀가 흑사병을 일으킨다는 것이 상식이었다. 수백 년 동안 그렇게 믿었다. 결국 이 잘못된 상식으로 100만 명이나 되는 무고

한 여성이 화형당했다.

의학적 지식은 무조건 옳다는 것도 일반적인 상식이다. 하지만 의학적 지식도 끊임없이 변화해왔다. 미국의 의사이자 보건정책관료인 아툴 가완디Atul Gawande 박사는 "의학은 불완전한 과학이며, 부단히 변화하는 지식, 불확실한 정보, 오류에 빠지기 쉬운 인간의 모험, 목숨을 건 줄다리기다"라고 말한다.

의사나 과학자는 고도의 전문가라 할 수 있다. 그런데 이러한 전문가들 사이에서 공공연한 비밀 중 하나는, '결과가 이론과 맞지 않을 때는 사실을 왜곡할 수 있다'고 생각한다는 것이다. 아인슈타인조차 "사실이 이론과 맞지 않을 경우, 사실을 바꾸라"고 말했다고 한다.

이론보다 우선되어야 하는 것은 '객관적 사실'이다. 하지만 일부 연구자들은 이론을 입증하기 위해 사실이나 결과도 바꾸고 있다. 이들에게 진실은 '자신이 믿는 이론'이나 '자금을 최대로 조달해주는 것'일 수 있다.

그렇다면 잘못된 의학 상식에 흔들리지 않으려면 어떻게 해야 할까? 의학 상식을 대할 때 다음과 같은 자세를 가질 필요가 있다.

첫째, 상식은 결과로 입증할 수 있어야 한다. 노벨물리학상을 수상한 파인만Richard Feynman 박사는 "이론의 논리 정연함을 주장하지 말라. 결과로 말할 수 없다면 당신의 주장은 틀렸다"고 말한다. 그러나 현상이 이론에 맞지 않을 때 오히려 현상이 잘못되었다고 주장하는 목소리도 여전하다. 중요한 것은 현상은 '절대적'이라는 사실이다. 이론은 현상을 설명하기 위한 것이다. 이론과 현상이 맞지 않다면 무조건

이론이 잘못된 것이다. 결과로 입증되지 못하는 상식은 틀린 것이다. 5)

둘째, 의사도 모든 것을 알지는 못한다. 인간의 지식이나 상식은 변하기 마련이다. 의학 지식도 변할 수밖에 없다. 좋은 의사는 자신이 부족하다는 사실을 인정하고, 환자에게 도움이 될 만한 자료를 전달하는 사람이다. 최근 들어 엄청난 지식이 쏟아져나오고 있다. 그 방대한 정보를 모두 챙길 수 있는 의사는 없다. 하버드 의대 학장을 지낸 시드니 베웰 박사는 의대생들에게 "여러분이 배운 지식의 절반은 향후 10년 이내에 거짓으로 판명될 것이다"라고 밝히기도 했다. 6)

셋째, 이해관계에 얽힌 오염된 정보도 많다. 그러므로 어떤 상식이든 한번쯤은 뒤집어볼 필요가 있다. 어떤 이론이나 주장이 결과적으로 누구에게 이익이 되는지를 살펴야 한다. 탈무드에 "의사가 하는 건강 조언은 듣지 않는 것이 좋다"는 말이 있다. 이해관계가 얽힌 사람의 조언은 일단 의심해볼 필요가 있다.

넷째, 불안감이나 유혹에 흔들리지 말아야 한다. 의료산업은 불안과 공포를 무기로 삼는다. 인간의 불안과 고통을 자신들이 해결할 수 있다고 유혹한다. 사람들은 지금 당장 손에 잡히는 결과를 얻거나 기분이 좋아지는 쪽으로 향한다. 그러다 보니 대개의 경우 의료기관에

---

5) 이런 측면에서 기상이변이라는 용어도 잘못된 것이다. 과학적 이론으로는 그 현상을 설명하지 못하기 때문에 기상이 이변을 일으켰다고 말하는 것이다. 자연현상은 이변이 아니다. 이론으로 설명하지 못할 뿐이다. 중요한 것은 이론이 아니라 결과다. 이론은 얼마든지 잘못될 수 있음을 인식할 필요가 있다.

6) 켄 베리, 『의사의 거짓말 가짜 건강상식』, 한소영 역(서울: 코리아닷컴, 2019), pp.34-38.

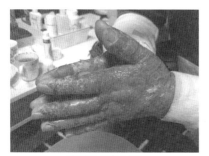
2017년 10월 24일

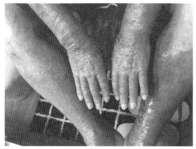
2017년 11월 20일

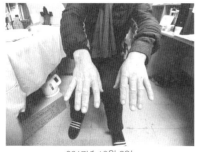
2017년 12월 8일

● 이 사람은 수술 과정에서 사용한 스테로이드로 인해 극심한 피부 질환을 앓았던 것으로 추정된다.

모든 것을 맡긴다. 하지만 손쉬운 선택이 좋은 결과로 이어지는 경우는 드물다.

사람들은 스테로이드 사용, 레이저 시술, 성형 수술을 손쉽게 선택한다. 그러나 부작용이 많다는 경고를 무시한 대가는 언젠가 반드시 치르게 되어 있다. 누구나 자신이 믿고 싶은 쪽으로 생각이 움직이고 행동하게 되는 것은 당연하다. 하지만 그것이 가져올 결과에 대해서도 한번쯤은 진지하게 생각해볼 필요가 있다.

다섯째, 고비용이나 고가의 장비 등이 요구된다면 의심할 필요가 있다. 대형병원에 신상神象처럼 자리 잡은 첨단 장비들은 대개 진단 장비다. 이러한 거대한 장비에 드러눕기만 해도 이미 반은 나을 것 같다. 하지만 이런 장비들은 주로 진단에 사용된다. 치료 기술은 수십 년 동안 별다른 발전을 보이지 않고 있다. 진실은 언제나 단순하다. 장비는 우리를 치료해주지 못한다. 복잡하고 어려운 전문용어를 사용하면서 상대방의 복종을 종용하는 사람이 있다면 일단 의심해봐야 한다. 이는 어떤 것을 잘 이해하지 못하고, 실제 본인도 그것을 실천하지 못하는 사람들이 흔히 사용하는 수법이다. 사기꾼이 말이 많은 이유도 여기에 있다.

04
뱃속이 따뜻하면 병이 없다

"뱃속이 늘 따뜻한 사람은 자연히 모든 병이 생기지 않고 혈기가 왕성해진다."

腹中常煖著, 諸疾自然不生, 血氣壯盛也(『東醫寶鑑』 ≪內景≫篇 卷1 身形).

"할머니 손은 약손"이라는 말이 있다. 배는 물론이고 머리가 아플 때도 할머니 손만 닿으면 낫는 느낌이 든다. 이에 대해 '약손'이 일종의 암시, 곧 플라시보 효과를 나타내는 것이라고 말하지만 꼭 그런 것만은 아닌 듯하다. 실제로 효과가 있기 때문이다.

따뜻한 손으로 배를 만지면 장이 따뜻해지고, 그러면 배는 물론이고 머리 아픈 것도 낫는다. 머리와 장이 연결되어 있기 때문이다. 『동의보감』에서도 '뱃속이 늘 따뜻한 사람은 병이 생기지 않는다'고 말한다.

우리 몸 전체의 건강은 장 건강과 밀접한 관련이 있다. 장은 인체 최대의 면역 장기로, 면역 조직의 70%가 이곳에 있다. 뱃속이 따뜻해지면 몸 전체가 따뜻해지고 오장육부의 기능이 좋아진다. 반면 장내 온도가 1도 낮아지면 장내 미생물의 기능도 현저히 떨어진다. 인체에 유입된 세균의 소화·흡수·분해 작용도 어려워진다. 따라서 장을 차갑게 하면 유해균을 번식시키는 결과를 가져온다.

모든 음식물은 차가워지면 굳는다. 인체의 장도 온도가 내려가면 음식의 분해가 잘 되지 않고 굳어져 변비가 되고 숙변이 쌓인다. 변비는 체온을 올리지 못하면 개선되기 어렵다. 배의 온도가 낮으면 온갖 질병이 달려든다. 몸이 붓거나 결리는 증상에서부터 감기나 변비, 생활습관병에 이르기까지 만성질환으로 고생하는 사람들은 대부분 배가 차다.

이런 사람일수록 차고 달콤한 음식을 많이 먹는 식습관, 과다한 식품첨가물 섭취, 여름철 과도한 냉방 등을 중단해야 한다. 이런 환경은 체온을 떨어뜨린다. 실제로 현대인의 체온이 과거에 비해 0.5도 떨어졌다는 연구 결과도 있다. 사람의 평균체온은 보통 36.5도라고 알려져 있는데, 200년 전에는 37도였다는 것이 미국 스탠퍼드대 연구팀에 의해 밝혀졌다.

여기서 흥미로운 점은 과거 사람의 평균체온이 '37도'였다는 부분이다. '3'과 '7'이라는 숫자는 생명의 상징성을 갖는 숫자다. '3'의 상징성은 삼척동자도 알 정도로, 아이를 점지해주는 신을 삼신할미라 하고, 아기의 탯줄을 삼줄이라고 한다.

'7'도 마찬가지다. 지구에서 땅과 바다의 비율이 3 대 7이고, 인체의 뼈와 물의 비율도 3 대 7이다. 우리 몸의 70%를 차지하는 물은 생명의

체온과 신진대사

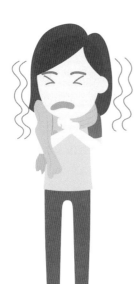

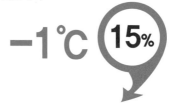

−1℃ 15%

체온 1℃ 저하 시 신진대사율 15% 하락

체온이 1℃ 떨어지면 신진대사율은 15% 하락한다.
그만큼 체온과 신진대사는 밀접한 관계가 있다.
한마디로 대사성질환의 근원은 체온 저하다.

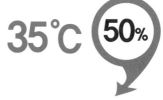

35℃ 50%

체온 35℃일 때 신진대사율 50% 하락

체온이 35℃로 내려가면 신진대사율은 50% 하락한다.
이 경우 비만이나 고도비만이 나타나며 암 같은
중증질환도 발생한다. 만약 대사성질환에서 벗어나지
못하면 약에 의존하는 만성질환에 걸릴 확률이 높다.

● 체온이 떨어지면 신진대사도 함께 떨어진다. 미세한 체온의 변화에도 신진대사율은 현
저한 변화를 보인다.

유지를 위해 활동한다. 각종 신진대사, 동화작용, 배설, 체온조절 등을
원활하게 하는 것이 물의 역할이다.

　우리의 몸은 70%의 물이 없다면 세포를 유지할 수 없다. 대사 작용

을 도와주는 혈액과 조직액의 순환이 정지되고, 영양소를 녹이고 체내의 불필요한 노폐물을 체외로 배출하는 작용도 멈춘다.

체내 물의 비율이 줄어들수록 생명력은 떨어진다. 청소년기까지는 인체의 수분이 70% 정도였다, 성인이 되면 60%, 노년에는 거의 50%까지 낮아진다. 3 대 7의 비율을 유지할 때 가장 건강할 수 있다는 것을 알 수 있다. '3'과 '7'이 생명을 상징하는 숫자로 인식되어온 데는 그만한 이유가 있는 것이다.

우리의 단군신화에서도 곰이 인간이 되는 데 걸린 시간이 삼칠일 곧 21일이다. 생명의 숫자인 '3'이 다른 생명의 숫자 '7'과 결합한 것이다.

본래 인간의 체온이 37도였다는 것은 체온이 곧 인간의 생명을 담보한다는 것을 의미한다. 그래서인지 체온이 1도만 낮아져도 건강에 어려움이 생긴다. 문제는 현대인의 체온이 점점 더 낮아지고 있다는 데 있다. 36.5도 평균체온을 유지하기도 어려운 상황이다. 주변에서 냉증으로 고생하는 사람 찾는 것은 일도 아니다. 발을 따뜻하게 해주는 수면양말은 이제 필수품이 되었다.

체온이 떨어지면 신진대사율이 떨어져 비만이 될 가능성도 높아진다. 체온이 정상이면 신진대사가 정상적으로 가동되어 몸의 노폐물이나 독소의 분해도 활발해진다. 반면 체온이 낮으면 지방이 굳으면서 비만이 될 확률이 높아진다. 이는 체지방률을 검사해보면 명확하게 드러난다. 정상체온을 유지하는 사람은 체지방률이 낮다. 복부비만이나 부분비만이 있다면, 당장 체온부터 올리는 것이 좋다.

체온과 비만

36.5℃

1℃ 저하 ◀ 비만율 15% 진행

35.5℃
35.0℃

1.5℃ 저하 ◀ 과체중 50% 진행

비만율은 곧 신진대사율을 의미한다. 신진대사율이 떨어지면 그만큼 지방이 축적되고 이는 바로 비만으로 이어진다. 즉, 지방을 태우는 열이 없으면 자동적으로 지방이 쌓이고 만다.

● 체온이 떨어지면 신진대사율이 떨어져 비만이 될 가능성이 높아진다.

　인산仁山 김일훈 선생이 "모든 병은 독소와 냉기冷氣에서 비롯된다"고 경고한 것도 우연이 아니다. 그는 체내 독소로 체온이 떨어지면 병이 생긴다고 보았다. 독소가 인체로 유입되면 혈액이 오염되고, 혈액 오염으로 순환이 막히면 체온이 떨어지고, 체온이 떨어지면 질병이 생긴다는 것이다. 선천적으로 폐가 약한 사람은 폐나 기관지와 관련된 질병을 앓게 되고, 기관지가 약한 사람은 비염이나 축농증 등을 앓게 된다.

　일본의 신도 요시하루進藤義晴 박사도 "모든 병의 근원은 냉기에 있다"고 주장했다. 이비인후과 전문의인 그는 수술 이후 증상이 사라졌다 금세 재발하는 것을 이상하게 여겼다고 한다. 그리고 수술 대신 냉기 제거법을 도입한 후 병을 완치할 수 있었다는 것이다. 요시하루 박사는 "모든 병의 근원은 냉기에 있으며, 냉기만 제거해주면 인체의 자연치유 체계가 복원되어 인체 스스로의 힘으로 병을 고칠 수 있다"고 강조한다.

요시하루 박사에 따르면 콧물이 흘러나오는 것도 인체의 자연치유 체계의 작용이라고 한다. 체내에 있는 독소를 밖으로 방출하기 위해 콧물이 나온다는 것이다. 기침, 땀, 하품, 부스럼, 가려움증 등은 모두 체내의 독소를 밖으로 방출하기 위한 몸부림인 셈이다.

아토피의 경우도 마찬가지다. 인체에서 배출하려는 강력한 독이 나오는 것이 아토피다. 아토피로 인한 고통 가운데 최악은 가려움이다. 가려움만 없어도 견딜 만하다는 사람이 많다. 의사나 전문가라는 사람들은 하나같이 긁지 말라고 강조한다. 가려움이 아토피를 악화시킨다는 것이다.

그러나 과연 그럴까? 여기서 다시 한번 생각해봐야 할 것은 가려움증의 본질이다. 그리고 이 가려움증의 실체에 대해 다루기 전에 먼저 인체의 치유작용에 대해 짚고 넘어갈 필요가 있다. 가려움이 활성화되는 이유는 이물질을 내보내기 위해서다. 이물질을 없애기 위해 히스타민이 혈관을 확장시키면 가려움이나 붓는 증상이 나타난다. 콧물이 흘러나오거나 눈물로 씻어 보내는 것이 히스타민의 작용이다. 히스타민은 몸에 해롭지 않은, 오히려 몸에 이로운 반응으로 볼 수 있다. 그런 반응이 나타날 때 항히스타민제를 사용하면 치유가 중단되고 만다. 약으로는 치료할 수 없는 것이다. 따라서 가려움증은 두 가지 측면에서 이해할 수 있다.

첫째, 가려움은 독소 배출을 위한 인체의 노력이다. 기침, 땀, 하품, 부스럼 등은 모두 체내의 독소를 밖으로 방출하기 위한 몸부림이다. 가려움도 마찬가지로 체내의 독소를 배출하는 과정이다. 가려움은 긁어서 독소가 나갈 수 있는 통로를 만들어달라는 신호다. 피부장벽을 손상시켜야 독소가 나갈 수 있기 때문이다. 만약 체내의 독소가 빠져 나가지 못하면 혈액이나 신장, 폐 등에 질환이 발생할 수 있다.

둘째, 가려움을 덜 느끼게 하기 위해 통증을 유발하는 것이다. 독소가 있는 부위에 상처를 냄으로써 통증을 유발하고, 이 통증으로 가려움을 회피하려는 시도로 볼 수 있다. 면역학자 아보 도오루 교수는 "가려움, 진물, 열감, 홍조 등의 증상이 나타나는 이유는 혈류를 늘려 유해물질을 배설하기 위한 것이다. 병이란 신체가 낫는 현상이다"라고 말했다.

아토피는 체내 독소가 원인이고, 가장 효율적인 치료법은 독소 제거다. 독소를 제거하려면 기본적으로 몸을 따뜻하게 해야 한다. 따뜻한 성질의 음식으로는 발효 음식, 절임 음식, 뿌리채소 등이 있다. 절임 음식은 염분에 의해 체열을 상승시키는 작용을 한다. 양파, 마늘, 우엉, 생강, 당근, 감자, 무 등의 뿌리채소는 하반신을 강화해준다.

땅속 깊이 뿌리를 내리는 식물은 따뜻한 속성이 있고, 열매 식물은 찬 속성이 있다. 열대 지방의 식물은 몸을 차게 하고, 한대 지방의 식물은 몸을 따뜻하게 한다. 더운 지방 사람들은 시원한 음식이, 추운 지방 사람들은 열이 나는 음식이 필요하기 때문이다. 이런 측면에서 볼 때 디톡스 식품으로 알려진 노니는 몸이 찬 사람에게는 맞지 않다. 열대

과실 노니는 몸을 차게 하는 속성이 있기 때문이다.

체온을 올리는 데 가장 효과적인 식품은 생강이다. 생강은 모세혈관 구석구석까지 혈액을 순환시켜준다. 생강을 즐겨 먹으면 안색이 나빴던 사람의 혈색이 돌아오고 얼굴 전체에 생기가 넘친다. 생강은 차로 마시는 방법이 가장 쉽다. 생강청을 만들어 마시면 1년 내내 감기 걱정 없이 살 수 있다.

그렇다면 장 건강을 위해서는 어떻게 해야 할까? 『동의보감』의 처방대로 배를 따뜻하게 해주어야 한다. 반신욕, 온열 복대, 따뜻한 음료 마시기, 걷기 등 다양한 온열 요법을 통해 체온을 올려주는 것이 중요하다. 겨울철에는 핫팩을 이용하는 것도 도움이 된다. 감기 기운이 있거나 비염이 있다면, 목 뒤의 대추혈 위에 핫팩을 붙이면 좋다.

반신욕과 족욕도 체온을 올리는 데 효과적이다. 반신욕은 욕조에 39~40도 정도의 물을 채운 후, 가슴 아래쪽까지 잠기도록 몸을 담그면 된다. 시간은 30분 정도가 적당하며 머리와 얼굴에서 땀이 나면 좋다. 반신욕을 하면 혈액순환이 원활해지면서 체온이 상승한다. 또 땀을 통해 몸속 노폐물과 독소를 배출하고, 냉기 또한 자연스럽게 제거할 수 있다.

족욕은 가정에서도 부담 없이 할 수 있다. 38~40도 정도의 물에 발을 20분쯤 담그는 것이 좋은데, 이때 복숭아뼈까지 물에 잠기도록 해야 한다. 몸은 속이 따뜻하면 피부가 시원해지고, 차면 더워진다. 우리 몸은 언제나 따뜻한 것을 좋아한다. 더운 여름에도 따뜻한 음식을 먹는 습관이 건강에 좋다.

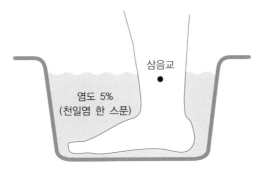

● 족욕을 할 때는 물이 복숭아뼈 이상 오도록 해야 한다. 이때 물에 천일염 한 스푼을 넣으면 미네랄에 의한 독소 제거 효과를 볼 수 있다.

05
자연에서 벗어난 세안이 염증을 부른다

"위胃에 병이 생기면 숨이 가쁘고 정신이 없으며 열이 심하게 난다. 두드러진 화기火氣가 위로 올라와 유난히 얼굴을 달아오르게 할 때도 있다."

胃病, 則氣短精神少而生大熱, 有時顯火上行, 獨燎其面(『東醫寶鑑』《外形》篇 卷1 面).

　　　　　　　　　　　　우리 주변에는 얼굴이 붉게 달아오르는 홍조로 고생하는 사람이 의외로 많다. 병원에서는 감정 변화에 의한 홍조, 식품에 의한 홍조, 약물에 의한 홍조 등으로 구분해, 주로 스테로이드나 레이저 시술을 권한다.

　한의학에서는 울열鬱熱이나 위병胃病 등을 그 원인으로 본다. 위장이나 심장에서 열이 올라와 얼굴이 뜨거워진다는 것이다. 그래서 열을 내리는 한약, 규칙적인 운동, 콩류 중심의 식사, 비타민E 등을 권한다. 맵거나 뜨거운 음식을 되도록 피하고, 음주도 하지 않는 것이 좋다고 한다.

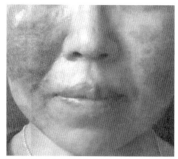

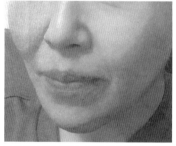

● 얼굴은 홍조인데, 목과 가슴에서는 전혀 열이 나지 않는다는 것은 『동의보감』에서 말하는 홍조와는 전혀 다른 양상임을 의미한다(이 여성은 자미원 리셋Q1과 비엔비 겔로 이를 치유할 수 있었다).

　　그런데 병원이나 한의원에서는 왜 이에 대한 진단조차 분명히 내리지 못할까? 그것이 주사인지 홍조인지 진단조차 병원마다 서로 다른 경우가 허다하다. 50대 중반의 최모 씨도 이런 일을 겪었다. 얼굴이 심하게 붉어지고 열이 나 병원을 찾았는데, 병원마다 진단을 다르게 내렸다고 한다. 부천의 한 병원에서는 홍조라 하고, 서울의 어떤 대학병원에서는 주사 질환이라고 했다는 것이다. 스테로이드를 바른 지 오래지 않아 열감이 더욱 심해지고 진물이 흐르는 등 부작용이 나타났다. 최 씨는 '치료는 할 수 없지만 평생 관리하면 되는 병'이라는 말을 듣고 병원에 다니는 의미를 잃었다. 한의원을 찾았지만 결과는 마찬가지였다. 한의원에서는 홍조에 대해 '열이 오르는 병'이라며 열 내리는 한약만 처방했다. 결국 얼굴 열감은 줄어들지 않고, 손발이 차갑게 되는 결과만 얻었다고 한다.

　　왜 이런 상황이 벌어졌을까? 병원에서는 증상만 없애려다 보니 스테로이드를 처방했고, 그것이 증상을 더욱 악화시켰던 것이다. 한의원에서는 고서古書의 진단을 따른 결과가 아닌가 한다. 즉, 화기가 위로 올라왔다는 『동의보감』의 진단을 따르다 보니 오판을 한 것이다.

400년 전에는 홍조를 유발할 만한 요인이 없었지만, 지금은 다르다. 합성계면활성제나 스크럽제 등 오늘날 새롭게 사용되고 있는 물질을 고려하지 않고 현상에만 치중한 것이 잘못이었던 셈이다.

얼굴의 열도 좀 더 세분화해서 볼 필요가 있다. 열이 얼굴에서만 나는지, 목에서부터 얼굴까지 나는지, 상체에서만 나는지 구분해야 한다. 가슴 위쪽부터 전체적으로 열이 난다면 『동의보감』의 진단이 옳을 수 있다. 하지만 얼굴에서만 열이 난다면 그런 식으로 해석하면 안 된다. 이때는 독소로 인한 염증일 가능성이 더 높다.

열이 나는 것은 생명현상의 하나다. 그 증상을 두려워할 필요는 전혀 없다. 운동을 하거나 술을 마신 후, 또는 감정의 변화로 열이 나는 현상은 누구나 겪는 것이다. 외부 기온이 올라가도 혈관이 확장되면서 열이 난다. 피부를 공기와 최대한 접촉시킴으로써 몸의 온도를 조절하기 때문이다. 반면 기온이 떨어지면, 혈관이 수축하고 혈액이 내장으로 모여 체온의 발산을 막는다. 우리 몸은 이런 조절 작용을 통해 평균 체온을 유지한다.[7]

얼굴에서 열이 나는 것은 독소가 침투해 피부에 염증을 일으켰고, 그 염증을 치유하기 위해 혈액이 모여든 결과다. 열이 고통스러운 것은 사실이지만, 치유 과정이라고 생각하면 조금은 위안이 되지 않을까 싶다.

그렇다면 유독 중년여성에게 홍조가 많은 이유는 무엇일까? 나는

---

7)) 미키 시게오, 『태아의 세계』, p.53.

클렌저가 주범이라고 생각한다. 클렌저가 등장하기 전에는 홍조가 그렇게 많지 않았다. 클렌저가 처음으로 등장한 것은 약 20여 년 전이다. 즉, 현재 40~50대 여성이라면 클렌저를 20여 년 정도 사용했을 것이다. 그러니 피부장벽이 온전할 리가 없다. 흔히 말하는 갱년기 호르몬은 홍조의 근본 원인이 아니다. 피부장벽이 손상된 시기와 갱년기가 겹치다 보니 호르몬이 주범으로 낙점된 듯하다. [8]

그렇게 보면 여성 환자의 수가 남성 환자의 3배에 달하는 의문도 쉽게 해소된다. [9] 남성 홍조가 있다는 것은 갱년기 호르몬 문제가 아님을 의미하고, 여성 홍조가 많은 것은 클렌저 사용률이 높기 때문이다. 요즘은 젊은이들도 홍조가 많은데, 이 역시 클렌저를 과도하게 사용한 결과다. 홍조의 정도는 클렌저 사용량이나 사용 시간과 비례한다.

깨끗한 피부를 갖고 싶은 욕망은 남녀 구분이 없다. 이를 위해 이중, 삼중 세안을 마다하지 않는 사람도 많다. 그러나 열심히 세안을 하다 보면 피지나 피부장벽이 남아날 수 없다. 사실 피지는 없애야 할 적이 아니라 동지다. 피지에는 코리네박테리움corynebacterium 같은 미생물

---

8) 이렇게 된 데는 호르몬을 주범으로 몰아야 시장이 형성된다는 현실적인 이유도 있지 않을까 추정해본다. 호르몬이 주범이 되면 병원, 약국, 건강보조식품업체, 한의원 등이 수혜자가 될 수 있다. 반면 클렌저가 문제라고 하면 클렌저 생산업체만 타격받을 뿐, 새로운 시장 형성은 기대할 수 없을 것이다.

9) 국민건강보험공단이 발표한 자료에 따르면, 2011년부터 2015년까지 홍조로 병원을 찾은 환자는 꾸준히 증가했는데, 여성이 남성에 비해 3배 가까이 많은 것으로 나타났다. 10대의 경우 여성 환자가 남성의 1.88배, 20대는 1.9배, 30대는 2.87배, 40대는 4.67배, 50대는 3.6배의 차이를 보였다.

이 우글거린다. 이들은 건강한 피부 환경을 만들기 위해 애쓴다. 즉, 피지를 분해하고 지방산을 분비해 피부 산성보호막의 산도를 건강하게 유지한다. 약산성 피부는 이들이 만드는 것이다. 질척거린다는 이유로 피지를 씻어버리면 우리 몸은 더 많은 피지를 만들어낸다. 과도하게 세정하면 과다하게 생산하고, 세정이 줄어들면 피지 생산량도 줄인다.

물론 다른 의견도 있다. 화장품 찌꺼기가 모공을 막아 트러블을 일으키는 데 클렌징이 해결책이라는 것이다. 전문가들도 화장은 하는 것보다 지우는 것이 더 중요하다고 말한다. 이처럼 클렌징은 피부 관리의 상식이 되어버렸다. 화장품 찌꺼기와 땀, 피지를 제대로 제거하기 위해서는 클렌징으로 관리해야 한다는 논리다. 이런 상식에 대해 우리는 한번도 의심해보지 않았다.

진실은 무엇일까? 정말 그럴까? 그들이 진정한 전문가인지에 대한 논란은 접어두고, 진짜 전문가의 견해를 들어볼 필요가 있다. 독일의 피부과 전문의 엘 아들러Yael Adler는, 화장품 회사들이 말하는 피부 관리법을 따르는 것은 어리석은 일이라고 말한다. 클렌저로 씻어낸 뒤 토너로 진정하고 크림을 바르는 것은 피부에 대한 '테러'이며, 아무리 건강하고 튼튼한 피부라도 클렌저 앞에서는 견딜 수 없다는 것이다.

화장품 찌꺼기가 피부 트러블을 유발한다는 주장은 어떨까? 정말 화장품 찌꺼기가 그렇게 안 좋을까? 계속해서 엘 아들러는 "화장품 찌꺼기가 피부에 남아 있더라도, 클렌징 크림과 워터를 쓰는 것보다는 피부에 덜 해롭다"고 강조한다. 화장품을 두껍게 바른 게 아니라면 물

로만 씻어도 되고, 혹시 남아 있을 화장품 찌꺼기는 수건만으로도 충분히 닦인다는 것이다.[10]

이쯤 되면 피부 관리에 대한 상식이 수정되어야 하지 않을까? 클렌징은 피부 '관리'가 아니라 '파괴'의 기초라고 말이다. 클렌저가 이토록 위험한 이유는 합성계면활성제 때문이다. 부드러운 거품에 칼날이 숨겨져 있을 것이라고는 누구도 상상하기 어려울 것이다. 클렌저의 세정력을 알 수 있는 방법은 간단하다. 얼굴에 사용하는 클렌저를 스펀지에 묻힌 다음 세면대나 양변기를 닦아보라. 눈부시게 깨끗해진 것을 확인할 수 있을 것이다.[11]

과도한 클렌징은 피부장벽 손상을 가져오는데, 그 부위가 코라면 문제는 심각해진다. 이른바 코 주사酒皶가 시작될 수도 있다. 『동의보감』 ≪외경≫편에서도 코 주사에 대해 다루고 있지만 이는 요즘의 주사와는 전혀 다르다. 400년 전에는, 술이 주원인이고 열이 폐로 들어가 혈액이 엉켜 발생한다고 보았다. 물론 폐의 문제일 수도 있겠지만, 대부분은 클렌저로 코 피부가 손상된 것이 그 원인이다.

비사는 코끝이 붉은 것이다. 심하면 자흑색이 된다. 대부분 술을 자주

---

10) 옐 아들러, 『매력적인 피부 여행』, 배명자 역(서울: 와이즈베리, 2017), pp. 212-214.
11) 클렌징 용품은 주방세제와 동일한 계면활성제를 사용한다. 클렌저에는 주방세제에도 없는 미세플라스틱까지 들어 있어 세정력이 더욱 강하다. 기름때 묻은 접시나 세면대를 닦을 수 있을 정도의 세정력을 가진 클렌저로 얼굴을 문질러대면서 건강한 피부를 기대하는 것은 무리다.

마시는 사람에게 있다. 혈열이 폐로 들어가 오래 울체되어 혈이 엉기고 탁해지면서 붉게 변한 것이다.[12]

코처럼 피부가 얇은 부분은 합성계면활성제의 클렌징에 더욱 취약하다. 클렌저의 합성계면활성제는 코의 피부장벽을 쉽게 녹여버린다. 피부장벽이 제거되면 코에 독소가 침투하고 염증이 발생해 붉어진다. 피부장벽 손상으로 인한 홍조나 주사를 치유하는 방법은 간단하다. 클렌저 사용을 중단하고 물이나 비누 세안으로 바꾸기만 하면 된다. 인체는 그냥 두면 스스로 치유한다.

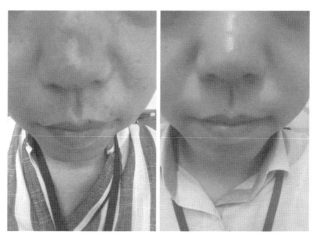

●물 세안을 하고 자미원 비엔비 겔을 사용한 지 6개월 만에 주사가 호전되었다.

---

12) 鼻齄者, 鼻之準頭紅也. 甚則紫黑, 酒客多有之. 因血熱入肺, 鬱久則血凝濁而色赤(『東醫寶鑑』≪外形≫篇 卷2 鼻).

동의보감

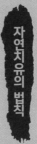
자연치유의 법칙

3

자연에서 벗어난 약은 위험하다

"자연은 매 순간 우리가 잘 살 수 있도록 최선을 다한다.
자연에 그보다 중요한 목적은 없다. 거기에 저항하지 말라.
잘 살고자 하는 최소한의 마음만 있으면 아프지 않을 수 있다."

데이비드 소로(David Thoreau)

01
자연과의 조화를 해치면 안 된다

"병이 들었을 때 사계절에 맞추어 약을 써야 한다. … (중략) … ≪내경≫에 '반드시 운기를 먼저 살펴 자연과의 조화를 해치지 말아야 한다'고 했다. 이것이 최선의 치료다."

諸病四時用藥之法, 不問寒熱溫涼, 如春時則加淸涼風藥, 夏月加大寒之藥, 秋月加溫氣藥, 冬月加大熱藥, 是不絶生化之源也. 錢仲陽醫小兒, 深得此理. 內經曰, 必先歲氣, 毋伐天和, 是爲至治(『東醫寶鑑』≪雜病≫篇 卷1 用藥).

『동의보감』≪내경≫에서 강조하는 것은 자연과의 조화다. 그것을 알지 못하면 훌륭한 의사가 될 수 없다고 했다. 환자와 자연의 조화까지 살펴야 한다는 측면에서 본다면 현대의료는 분명 최선의 치료는 아니다.

현대의학은 모든 사람이 기계처럼 다 같으며, 같은 음식에 같은 방식으로 반응한다고 전제한다. 하지만 누구나 알고 있듯 모든 사람은 제각기 다르다. 같은 사람조차 계절에 따라, 밤낮에 따라, 식사 유무에 따라 건강 상태가 달라진다. 같은 음식을 먹어도 사람마다 다르게 반응한다. 같은 음식에 대한 혈당 반응도 사람에 따라 10배 이상 차이가 날 수 있다. 모든 사람을 같은 기준에 맞춰놓고 기계적으로 처방하는 것은 위험하다는 말이다.

기계적인 사고방식은 '외부에서 내부로' 문제를 해결하려 한다. 먼저 증상을 파악하고 결과를 미리 정한 다음, 해결 수단을 찾는다. 이런 기계적인 방식으로는 문제를 해결할 수 없다. 증상이 없어진 순간은 문제가 해결된 것 같지만 아직 원인이 살아 있다면 사태는 결국 심각해진다.

몸은 기계적으로 반응하지 않는다. 표준적인 치료만으로는 병을 다루기 힘들다. 병명은 동일해도 증상은 사람마다 다르게 나타난다. 약에 대한 반응도 모두 다르다. 개인에 따라 치료법이 미묘하게 다를 수 있으며, 같은 약제도 조정이 필요하다.[1]

현대의학은 진단과 감염증, 응급 질환, 외상에는 매우 탁월하다. 하지만 대증치료에 집중한다는 점은 문제다. 증상은 내부의 정보를 알려주는 신호일 뿐이다. 자연치료 분야 전문가인 마이클 머레이Michael Murray 교수는 "증상의 완화가 좋은 것이냐 나쁜 것이냐는, 치료가 단순히 증상을 억제하느냐 아니면 그 증상을 유발한 근본적인 원인을 제

---

[1] 오카모토 유타카, 『병의 90%는 스스로 고칠 수 있다』, 김정환 역(서울: 스토리3.0, 2012), p.116. 본래 표준 치료의 기준은 '표준 치료대로 하면 완벽하다'가 아니라 '표준 치료를 참고하면서 개별 환자에 맞춰 미세 조정을 하시오'라는 의미라고 한다. 가이드라인과 표준 치료 기준만 지키면 불의의 사고가 발생하더라도 책임을 묻지 않기 때문에, 의사들이 당연히 표준 치료와 가이드라인을 고집하는 것이다. 그러나 사실상 이런 융통성 없는 의사는 피하는 것이 좋다.

거하느냐에 달려 있다. 증상이 완화되었다 해도 그것만으로는 진짜 문제가 처리되었다고 볼 수 없다"[2]고 말한다.

치료는 증상을 유발한 근본원인 해결에 집중해야 한다. 『동의보감』≪잡병≫편에서도 "병을 치료할 때는 반드시 본을 치료한다"^{治病必求於}本고 강조하고 있다.

> 병을 치료하는 사람은 겉으로 드러난 증상[標]과 근본원인[本]을 구분해야 하고, 반드시 본을 먼저 치료한 후에 증상을 치료해야 한다. 증상을 해결한 후 원인을 치료하면 병이 더욱 심해지지만, 본[本]을 치료한 후 증상을 치료하면 많은 증상이 사라진다.[3]

현대의학이 만성질환을 해결하지 못하는 것도 이런 이유 때문이다. 병을 유발한 생활습관과 식생활에는 관심이 없고, 증상에만 집중하기 때문에 병을 치료할 수 없는 것이다. 테오도르 쿠퍼 박사는 "지금 문제가 되는 성인병은 현대의학으로는 직접적으로 손을 쓸 수 있는 방법이 없다. 현대의학은 세균성 질환에는 대처할 수 있지만, 성인병에는 속수무책이다"라고 솔직하게 말했다.

---

2) 마이클 머레이, 『당신의 의사도 모르는 11가지 약의 비밀』, p.132.

3) 夫治病者, 當知標本. 以身論之, 則外爲標, 內爲本, 陽爲標, 陰爲本. 故六府屬陽爲標, 五藏屬陰爲本. 各藏府之經絡, 在外爲標, 在內爲本. 更人身之氣爲標, 血爲本. 以病論之, 先受病爲本, 後流傳病爲標. 凡治病者, 必先治其本, 後治其標(『東醫寶鑑』≪雜病≫篇 卷1 用藥).

첨단 의학도 현대 질환 앞에서는 속수무책이다. 사람들은 의학이 무병장수의 꿈을 이뤄줄 것으로 믿어왔으나, 오늘날 의학은 기존 질병을 정복하지도, 새로운 질병에 대응하지도 못하고 있다. 이런 상황이다 보니 의학에 대한 믿음이 과거와 다를 수밖에 없다. 한 여론조사에 따르면, 의사를 신뢰한다는 응답은 36.1%에 불과하다.[4] 일본에서도 의료에 대한 불신이 노골적으로 표출되고 있다. 일본 후생노동성의 조사에 따르면, 의료 기관에 불만을 느낀 적이 있다고 답한 사람이 31%에 달했다.

어떤 한의사는 "요즘에는 모든 환자가 본인의 증상에 대해 다 꿰고 온다. 인터넷을 통해 병명, 치료법, 처방까지 본인이 다 확인한 뒤 결정해 그대로 해달라고 요구하기도 한다. 환자의 증상에 따라 바르게 진단하고 처방하더라도 환자가 생각했던 바와 다르면 이를 설득해야 하는 것이 곤혹스럽다"고 토로한다.

그렇다고 마냥 절망적인 것만은 아니다. 질병과의 전쟁을 통해 다양한 노하우를 습득해온 것이 인류의 역사다. 현대의학이 가진 탁월한 장점은 누구도 부인하지 못한다. 동양의학의 장점 또한 무시할 수

---

4) 2018년에 여론조사 기관 엠브레인 트렌드모니터가 전국 만 19~59세 성인 남녀 2천 명을 대상으로 '사회적 자본 및 전문가 권위와 관련한 설문 조사'를 실시한 결과, 단 36.1%만이 의사를 신뢰한다고 답했다. 심지어 의사가 하는 말을 그대로 믿지 않는다는 답변도 24.7%나 됐다. 상당수는 전문가의 의견에 의지하지 않고 스스로 문제를 해결하려는 모습을 보였다. 응답자의 60.6%는 병원 방문 전후로 병에 대한 정보를 스스로 찾아본다고 응답했다. 이들 가운데 절반(46%)은 평소 몸에 생긴 증상에 대해 검색해본다고 답했고, 의사가 하는 말이 사실인지 확인해보는 사람도 27.1%에 달했다.

없다. 마찬가지로 수천 년 동안 축적되어온 자연치유의 경험도 활용되어야 한다. 21세기 의학은 인류의 지혜를 총체적으로 아우르는 방향으로 나아가야 한다. 발전적인 융복합은 자연의 섭리이기도 하다.

오장육부에 좋은 단방 10선選5)

약재	효능 및 활용방법
멥쌀[粳米]	오장을 조화롭게 한다. 흰죽을 쑤어 매일 이른 새벽에 먹으면 위기(胃氣)를 퍼뜨리고 진액이 생겨나게 한다.
보리[大麥]	오장을 튼튼하게 한다. 밥을 지어 먹거나, 가루를 내 먹거나, 죽을 쑤어 먹는 것이 좋다.
메밀[蕎麥]	오장의 찌꺼기를 없앤다. 가루 내 먹거나 죽을 쑤어 먹는 것이 좋다.
검정콩[黑豆]	오장의 뭉친 적(積)을 흩어버린다. 오장이나 위기가 뭉쳐 적이 생긴 데 주로 쓴다. 삶아 먹을 수 있다.
검은 참깨 [胡麻]	오장을 적셔준다. 밥을 지어 먹거나 가루 내 먹는다. 매일 먹는 것이 가장 좋다.
연밥[蓮子]	오장의 부족한 기를 보한다. 가루 내 죽을 쑤어 늘 복용한다. 그 뿌리는 우(藕)라 하는데, 쪄 먹으면 오장을 잘 보한다.
잣[海松子]	오장을 살찌우고 윤택하게 한다. 죽을 쑤어 매일 먹으면 매우 좋다.
대추[棗]	오장을 보한다. 달여 마시면 좋다.
아욱[葵菜]	오장의 막힌 기를 통하게 한다. 채소의 으뜸으로 한 달에 한 번 먹으면 장부가 잘 통하게 된다.
파의 흰 밑 [葱白]	장부를 조화롭게 한다. 달여 먹는 것이 좋다.

---

5) 우리 몸의 오장육부와 모발, 근골을 있게 하는 이치를 알면 천지만물의 이치도 알 수 있다.

02

현대의 약은 치유력을 약화시킨다

"병증에 대한 인식이 분명하지 못하면 절대로 함부로 약을 써서
는 안 된다. 한 숟가락의 약이 비록 미미하지만 생사와 맞닿아 있
으니 조심하지 않을 수 있겠는가?"

若疑似未別, 體認未明, 切不可妄投決病之劑. 方匕雖微, 死生係焉, 可不謹歟
(『東醫寶鑑』 ≪雜病≫篇 卷2 寒).

위 구절은 약의 위험성에 대해 설명하고
있는 내용이다. 약물은 적은 양이라도 사람을 죽음에 이르게 할 수 있
는 위험한 물질이다. 따라서 『동의보감』은 병증에 대한 확신이 없다
면 함부로 약을 쓰지 말라고 경고한다.

명나라 의원 유중달劉仲達도 "병에 걸려도 명의를 만나지 못하면 섣
불리 약을 먹지 말고 조용히 기다리는 편이 좋다. 서둘러 약을 써서도
안 된다"고 했다. 약에는 분명 독성이 있고, 잘못 쓰면 오히려 몸을 병
들게 한다.

한의학에서 사용되는 약초 중에서도 독성을 가진 것들이 적지 않

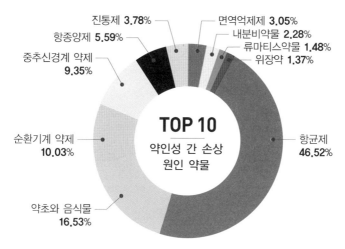

진통제 3.78%
면역억제제 3.05%
항종양제 5.59%
내분비약물 2.28%
류마티스약물 1.48%
중추신경계 약제 9.35%
위장약 1.37%
순환기계 약제 10.03%

TOP 10
약인성 간 손상
원인 약물

항균제 46.52%

약초와 음식물 16.53%

● 국내 연구진이 '간 손상에 영향을 미치는 약물에 대한 연구'를 진행한 결과, 양약이 83.47%, 한약이 16.53%인 것으로 나타났다(출처: 전업농신문).

다. 또 재배나 유통 과정에서 의외의 오염물질, 독극물, 이물질이 섞여 드는 경우도 많다. 오늘날의 임상 통계는 한약에 의한 간 중독이 매우 많다고 밝히고 있다.

특히 현대의 약은 자연물이 아닌 화학물질이다. 이런 화학물질이 인체에 들어오면 가장 먼저 대처하는 곳이 간이다. 간은 효소 시스템을 동원해 약의 독성을 분해한다. 하지만 약이 지속적으로 들어오면 지쳐버린다. 더구나 두 가지 이상의 약이 동시에 들어오면 인체는 혼란에 빠진다. 여러 약물이 몸속에서 어떤 화학반응을 일으킬지 어떻게 알 수 있겠는가?

그래서 병보다 약이 더 위험하다는 말도 있다. 약을 사용하면 자연 치유력은 점점 더 약해지고, 시간이 갈수록 약에 대한 의존성은 높아진다.

약의 독성으로 인한 피해자는 점점 더 늘어나고 있다. OTC처방전 없이 파는 약와 처방약의 부작용으로 미국에서만 한 해 약 10만 명이 사망한다. 약물부작용으로 인한 사망은 암, 심장질환, 뇌졸중에 이어 네 번째로 높은 사망 원인이다. 전 세계 약물의 40% 이상을 소비하는 미국인의 평균 수명이 세계 42위라는 것이 무엇을 의미할까?[6]

현대의 약물 가운데 가장 흔한 것이 항생제다. 현대의학은 세균 박멸이 치료의 핵심이라고 본다. 그리고 그 첨병이 항생제다. 사실 항생제는 인류 문명을 바꾼 기발한 발명품이다. 수많은 이들이 항생제 덕분에 목숨을 구했다. 하지만 오늘날에는 항생제 오·남용이 사회문제가 되고 있다.

항생제 오·남용은 우리 몸에 어떤 영향을 미칠까? 항생제는 인체에 한꺼번에 축적되는 물질이 아니다. 미량으로 유입되며, 우리 몸에서 내성을 키운다. 오랫동안 축적된 항생제 내성이 어느 순간 발현되는 것이다. 항생제가 유입되는 통로는 다양하다. 엄마의 몸속에 축적된 물질이 아이에게 전해지거나, 항생제에 오염된 육류와 생선 또는

---

6) 마이클 머레이, 『당신의 의사도 모르는 11가지 약의 비밀』, pp.19-24. 약물 처방은 점점 더 늘어나고 있다. 약물에 의존하는 노인층의 인구도 폭증하고 있다. 1992년 노인들은 한 해 평균 19.6장의 처방전을 받았는데, 2005년에는 2배(34.4장)로 늘었다.

병원에서 받은 과도한 항생제 처방으로 유입될 수 있다.

항생제는 비만의 원인이 되기도 한다. 2005년 영국 임피어리얼 런던 대학의 제러미 니콜슨Jeremy Nicholson 교수는 "전 세계적으로 확산되는 비만 현상 뒤에는 항생제가 있다"고 주장했다. 항생제는 동물의 살을 찌우는 데도 활용된다. 축산업계는 이미 1950년대부터 닭에 항생제를 주입하면 성장률이 50%나 높아진다는 사실을 알고 있었다.[7]

미국에서 판매되는 항생제의 80%가 가축의 사료에 사용된다. 동물의 체중을 불리기 위해서다. 동물의 항생제는 인간에게도 전해진다. 2016년 중국 어린이의 몸에서 항생제가 검출되었는데, 항생제 농도가 높을수록 비만 확률도 높았다.[8]

항생제를 선호하는 이유는 세균 박멸 때문이다. 하지만 인간이 세균과의 전쟁에서 승리할 가능성은 없다. 인간은 세균 없이는 하루도 생존할 수 없기 때문이다. 세균은 엄청난 쓰레기를 먹어치우고, 땅을 기름지게 해 인간에게 영양분을 공급하며, 심지어 음식물을 비타민으로 변환시키는 일까지 한다. 오히려 세균과의 공존의 길을 모색해야

---

[7] 팻 토마스, 『21세기가 당신을 살찌게 한다』, 박지숙 역(서울: 이미지박스, 2009), p.129. 1953년 미 해군에서는 질병 예방 차원에서 신병들에게 항생제를 투여했다. 놀라운 사실은, 항생제를 복용한 신병은 항생제와 똑같이 생긴 가짜 약을 먹은 신병에 비해 현저하게 몸무게가 증가했다는 것이다.

[8] 2012년부터 2014년까지 3년간 매년 학령기 아동 1,500명을 검사 분석한 결과, 가축용 항생제 성분은 어린이의 비만 및 체중과 직접적으로 연관돼 있었다. 항생제 성분의 농도가 낮은 아동에 비해 중·고농도 아동의 비만 위험은 각각 1.99배, 3배 가량 높은 것으로 조사됐다. 육류에 함유된 항생제 성분이 체중이 늘어나는 데 적잖은 영향을 미친 것이다.

할 판이다. 실제로 세균은 이로운 작용을 더 많이 한다. 면역력을 높이려면 세균에 노출되어야 한다. 무균 상태는 결코 이롭지 못하다.[9]

건강하게 살려면 멸균보다는 세균 저항력이 필요하다. 인체에서 세균의 숫자가 줄어들면, 병원균을 만나도 항체를 만들지 못한다. 항생제가 유익한 균까지 제거하는 것은 인간에게 악영향을 미친다.

약물의 위험에서 벗어나는 것은 바로 우리 자신에게 달려 있다. 화학 약물을 구입하든, 자연의 약을 찾든 그것은 개인의 선택이다. 하지만 답은 정해져 있다. 인류가 화학물질의 공격에서 살아남는 길은 바로 자연에 있다. 인간은 자연의 산물이자, 자연 그 자체이기 때문이다.

---

9) 무균 쥐와 정상 쥐를 똑같이 장티푸스의 원인균인 살모넬라 티피뮤리움에 감염시킨 후 비교해본 결과, 정상 쥐를 감염시키는 데는 100만 개체의 세균이 필요한 데 반해, 무균 쥐의 경우에는 단 10개체만으로도 충분했다. 정상적인 쥐를 죽게 하려면 세균을 1억 개체로 증가시켜야만 한다는 것도 관찰할 수 있었다.

간에 좋은 단방 10선選10)

약재	효능 및 활용방법
용담초 뿌리 [草龍膽]	달여 먹으면 간장의 습열을 치료한다.
황련(黃連) 뿌리	간을 진정시키며 열독을 제거한다. 가루 내 먹거나 달여 먹으면 좋다.
족도리풀 뿌리[細辛]	간담을 보한다. 달여 먹거나 가루 내 먹으면 좋다.
결명자 (決明子)	간병이 있는 사람의 열을 없애고 간기를 돕는다. 가루 내 먹고, 어린 가지와 잎은 나물로 먹는다.
차전자 (車前子)	간기를 기른다. 가루 내 먹거나 볶아서 달여 먹는다. 어린잎은 국을 끓이거나 나물로 무쳐 먹어도 좋다.
냉이 씨[子]	간기가 막힌 데 주로 쓰며, 눈을 밝게 한다. 가루 내 먹는다. 어린뿌리를 죽을 쑤어 먹으면 혈을 이끌고 간으로 들어간다.
복분자 (覆盆子)	간을 보하고 눈을 밝게 한다. 가루 내 먹는데, 날것으로 먹어도 좋다.
산수유 (山茱萸)	간을 따뜻하게 해준다. 가루 내 먹거나 달여 먹으면 좋다.
잔대 뿌리 [沙參]	간기를 기른다. 달여 먹거나 나물로 무쳐 먹는다.
작약(芍藥) 뿌리	간을 보하고 속을 이완시킨다. 가루 내 먹거나 달여 먹으면 좋다.

---

10) 간의 기능을 도와주는 약재들이다. 간의 가장 중요한 기능 중 하나는 해독 작용이다. 간은 몸에 들어온 각종 약물이나 독성물질을 분해하고 대사해 배설될 수 있는 형태로 만들어 소변이나 담즙을 통해 배출한다.

03

약이 지나치면 죽는다

"적을 깨뜨릴 때 독약을 쓰다 절반 이상 사라지면 약 쓰는 것을
멈추어야 한다. 대적과 대취가 있을 때는 적취의 절반 이상이 사
라지면 멈추어야 한다. 약이 지나치면 죽는다."

破積用毒藥, 衰其太半而止藥. 凡大積大聚, 消其太半乃止. 藥過劑則死(『東醫
寶鑑』≪雜病≫篇 卷6 積聚).

            일반적으로 약에 대한 부정적인 인식은
별로 없다. 대체로 약은 고통을 없애주고, 병을 치료해주는 '좋은 것'
이라는 믿음이 있다. 하지만 약에는 독성이 있다. 특히 화학합성물인
현대의 약은 그 자체가 독이다. 인공물이 체내에 들어와 화학적인 반
응을 일으키는 것이 약효다.

  화학반응의 기본적인 유형은 비슷하다. 몸에 약이 들어오면 소화
기관을 거쳐 혈액으로 들어간다. 간은 소포체라고 불리는 조직에서 약
을 해독한다. 간에 의해 해독된 약은 수용성으로 만들어진다. 이 과정
에서 새로운 독소도 함께 생성된다.

문제는 환자 대부분이 증상과 약품 간의 관계에 대해 잘 알지 못한다는 점이다. 약품 복용 후 어떤 현상이 생겨도 그것이 약품에 의한 것인지를 모른다. 의사들은 병원이나 자신에게 불이익이 돌아올 수 있다는 사실을 우려한다. 그래서 환자가 증상을 호소해도 모든 것을 질병 탓으로 돌린다. 의료 문제가 발생할 경우 책임을 물을 수도 있기 때문이다.

처방되는 약의 양은 갈수록 늘어만 간다. 약을 처방할 때 한 종류만 주는 경우는 거의 없다. 감기조차 여러 약, 곧 해열진통제를 기본으로

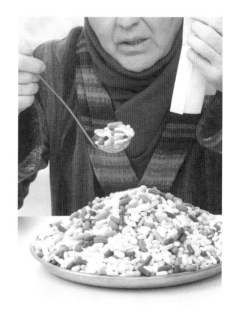

● 만성적인 질환이 있는 노인들은 더 많은 약이 처방된다.

위장약, 기침약, 콧물약 등을 함께 처방해준다.

혈압이나 당뇨 등 만성적인 질환이 있는 노인들은 더 많은 약이 처방된다. 질병과 병원에 따라 처방되는 약의 수량은 더 많아지기도 한다. 병원에서 주는 약을 모두 먹으면 배가 부를 것이라는 말이 있을 정도다. 그러나 그 수많은 약이 몸속에서 어떤 화학적 반응을 일으키는지 파악하는 것은 불가능하다.

화학물질이 체내에 축적되고 서로 반응한다는 점은 매우 우려스러운 부분이다. 『죽음의 식탁』의 저자 마리 모니크 로뱅Marie-Monique

Robin은 "현재 시스템은 부조리를 안고 있다. 우리가 수백 가지 화학물질에 동시다발적으로 노출된다는 사실을 전혀 고려하지 않기 때문이다. 실질적으로는 화학 폭탄이라고 해도 좋을 수많은 화학물질의 혼합물에 노출되는데도, 평가는 화학물질 하나하나에 대해 개별적으로 이뤄지고 있다"[11]고 말한다.

여러 화학물질을 동시에 섭취할 경우 따로 유입할 때보다 100배나 많은 손상을 입을 수 있다. 이른바 화학물질의 칵테일 효과다. 최근 과학자들은 화학물질들이 함께 기능할 수 있으며, 개개의 화학물질의 '작고 의미 없어 보이는 미량'도 축적된 효과를 낼 수 있다는 증거를 속속 발견하고 있다.[12]

『동의보감』≪잡병≫편에서도 "여러 가지 약을 사용하면 약들이 상호작용으로 견제해 약효를 제대로 낼 수 없어 병이 낫기 힘들다"고 경계하고 있다. 실력 있는 의사들은 병을 파악한 후 오직 한 가지 약물로 병을 치료했고, 그러면 약의 기운이 순수해 치유가 더욱 빨랐다고 한다.

그런 면에서 많은 약을 처방하는 의사를 실력 있다고 보기는 어려울 것 같다. 그럼에도 우리는 약보다는 질병의 공포를 더 크게 느낀다.

---

11) 마리 모니크 로뱅, 『죽음의 식탁』, 권지현 역(서울: 판미동, 2014), pp.521-522.

12) 농약의 잔류물 허용 기준치는 인체에 손상을 입히기 시작하는 최소량의 1/100 수준으로 정하고 있다. 이렇게만 놓고 본다면 인체에 해로울 것이 없어 보인다. 그런데 사과, 벼, 포도, 복숭아 등 농작물마다 다른 농약을 친다고 가정할 때, 식탁에 오르는 농약 성분은 100여 가지가 넘을 수도 있다. 독성 전문가들조차 칵테일 효과의 범위와 결과에 대해 제대로 알아내지 못하고 있다.

현대인들은 병에 걸릴지 모른다는 위기감 속에서 하루하루를 살아가고 있다. 병으로 장애가 생기거나, 심하면 죽을 수도 있다는 두려움을 느끼는 것이다.

이런 상황이니 당연히 건강 문제에 예민할 수밖에 없다. 정밀검사, 조기 검진 등 수시로 건강 상태를 확인하며 신경쇠약에 걸릴 정도로 압박을 받는다. 병원에 가면 누구나 환자라는 말은 그냥 하는 말이 아니다. 건강한 사람도 검사를 받는 순간 환자가 된다. 혈압·당·콜레스테롤 수치나 동맥경화, 체중 등의 그물망은 모든 사람을 환자로 만들 수 있도록 설계되어 있다. 한마디로 모든 사람이 환자가 되는 것이다. 건강인과 환자를 구분하는 기준이 없어진다. 제약시장은 점점 더 확장되어 우리의 일상을 잠식하고 있다.

2021년 현재, 전 세계는 코로나 바이러스 공포에 휩싸여 있다. 인류는 위기 극복을 위해 백신을 지목했다. 덕분에 백신 업체들은 천문학적인 돈을 벌고 있다. 다른 한편에서는 백신을 거부하는 사람들도 적지 않다. 2021년 8월 현재 미국 성인의 30%가 코로나 백신을 거부하고 있다. 이들은 백신의 부작용을 우려한다.

백신의 예방 효과에 대해서도 의문은 남는다. 끊임없이 등장하는 변이 바이러스에 백신은 한계가 있을 수밖에 없다. 부작용 가능성도 매우 높다. 이런 특성은 코로나 백신에만 한정된 것이 아니다. 백신의 안전성에 대한 문제 제기는 오래전부터 있었다.

백신은 면역력을 강화하는 것이 아니라 면역체계를 손상시킨다는 주장도 있다. 백신에 들어 있는 합성화학물질과 유전 물질이 독소로 작용한다는 것이다. 이 물질들은 면역체계를 약화함으로써 면역력을 떨어뜨린다는 의심을 받고 있다. 인체의 자연스러운 면역체계에 간섭하는 것은 엄청난 희생을 요구한다.

백신이 안전하다는 주장에 반한 흥미로운 제안도 나왔다. 혈관에 투입하는 백신을 그냥 마시기만 해도 돈을 주겠다는 것이다. 대체의학 운동가 조크 더블데이는 "6세 아동 권장량과 똑같은 양의 표준 백신 첨가제 혼합물을 공개적으로 마신다면 2만 달러를 내놓겠다"고 제안했다. 그러나 지금까지 어떤 학자나 제약사 회장도 이 제안에 응하지 않았다. 이것은 무엇을 의미할까?

물론 백신을 포기할 수는 없다. 그러나 백신의 긍정적인 효과만 강조할 것이 아니라, 위험성에 대한 경고도 필요하다. 독감 백신이나 자궁경부암 백신처럼 그 효과가 의심되는 경우에까지 비용을 투자할 필요는 없다고 본다.

발기부전 치료제도 위험하기는 마찬가지다. 비아그라나 시알리스를 복용하는 사람들이 미처 모르는 것이 있다. 이들 약물은 혈관 확장을 유도하기 때문에 혈관 질환자는 특히 조심해야 한다는 것이다. 혈압이 낮은 사람이 이 약물을 먹으면 갑자기 혈관이 확장되면서 심장마비에 이를 수도 있다.

타이레놀도 자주 복용하면 간에 무리를 주어 사망에 이르게 할 수 있다. 또 역류성 위염을 치료하는 프림페란Primperan은 만발성운동장애Tardive Dyskinesia13)를 유발할 수 있다. 이는 신체의 일부가 자신의 의지와 상관없이 움직이는 증상을 말한다. 이처럼 모든 의약품은 잠재적으로 신경 손상을 일으키는 부작용의 가능성이 있다.

피부 질환뿐 아니라 관절이나 염증 질환에도 쓰이고 있는 스테로이드도 매우 위험한 약이다. 아토피, 천식, 류머티즘, 만성 통증, 식욕 부진, 백혈병, 장기 이식 후의 면역 억제 등 의료 현장에서 스테로이드제는 없어서는 안 될 필수 약품이다.14) 하지만 스테로이드를 지속적으로 사용하면 심각한 부작용과 의존성을 초래할 위험이 있다. 그럼에도 대부분은 스테로이드의 위험성에 대해 알지 못한다. 전문의의 진단과 처방을 따라 스테로이드를 사용하면 전혀 위험하지 않다는 말을 거부하기도 어렵다.

보통 스테로이드를 사용하면 병증이 사라졌다 나타나기를 반복한다. 이처럼 증상이 반복되는 이유는 무엇일까? 스테로이드를 사용하면 부신副腎의 기능이 점점 떨어지게 된다. 그러면 스테로이드 생산이 줄어든다. 이런 상황에서 외부의 공급이 중단되면 증상은 급격히 악화한다. 부신의 기능이 회복되는 시간은 최소 3개월이다. 그 사이에 스테로이드 고갈 상태가 일어나 염증이 더욱 심해지는 것이다.15)

---

13) 만발성운동장애는 장기간에 걸친 항정신병제제의 복용 경과 중 또는 중단이나 감량을 계기로 나타나는 것으로, 입술이나 혀 등이 반복성 운동을 보인다.

14) 스테로이드만큼 화려한 조명 아래 탄생한 물질도 흔치 않을 것이다. 1920년대에 '물질 X'라는 이름으로 스테로이드가 처음 등장했을 때 사람들은 기적의 물질이라고 믿었다. 발견자인 에드워드 켄달(Edward C. Kendall) 등 3명은 1950년에 노벨 생리학상까지 받았다.

15) 스테로이드 자체가 독성으로 변해 증상이 더 심해진다. 몸속으로 유입된 스테로이드는 일부 소변으로 배출되기도 하지만, 일부는 체내에 축적된다. 체내에 축적된 스테로이드는 산화콜레스테롤로 변화되고, 이 산화콜레스테롤이 주변 조직

그렇다면 병원은 스테로이드의 부작용을 모르는 것일까? 물론 아닐 것이다. 일본에 '매치 펌프'match pump라는 말이 있다. '매치'match로 불을 붙이고, '펌프'pump로 불을 끈다는 의미다. 즉, 문제를 일으킨 다음 문제가 커지면 수습하는 척하면서 이득을 취하는 행위를 말한다. 우리 속담 "병 주고 약 준다"와 같다. 스테로이드에 대한 병원의 행태가 이와 비슷하지 않을까 한다.

스테로이드로 오염된 혈액은 신장과 간을 거치면서 모세혈관을 막기도 한다. 모세혈관이 막히면 신장의 기능은 급격히 떨어진다. 실제로 스테로이드 장기 사용으로 신장 기능이 떨어져 사망에 이른 경우도 있다. 최근 신장투석병원이 급격히 늘어난 것도 스테로이드와 같은 약을 지나치게 많이 사용한 결과가 아닌가 한다.

약의 효능에서 가장 중요한 것은 안전성이다. 현대 의료의 문제는 안전성보다는 효능만 강조하는 데서 출발한다. 생명과 건강에 대한 책임은 자기 자신에게 있다. 어느 누구도 대신 책임져주지 않는다. 전문가라고 해서 생명까지 맡겨놓을 필요는 없다.

을 산화시켜 스테로이드 연고를 발랐던 부위에서 선을 그린 것처럼 발진이 올라온다.

신장에 좋은 단방 10선選16)

약재	효능 및 활용방법
토사자(兔絲子)	술에 담갔다 쪄 약에 넣는다.
오미자(五味子)	환으로 먹거나 달여 먹으면 신장을 따뜻하게 한다.
숙지황(熟地黃)	신장의 정(精)을 보해준다.
백자인(柏子仁)	환으로 먹거나 약에 넣어 먹으면 신장을 따뜻하게 한다.
두충(杜沖)	달여 먹으면 허리와 다리가 차고 아픈 것을 치료한다.
산수유(山茱萸)	환으로 먹거나 달여 먹으면 신장을 보하고 정을 더해준다.
복분자(覆盆子)	신장을 보하고 신을 따뜻하게 한다.
녹용(鹿茸)	허리와 신이 허하고 찬 것을 치료한다.
밤[栗]	신병에 반드시 먹어야 한다. 잿불에 구워 매일 먹는 것이 좋다.
검정콩[黑豆]	소금을 넣어 달이면 신을 보할 수 있다. 매일 먹는 것이 좋다.

---

16) 스테로이드는 혈액을 타고 돌아다닌다. 그러다 신장에서는 스테로이드와 같은 독소들을 정화하는 과정에서 신장 자신이 오염된다. 스테로이드를 과다하게 사용할 경우 신장 기능이 떨어져 사망할 수도 있다. 이에 신장 기능을 향상시키는 데 도움이 되는 단방을 소개한다.

04
자연의 물질에는 생명력이 있다

"우리나라에서는 약재가 많이 산출되지만, 사람들이 제대로 알지 못하니 종류별로 나누고 우리나라에서 부르는 명칭을 병기해 백성들이 쉽게 알 수 있도록 하라."

我國鄕藥多産, 而人不能知爾. 宜分類並書鄕名, 使民易知(『東醫寶鑑』 ≪內景≫篇 卷1 東醫寶鑑序).

　　　　　　　　　　선조는 우리 땅에서 나오는 향약鄕藥에 주목했다. 우리나라 약재가 좋다는 것은 오래전부터 익히 알려진 사실이다.[17] 한반도는 백두산에서 발흥해 백두대간을 따라 지세를 형성하고 있으며, 남북으로 길게 뻗은 뒤 바다에 맞닿아 기운이 모여 있다. 반면 큰 평원으로 되어 있는 중국은 기의 밀도가 낮다.

　서울대 이충웅 교수전기공학부는 "전선이 끊어진 끝단의 전압이 제일 높은데, 끊어진 부분이 뾰족할수록 끝단에서 나오는 전계가 강해진

---

[17] 삼국시대 때 백제는 채약사라는 직책을 두어 약재를 관리하고, 신라에서는 의학이란 기관을 세워 본초(本草)에 대해 연구했다고 한다.

다"면서, 한반도의 기가 매우 강한 것은 전기 스파크가 끝부분의 뾰족한 곳에서 일어나는 것과 같은 이치라고 말한다.[18] 그래서인지 이 땅에서 나는 식물이나 동물도 기운이 강하다. 우리나라에서 나는 약재 중 강한 약성으로 유명한 것이 산삼이다. 다른 나라에도 산삼이 있지만, 우리 땅에서 나는 것과 같은 약성을 가진 산삼은 없다.[19]

한편 선조가 말한 향약은 약재만을 의미하지 않는다. 『동의보감』을 보면 식품과 약재에 대한 구분이 없다. 병을 고치고 건강에 도움이 된다면 그것이 곧 약이라는 것이다. 특히 단방을 보면 주변에서 흔히 구할 수 있는 식품들이 가진 약성을 소개하고 있다. 식품이든 약재든 상관없는 것이다. 『동의보감』≪잡병≫편에서도 '식약동원'食藥療病, 곧 음식과 약으로 병을 치료한다고 했다.

오늘날에도 병원이나 한의원에서 약을 처방받더라도 각종 건강보조식품을 함께 먹는 경우가 대부분이다. 비타민, 미네랄, 식이섬유, 단백질, 필수지방산, 프로바이오틱스 등 헤아릴 수 없이 많은 건강보조식품이 있다. 토마토, 시금치, 적포도주, 견과류, 브로콜리, 귀리, 연어, 마늘, 녹차, 블루베리 등 건강에 좋은 식품도 많이 있다.

---

18) 이충웅, 『한반도에 기가 모이고 있다』(서울: 집문당, 1997), p.59.
19) 인삼조차도 이미 삼국시대 때부터 그 뛰어난 효과가 알려져 있었다. 중국이나 일본에선 조선 인삼을 최고 인기 상품으로 취급했다. 일본에서는 5배 폭등한 가격에 거래되었을 정도라고 한다. 심지어 일본은 조선 인삼 무역에만 사용되는 순도 높은 은화를 만들었는데, 조선은 일본에서 유입된 이 은화를 청나라와의 교역에서 활용했다. 그러면서 조선-중국-일본 3국의 교역이 활발해졌는데, 이를 '진생 로드'(인삼길)라고 부른다.

가장 손쉽게 접할 수 있는 것이 비타민과 미네랄이다. 개인에 따라 비타민을 비롯한 건강보조식품을 서너 가지 이상 섭취하는 경우도 적지 않다. 그렇다면 어떤 것을 먹어야 하고, 어떤 것을 먹지 말아야 할까? 미국 상원 영양문제특별위원회의 보고서가 답이 될 수 있다.[20] 이 자료는 비타민과 미네랄을 함유한 야채와 해조류, 그것도 가공도가 낮은 것을 많이 먹고, 설탕 섭취량을 줄일 것을 강조하고 있다.

현대인이 비타민을 갈구하게 된 것은 자연에서 멀어졌기 때문이다. 인간이 자연에서 살며, 자연의 섭리에 따라 영양소를 섭취했을 때는, 비타민의 존재를 알 필요도 없었다. 인간이 자연식품을 멀리하기 시작하면서 비타민 결핍 문제가 발생한 것이다.

흥미로운 것은 자연식품을 먹지 않아 생긴 문제의 해결책을 인공 물질에서 찾고 있다는 사실이다. 자연식품을 먹는 것만으로 문제를 해결할 수 있음에도, 인간은 인공적으로 대응하는 습관을 버리지 못하고 있다.

비타민 결핍의 해결책은 다른 곳에 있지 않다. 자연에서 가져오기만 하면 된다. 비타민 효과를 얻고 싶다면 신선한 식품을 먹으면 된다. 합성식품, 알약, 음료를 찾는 한 비타민 문제는 해결할 수 없다.

합성비타민은 공장에서 생산된다. 생산 초기에는 자연에서 추출하는 방법이 이용되었으나, 비용 문제로 현재는 화학 처리법을 이용하고 있다. 베타카로틴비타민A 전구체은 대장균의 유전자를 조작해 생산한

---

[20] 이 위원회는 저명한 학자 270명을 동원해 2년간 실시한 '식생활이 건강에 미치는 영향'에 대한 조사에서, 「잘못된 식생활이 성인병을 만든다」라는 제목의 5천여 쪽에 달하는 보고서를 내놓은 바 있다.

다. 화장품에 많이 사용되는 비오틴비타민B7도 합성물질이다. 비타민 12는 유전자 변형 방법으로 생산한다. 지구인에게 가장 사랑받는 비타민C도 마찬가지다. 그렇다면 이렇게 만든 비타민C의 효과는 어떨까? 단기적으로는 긍정적으로 보일 수 있지만 장기적으로는 매우 부정적이라고 한다.

경북의대 이덕희 교수가 검증한 결과, 당뇨병이 있는 사람이 비타민C를 10년 이상 섭취한 경우 그렇지 않은 사람에 비해 심장병이나 뇌졸중으로 사망할 위험이 2~3배 정도 증가했다고 한다. 심장병이나 뇌졸중은 대표적인 당뇨 합병증이다. 비타민C를 복용하면 당뇨 합병증을 예방할 수 있다는 이전의 연구 내용과 전혀 다른 결과였다.[21] 그러나 음식으로 먹은 비타민C는 전혀 문제가 없었다는 것이다. 또 당뇨병이 없는 사람들은 먹든 안 먹든 별 차이가 없었다고 한다.

비타민이 아닌 것이 비타민으로 판매되는 일도 있다. 비타민D는 비타민이 아니라 스테로이드 호르몬이다. 영국 킹스칼리지 팀 스펙터 Tim Spector 교수유전역학는 "비타민D는 비타민이 아니라 스테로이드 호르몬D라고 불러야 정확하다"[22]고 말한다. 그도 처음에는 비타민D가 골다공증뿐 아니라 자가면역질환, 심장병, 우울증, 암 등을 예방하는 것으로 생각했지만, 지금은 달라졌다. 비타민D는 효과가 없으며,

---

21) 이덕희, 『호메시스』(서울: 엠아디, 2015), pp.178-179.
22) 팀 스펙터 교수는 900편이 넘는 과학논문을 발표하고, 구글에서 가장 많이 인용되는 과학자 120인 중 한 명으로 선정될 정도로 권위 있는 학자다. 25년간 비타민D를 연구했고, 비타민D를 주제로 쓴 학술논문만 20개가 넘는다.

득보다 실이 더 크다. 지금까지의 연구에서도 비타민D의 효능은 검증되지 못했다. 비타민D가 뼈에 좋다는 주장조차 입증되지 않았다.[23]

미국 캘리포니아 의학대학원 교수를 역임한 린칭순 박사 역시, "비타민D는 스테로이드 호르몬에 속한다. 스테로이드 호르몬은 양날의 검이라는 특성을 지니고 있다"[24]고 지적한다. 그러므로 스테로이드 호르몬을 사용할 때는 반드시 위험요인을 신중히 검토해야 한다.

비타민D는 스테로이드 호르몬으로, 체내에 축적되어 인체의 생체반응을 교란시킬 수 있는 위험한 물질이다. 합성비타민D로 인한 문제는 이미 1950년 영국에서 밝혀냈다. 동독에서는 합성비타민D를 아이들에게 공급했는데, 훗날 이들은 석회질화에 시달리게 되었다. 독일 연방위해평가원은, 임신 중 비타민D 과다 복용은 태아의 정신적·신체적 장애와 심장 이상, 눈 손상을 야기할 수 있으니 복용해서는 안 된다고 경고하고 있다.

합성비타민의 효과는 어떨까? 합성비타민이 우리 몸으로 들어오면 인체는 독소의 침투로 인식할 수 있다. 화학물질은 체내의 자연물질과 상호결합하지 못하기 때문이다. 실제로 합성비타민이 사망률을 높인다는 연구 결과도 있다. 2007년 ≪미국의학협회저널≫에 흥미로

---

23) 팀 스펙터, 『지금 먹는 음식에 엉터리 과학이 숨겨져 있습니다』, 박지웅 역(서울: 시그마북스, 2021), pp.77-82. 전 세계 23개 집단에서 50만 명을 대상으로 조사한 결과, 혈중 비타민D 농도는 유전자의 영향을 받는다는 결론이 나왔다. 2019년 미국인 2만 5천 명을 대상으로 한 대규모 실험에서도 비타민가 심장병이나 암을 예방한다는 증거는 찾을 수 없었다.

24) 린칭순, 『식사에도 과학이 필요해』, 양성희 역(서울: 원더박스, 2021), pp.127-130.

운 논문이 실렸다. 비타민 관련 논문들을 메타분석한 결과, 합성비타민이 별 도움이 안 되거나 오히려 사망률을 높인다는 내용이었다.[25]

왜 이런 결과가 나왔을까? 동국대 일산병원 오상우 박사의 분석을 정리하면 다음과 같다.

첫째, 인공적으로 합성한 비타민은 자연에서 멀어진 것이다. 천연식품의 형태로 복용하는 비타민은 도움이 되겠지만, 특정 성분만을 화학적으로 만든 것은 인체에 맞지 않다.

둘째, 과다한 항산화는 우리 몸의 정상적인 기능까지 억제할 수 있다. 활성산소가 우리 몸에 악영향을 주는 것은 사실이지만, 우리 몸을 지켜주는 역할도 한다. 활성산소를 없앤다는 합성비타민이 오히려 면역 기능을 떨어뜨릴 수 있다는 것이다.

그렇다면 어떤 비타민을 먹어야 할까? 대원칙은 자연에 있다. 자연이 만든 것은 먹어도 된다. 천연의 음식물을 먹고, 인공적으로 만든 비타민은 피하는 것이 좋다. 현대인이 비타민을 갈구하게 된 것은 자연에서 멀어졌기 때문이다. 인간이 자연식품을 멀리하면서 비타민 결핍 문제가 발생한 것이다.

자연의 식품을 통해 비타민을 섭취해야 하는 이유는 더 있다. 비타민은 다른 생체 요소와의 상호작용을 통해 흡수되는데, 합성비타민은 생체 요소와 어떤 작용을 일으키는지 알지 못한다.

---

25) 2009년 같은 저널에 실린 한 논문은, 심혈관질환이 있는 사람들을 대상으로 엽산과 비타민B12를 복용하게 했더니 암 발생은 21%, 전체 사망위험은 18%가 늘어났다고 보고했다.

예나대학 게르하르트 교수식품영양학과는 "인체에 영향을 미치는 물질이 식물에만 1만여 개가 있다. 문제는 이들이 어떤 상호작용으로 영양소로 흡수되는지 전혀 밝혀내지 못했다는 것이다. 당분간은 상상도 할 수 없는 일이다"[26]라고 말한다.

하나의 물질만 흡수될 경우 인체에 악영향을 미칠 가능성도 있다. 합성비타민은 고립된 물질이며, 이것이 유입되면 인체는 이를 독소로 인식할 수 있다. 화학물질은 체내의 자연 물질과 상호결합하지 못하기 때문이다. 가장 좋은 비타민 섭취 방법은 전체 음식물 그대로를 먹는 것이다. 음식물 전체가 유입되기 때문에, 단일 물질로 구성된 합성비타민과 달리 인체에서 이를 독소로 인식하지 않는다.

26) 한스 울리히 그림 외, 『비타민 쇼크』, 도현정 역(서울: 21세기북스, 2005), p.31.

기氣의 운행을 도와주는 단방 10선選

약재	효능 및 활용방법
인삼(人參)	오장의 기가 부족한 것을 보한다. 또 기가 약한 것, 숨이 짧은 것, 기가 허한 것을 치료한다.
목향(木香)	명치에 생긴 모든 기병을 치료한다. 뱃속의 기병에 쓰면 기를 잘 돌게 한다.
편자강황 (片子薑黃)	냉기로 찌르는 듯 아픈 것을 치료한다. 가루 내 먹거나 달여 먹으면 좋다.
황기(黃芪)	위기(衛氣)를 든든하게 하고 피부를 충실하게 한다. 내외·삼초의 기를 보한다.
나팔꽃 씨 [牽牛子]	모든 기가 막힌 것을 내려준다. 가루 내 먹거나 환으로 먹어도 좋다.
침향(沈香)	진기(眞氣)를 오르내리게 한다. 기를 길러주어 위로는 머리에 닿게 하고 아래로는 발바닥에 닿게 한다.
오약(烏藥)	침향과 함께 갈아 끓인 물에 타 먹으면 가슴과 배의 냉기를 치료하는 데 매우 좋다.
후박(厚朴)	오장의 모든 기병에 주로 쓴다. 달여 먹는 것이 좋다.
가자피 (訶子皮)	모든 기병을 치료한다. 기가 허한 사람은 천천히 조금씩 먹어야 한다. 달여 먹거나 가루 내 먹어도 좋다.
파의 흰 밑 [蔥白]	위아래의 양기를 통하게 한다. 푸른 부분을 떼어내고 흰 부분만 뿌리가 달려 있는 채로 달여 먹는다.

05
혈압은 몸이 결정한다

"위로 올라가는 기氣가 부족해 아래로만 돌면 위胃와 장腸은 충실
하지만 심폐는 허虛하게 된다. 심폐가 허하면, 기혈이 아래에서
오래 머무르고 때가 되어도 올라가지 못하므로 잘 잊어버리는
증상이 생긴다."

上氣不足, 下氣有餘, 腸胃實而心肺虛, 虛則榮衛留於下, 久之不以時上, 故善
忘也(『東醫寶鑑』≪內景≫篇 卷1 神).

이 말은 기혈氣血이 위로 올라가지 못하
면 건망증이나 치매가 생긴다는 것이다. 그렇다면 반대로, 기혈을 위
로 보내면 건망증이나 치매를 이겨낼 수 있지 않을까? 기혈이 위로 올
라가면 혈액도 올라간다. 혈액이 몰려들면 혈압은 올라갈 수밖에 없
다. 그래서일까? 의학계도 꽤 오랫동안 고혈압이 건강에 좋다고 믿었
다. 혈액이 활기차게 흐르고 있음을 의미한다고 보았기 때문이다.

물론 오늘날 고혈압에 대해 긍정적으로 말하는 사람은 아무도 없
다. 오히려 고혈압이 심근경색이나 뇌졸중 위험을 심각하게 높일 수

있다고 우려한다.

그렇다면 고혈압의 기준은 무엇일까? 2017년 말 미국심장학회는 고혈압 진단 기준을 수축기 혈압 140mmHg, 이완기 혈압 90mmHg 이상에서 각각 130mmHg, 80mmHg 이상으로 조정했다. 이 기준은 과거에 비해 정상혈압의 범위가 굉장히 좁아진 것이다.[27] 아래 도표는 일본의 상황인데, 한국도 별반 다르지 않다. 고혈압의 기준치는 180 → 140 → 130으로 점점 내려가고, 그때마다 환자는 늘어난다는 것을 알 수 있다.

고혈압 기준치의 변천과 환자 수의 증가[28]

연도	고혈압 기준치(mmHg)	환자 수(명)
1987	180/100	230만
2004	140/90	1,600만
2008	130/85	3,700만
2011	130/85	5,500만

---

27) 1987년 180/100mmHg에서 점점 낮아져 2004년에는 140/90mmHg, 2017년 이후에는 130/80mmHg까지 거론되는 상황이다. 정상혈압 범위를 좁게 만들면 훨씬 더 많은 사람이 환자가 될 수밖에 없다. 실제로 기준을 바꾼 후 45세 이하의 사람들 중 고혈압 환자가 남성은 3배, 여성은 2배로 늘어났다. 65세 이상은 거의 전부 고혈압 환자가 될 수 있다.

28) 마쓰모토 미쓰마사, 『고혈압은 병이 아니다』, 서승철 역(서울: 에디터, 2015), p.24.

국내 고혈압 기준(단위: mmHg)

구분	수축기	이완기
정상혈압	120 미만	80 미만
상승혈압	120~129	80 미만
1단계 고혈압	130~139	80~89
2단계 고혈압	140 이상	90 이상

　한국도 이런 상황에서 자유롭지 못하다. 국내에서는 수축기 정상 혈압 기준을 120mmHg 미만까지로 하고 있어, 일본에 비해서도 좁은 범위를 유지하고 있다. 120~129mmHg 정도의 혈압도 상승혈압이라는 이름으로 경고하고 있다. 이런 기준이라면 일단 혈압을 측정하는 순간 환자가 될 수밖에 없다.

　또 정상혈압인 사람에게도 혈압약을 권하는 것이 현실이다. 치료 후 정상으로 돌아와도 약은 중단시키지 않는다. 만약을 위해 복용하라는 것이다. 혈압 상승의 근본원인에 대해서는 전혀 관심이 없다. 그저 끊임없이 혈압을 억누르는 약만 먹게 한다. 일단 혈압약을 먹기 시작하면 그때부터 평생 복용해야 한다.

　문제는 혈압약의 효능이다. 혈압약으로 고혈압을 치료했다는 사례는 없다. 혈압을 낮추어 사망률 또는 심장병이나 뇌졸중 같은 질환이 감소했음을 입증하는 자료도 없다. 반면 부작용은 적잖게 보고되고 있다. 일본 도카이대학 오구시 요이치 교수의학부의 연구에 따르면, 혈압약을 먹는 사람이 그렇지 않은 사람에 비해 뇌경색 발생률이 2배나 높

다고 한다. 29)

　40년 동안 10만 명 이상의 환자를 진찰한 의사 마쓰모토 미쓰마사는, 고혈압은 병이 아니며 나이별로 정상혈압이 다르다고 말한다. "고혈압은 병이 아니므로, 약을 버리고 생활습관을 고쳐야 한다. 약으로 혈압을 떨어뜨리는 것은 위험한 행위이며, 뇌경색은 혈압약을 처방한 의사가 만드는 것이다. 고령자의 경우에 160~180mmHg 정도는 괜찮다"는 것이 그의 주장이다.

　실제로 나이별 혈압수치라는 것이 있지만 대부분은 이런 것이 있는지조차 모른다. 이 기준에 의하면, 70대의 경우 170mmHg까지는 정상혈압으로 볼 수 있다. 20대 건강한 사람을 기준으로 모든 사람을 판단하는 데는 무리가 있는 것이다.

　유럽지침서의 140/90mmHg라는 기준30)에 문제가 있다는 것은 노르웨이 국민의 사례에서도 드러나고 있다. 그 기준대로라면 노르웨이인 76%가 심혈관계질환 환자일 가능성이 높다. 31) 하지만 노르웨이는 평균 수명 78.9세의 장수국가다. 이런 현실에서 노르웨이 인구 중 3/4이 심혈관계질환 환자라는 것은 결국 기준이 잘못되었다는 것을 의미한다.

---

29) 1999~2007년 후쿠시마현 고리야마시에 사는 남녀 4만 명의 건강검진 데이터를 비교 조사한 결과다.
30) 혈압 140/90mmHg, 콜레스테롤 수치 1리터당 5밀리몰이 넘으면 심혈관계에 문제가 있는 것으로 간주한다.
31) 노르웨이 트뢴델라그(Trøndelag) 북부 지역 거주민 중 20~79세의 성인 6만 2천 명을 대상으로 동맥 혈압과 콜레스테롤 수치를 조사했고, 조사 기간은 1995년부터 1997년까지였다.

유럽지침서의 기준에 의하면 거의 모든 사람이 잠재적 환자다. 그렇다면 왜 이런 일이 생겼을까? 제약업체의 마케팅이 주된 원인이다. 공포심을 유발하는 것은 제약업체로서 매우 효과적인 전략이다. 사람들이 건강에 대해 겁을 먹고 걱정하는 것, 그것이 바로 제약업체가 원하는 것이다.

제약업체는 뇌출혈 공포도 끊임없이 주입한다. 뇌출혈 방지를 위해서는 쉼 없이 혈압약을 먹어야 한다고 압박한다. 하지만 현실은 전혀 다른 양상을 보인다. 일본의 경우 뇌혈관이 터지는 뇌출혈은 10%에 불과하고, 혈관이 막히는 뇌경색이 84%에 달했다. 혈압약으로 혈류가 약해짐으로서 뇌경색으로 진행되는 일이 많아진 것이다.

특히 조심해야 할 약물이 아스피린이다. 심장마비와 뇌졸중을 우려하는 사람들이 애용하는 아스피린은 혈전을 녹여주는 역할을 한다. 그런데 실제 연구에 의하면 아스피린이 별다른 효과는 없으면서 부작용은 많다고 한다.[32]

아스피린의 가장 큰 부작용은 그것이 혈관까지 녹인다는 데 있다. 혈관이 손상되면 혈액이 흘러나오는데, 처음에는 멍이 생기고, 그다음에는 출혈이 시작된다. 그리고 위궤양이 발생하거나 뇌혈관이 파열된다.[33] 고혈압으로 아스피린을 지속적으로 먹는다면 뇌출혈의 위험이

---

[32] 미국 보건복지부 국립노화연구소(NIA)가 19,000명 이상의 건강한 노인을 대상으로 진행한 임상실험에서도 아스피린은 수명을 연장하거나 심장병, 신체 장애, 치매 또는 뇌졸중을 예방하는 데 도움이 되지 않는 것으로 나타났다.

[33] 셰인 엘리슨, 『셰인 박사의 영양 혁명』, 안진환 역(서울: 동도원, 2021), pp. 111-124.

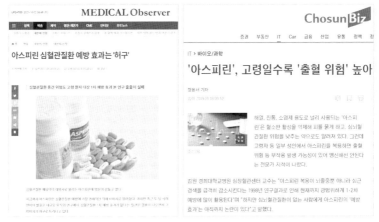

MEDICAL Observer

아스피린 심혈관질환 예방 효과는 '허구'

ChosunBiz

IT > 바이오/과학

'아스피린', 고령일수록 '출혈 위험' 높아

● 아스피린의 위험성을 알리는 연구 결과가 계속해서 나오고 있지만 일반인들은 아직 그 사실을 잘 모른다.

훨씬 높아질 수 있는 것이다. 아스피린을 먹은 뒤 멍이 잘 든다면 이를 의심해볼 필요가 있다.[34] 그렇다면 아스피린을 아예 먹지 말라는 것인가? 그렇지는 않다. 응급상황에서나 단기적인 복용은 필요하다. 다만 예방 차원에서 장기적으로 먹는 것은 위험하다.

아스피린을 대체할 수 있는 천연식품은 맥주효모다. 맥주효모에 들어 있는 엽산은 동맥을 파괴하는 호모시스테인homocysteine[35]을 중

---

34) 2018년 옥스퍼드대학교 피터 로스웰 교수 팀의 연구 결과, 아스피린이 심장 질환이나 암에는 효과가 전혀 없는 반면, 심각한 위궤양 합병증을 일으킬 위험이 있음이 밝혀졌다.

35) 호모시스테인은 우리 몸의 대사 과정에서 만들어지는데, 과다하게 생성될 경우 혈관 내벽을 손상시켜 혈관을 얇게 만든다.

화하는 역할을 한다. 엽산은 시금치나 잎채소 등에도 들어 있는데, 이 엽산을 풍부하게 갖고 있는 것이 맥주효모다. 맥주효모는 가격도 저렴하고 맛도 좋다. 아세로라 분말과 맥주효모를 물에 타 마시기만 해도 혈관 관리는 충분하다. 아울러 콜레스테롤 수치도 조절된다.

그런데 최근 들어 콜레스테롤이 혈압과는 무관하다는 견해가 줄을 잇고 있다. 2018년 세계 여러 나라의 심장전문의 17명이 '혈중 콜레스테롤 수치가 높은 것과 동맥경화 사이에는 아무런 연관이 없다'는 연구 결과를 발표해 세계를 놀라게 했다. 이 연구 결과는 무려 130만 명에 달하는 임상 대상자에 관한 자료를 종합한 것이었다.[36] 흥미로운 것은 콜레스테롤 수치가 낮은 사람들에게서 감염 질환과 암 발생률이 현저히 높게 나타나고, 콜레스테롤 수치가 높은 노인들이 오래 산다는 사실도 밝혀졌다는 점이다.

2013년 미국심장협회와 미국심장학회는, 식품에 함유된 콜레스테롤과 음식 섭취 후의 체내 콜레스테롤은 관계가 없다는 결론을 내렸다. 2015년 미국 농무부도 「미국 식생활 가이드(2015~2020)」에서 콜레스테롤은 위험한 영양소가 아니라는 점을 분명히 했다.

이전에 발표한 「미국 식생활 가이드」에서는 일일 콜레스테롤 섭취량을 300mg 이하로 권고했다. 그러나 이번 2015년 식생활 가이드 자문위원회는 이 권고를 유지하지 않았다. 이미 여러 연구를 통해 식품

---

36) 미국, 영국, 아일랜드, 이탈리아, 스웨덴, 프랑스, 일본의 심장전문의 17명이 수행한 이 연구는 과학전문지 ≪임상약리학 전문가 리뷰≫(Expert Review of Clinical Pharmacology)에 실렸다.

중 콜레스테롤과 혈중 콜레스테롤의 관계가 명확하지 않다는 사실이 밝혀졌기 때문이다. 이는 미국심장협회와 미국심장학회의 공동 조사 연구 결론과 같다. 콜레스테롤은 과잉섭취 시 주의를 요하는 영양소가 아니다.

하지만 여전히 국내에서는 콜레스테롤 수치를 중시한다. 수치가 높으면 주로 스타틴이라는 약이 처방되는데, 이는 콜레스테롤 수치 저하가 목표다. 그런데 스타틴은 혈액 속 콜레스테롤 수치를 저하시키는 것이 아니라 간의 콜레스테롤 생성을 막는다. 콜레스테롤의 80%는 간에서 생성되며, 음식에서 얻는 것은 20%에 불과하다.

더 큰 문제는 스타틴이 여러 부작용을 유발한다는 점이다.[37] 미국 치료선도협회[38]는 스타틴계 약물에 관한 총 다섯 건의 연구 결과를 분석한 후, 다음과 같은 질문을 던졌다.

"심각한 부작용이 발생할 수 있는 값비싼 약물이 있는데, 3년에서 5년 동안 복용하면 심혈관계질환 발생 확률을 1.4% 줄일 수 있다. 당신

---

[37] 첫 번째 문제는 신경이 손상될 우려가 있다는 점이다. 스타틴 사용자는 그렇지 않은 사람에 비해 신경 손상 가능성이 무려 26배나 높고, 장기 사용 시 암 발생과 심장마비의 위험성을 높일 가능성이 있다. 두 번째 문제는 코엔자임Q10과 돌리콜(dolichol) 생성을 억제한다는 점이다. 코엔자임Q10은 자동차 엔진에서의 점화 플러그 역할을 인체에서 하는데, 이것이 없으면 우리 몸의 세포는 제 기능을 하지 못한다. 또 돌리콜은 간에서 만든 단백질이 이동하는 것을 돕는 역할을 하는데, 스타틴이 이 돌리콜을 제어하면 우리 몸의 대사 과정은 혼란에 빠진다. 무엇보다 스타틴의 문제는 효과가 없다는 데 있다. 심장마비나 뇌졸중 예방에 대한 스타틴의 효능은 과학적으로 입증된 바가 없다.

[38] 의사와 약사를 대상으로 처방 약에 대한 정보를 제공하기 위해 설립된 단체다.

이라면 이 약물을 복용하겠는가?"[39]

아울러 포화지방에 관한 상식도 따져볼 필요가 있다. 삼겹살 등에 많이 포함된 포화지방이 혈관질환의 원인이라고 많이 알려져 있다. 하지만 현실은 전혀 다르다. 2017년 영국 의학지 ≪랜싯≫Lancet에는, 지방과 심근경색이나 심혈관질환에 따른 사망률 사이에 유의미한 관계가 없으며, 따라서 식단 권장 지침을 재고할 필요가 있다는 내용이 실렸다. 2010년에도 18개국의 약 100만 명을 조사한 결과, 포화지방 섭취량을 줄이면 심장병 위험이 줄어든다는 사실에 대한 명확한 증거가 전혀 없다는 논문이 발표되었다.[40]

부작용을 피할 수 있는 혈압약은 없다. 고혈압을 치료하는 약도 없다. 고혈압약 가운데 가장 많이 쓰이는 칼슘길항제도 치료제는 아니다. 말초혈관을 확장해 혈압을 떨어뜨리는 역할만 할 뿐이다. 오히려 칼슘의 통로를 막아 암 발생 위험을 높이고, 심부전증을 일으킬 수 있다.

또 혈압약은 모세혈관으로 혈액이 흐르는 것을 방해한다. 혈압약을 5년 이상 복용했다면 모세혈관이 상당히 손상되었다고 봐야 한다. 신장의 모세혈관이 손상되면 신부전증과 당뇨가 발생할 수 있다. 사실 나이가 들어갈수록 혈액 양은 줄어든다. 신체 기관들도 피를 덜 공급

---

39) 스티븐 시나트라, 조니 보든, 『콜레스테롤 수치에 속지 마라』, 제효영 역(서울: 예문아카이브, 2017), p.238.

40) 이 논문들은 미국의 ≪미국임상영양학회지≫(American Journal of Clinical Nutrition)와 「내과연보」(Annals of Internal Medicine)에 실렸다.

134 _ 법칙 3 자연에서 벗어난 약은 위험하다

받게 된다. 40세가 넘으면 신장으로 가는 혈액 양은 해마다 평균 1%씩 줄어든다고 한다. 이런 상황에서 모세혈관까지 막히면 신장의 기능은 급속도로 떨어지고, 이는 곧 신부전증과 당뇨로 이어질 수 있다.

망막의 모세혈관이 막히면 시력을 잃으며, 손발의 모세혈관이 막히면 수족냉증, 장 점막

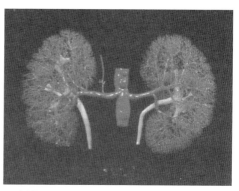

● 신장은 모세혈관 덩어리로 구성되었다고 보면 된다. 따라서 모세혈관에 어혈이 쌓이면 신장의 기능은 떨어질 수밖에 없다.

의 모세혈관에 문제가 생기면 영양결핍증, 심장 모세혈관에 문제가 생기면 협심증이 온다. 이쯤 되면 고혈압이 문제인지, 고혈압약이 문제인지 구분이 어려워진다.

혈압은 고정값이 아니다. 신체 부위마다, 그리고 시간대에 따라 모두 다르다. 좌우가 다를 뿐 아니라, 측정하는 부위에 따라 다르게 나타난다. 어딘가에 손상이 있다면 그곳의 혈압이 더 높을 수밖에 없다. 손과 발, 또는 뇌 쪽의 모세혈관이 좁아져 있다면 혈압은 더 높아질 수밖에 없다.

심장에서 내보내는 혈액은 혈관을 거쳐 세포 단위까지 전해진다. 이 혈관은 시작점에서는 굵지만 말단으로 갈수록 가늘어진다. 심장과 이어지는 대동맥의 지름은 25㎜ 정도인데, 팔다리로 가면 8㎜ 정도가 된다. 또 동맥이 여러 가닥으로 분기하면서 3㎜ 정도로 좁아지다

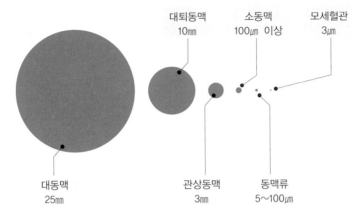

대퇴동맥
10mm

소동맥
100㎛ 이상

모세혈관
3㎛

대동맥
25mm

관상동맥
3mm

동맥류
5~100㎛

● 모세혈관처럼 가느다란 혈관에 어혈이 쌓이면 혈액이 잘 흐르지 못해 혈
압이 높아진다.

100㎛0.1mm까지 이른다. 그리고 모세혈관에 다다르면 3㎛0.003mm까지
좁아진다. 현미경이 발달하기 전까지는 모세혈관의 존재조차 몰랐다.
이 모세혈관에 어혈이 쌓이면 혈액이 잘 흐르지 않는다. 따라서 혈관
에서 압력이 발생할 수밖에 없다.

혈압은 시간대에 따라서도 달라진다. 활동 시간대인 낮에는 높아
지고, 활동이 없는 밤에는 낮아진다. 신체의 간단한 변화에도 상승과
하락을 반복한다. 갑작스런 혈압 변화는 지금 이 순간에도 반복된다.
하루에도 30~50mmHg 이상 오르내린다.

또 나이에 따라서도 달라진다. 나이가 들어감에 따라 혈관도 노화
한다. 그러면 혈압도 높아질 수밖에 없다. 노인의 혈압을 젊은이의 혈

압을 기준으로 판단하는 것은 이치에 맞지 않다. 모든 사람에게 적용되는 혈압은 없다. 태생적으로 혈압이 높거나 낮게 태어나는 사람도 있다. 혈압이 높으면 높은 대로, 낮으면 낮은 대로 유지하면서 식생활로 관리하면 된다. 혈압이 높은 경우는 고단백 고칼로리 음식을 줄이고, 야채와 발효식품을 좀 더 많이 먹으면 된다. 저혈압은 위장 기능을 좋게 하는 음식을 기본으로 고칼로리 음식을 먹으면 된다.

혈압은 몸이 스스로 결정한다. 그럼에도 혈압을 강제로 내리면 어떻게 될까? 혈액이 인체 곳곳으로 원활하게 공급되지 못할 것이다. 그렇게 되면 손끝과 발끝이 저리고, 두통이 올 수 있다. 가장 심각한 위험은 치매다. 혈압약을 먹어 압력을 낮추면 뇌로 가는 혈류가 감소할 수밖에 없다. 그렇게 되면 산소와 영양의 공급이 부족해지고, 노폐물이 쌓이게 된다. 이런 경우 뇌세포가 퇴화한다. 그리고 정도에 따라 건망증, 인지장애, 치매로 진행한다.

뇌에 혈류 장애가 생기면, 뇌신경의 25%가 모여 있는 대뇌피질이 얇아진다. 이는 산소와 영양분을 공급받지 못해 세포가 쪼그라들었기 때문이다. 감각, 운동기능, 인지, 기억, 의식 등을 관장하는 이 대뇌피질이 약화되면 이어 치매가 진행된다.

결국 개인이 선택할 문제인 듯하다. 뇌출혈이 두렵다면 약을 먹고, 모세혈관이 막혀 발생하는 수많은 부작용, 특히 치매를 감수하고 싶지 않다면 약을 중단하는 것이 현명할 것이다. 물론 극단적인 선택이 필요한 것은 아니다. 혈압을 높이는 여러 원인을 해소하는 식단을 짜고 건강식품을 잘 활용하면, 혈압을 근본적으로 관리할 수 있다.

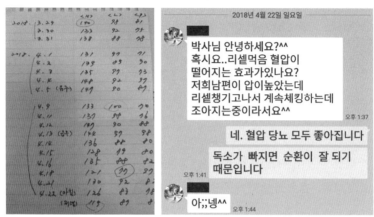

● 자미원 리셋 Q1을 먹으면서 체크한 한 달간의 혈압 리스트.

혈관질환, 암, 당뇨병의 주원인은 독소다. 해결책은 독소의 청소에 있다. 체질적인 것도 아니고, 값비싼 의료비를 지출할 필요도 없다. 비용을 전혀 들이지 않고도 예방이 가능하며, 현재 진행 중이더라도 멈추거나 되돌릴 수 있다. 답은 음식에 있다. 특히 청국장이나 된장 같은 전통발효식품이 독소 해독에 위력을 발휘한다.

실제 장 속의 독소를 제거하는 것만으로도 혈압이 조절된 사례가 있다. 아이가 아토피 때문에 청국장이 주성분인 자미원 리셋Q1을 먹고 있었는데, 이를 아이 아버지도 함께 먹었다고 한다. 그런데 불과 한 달 만에 혈압이 낮아지기 시작했고, 약을 먹지 않아도 정상치를 유지할 수 있었다는 것이다. 청국장을 통해 몸속의 독소 배출이 원활해지면서 혈액순환을 방해하던 독소들이 배출되고, 나아가 혈액이 맑아지고 순환이 잘 되어 자연스럽게 혈압이 내려간 것으로 보인다.

『동의보감』에도 심혈관 치료에 도움이 되는 식물이 많이 소개되고 있지만, 그 외에도 유용한 식물로 산사나무가 있다. 산사나무 열매는 산사자로 알려져 있는데, 오래전부터 혈관에 좋은 약재로 사용되어왔다. 이 열매는 심혈관계를 녹이지도 않고 독성도 없다. 또 노화 과정에서 발생할 수 있는 모든 심혈관계 질병을 전반적으로 치료할 수 있다.

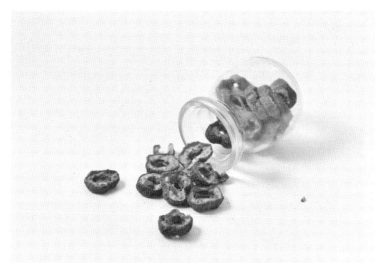

● 혈관에 좋은 약재로 사용되어온 산사자는 위장질환에도 효능이 뛰어나다.

혈압 조절에 좋은 단방 10선選

약재	효능 및 활용방법
창포(菖蒲) 뿌리	36가지의 풍을 치료하는데, 효과가 없을 때가 없다. 썰어 술에 담가 먹거나 술을 빚어 먹는다.
감국(甘菊) 꽃	여러 가지 풍을 치료한다. 마른 감국을 달여 마시거나, 술에 담가 먹거나, 술을 빚어 먹는다.
강활(羌活) 뿌리	강활은 상부의 풍을 치료한다. 강활과 독활은 모든 풍과 백절풍을 치료한다. 1냥을 썰어 술에 달여 먹는다.
방풍(防風) 뿌리	36가지 풍을 치료한다. 풍을 치료하는 데 가장 중요한 약재다. 방풍 1냥을 썰어 술이나 물을 넣어 달여 먹는다.
천마(天麻)	반신불수로 몸을 가누지 못하는 경우를 치료한다. 천마의 싹은 정풍초(定風草) 또는 적전(赤箭)이라고 하는데, 이는 바람이 불어도 흔들리지 않기 때문이다. 썰어 물에 달여 먹는다.
오가피 (五加皮)	풍을 치료하고, 허를 보한다. 또 풍비와 통풍을 치료한다. 술을 빚어 마신다.
상지차 (桑枝茶)	편풍을 비롯한 모든 풍을 치료한다. 상지(아직 잎이 나지 않은 것)를 썰어 볶아 차 마시듯 물에 달여 한 잔씩 마신다.
지네[蜈蚣]	파상풍으로 입을 열지 못하고 몸이 차갑게 굳어지는 경우를 치료한다. 오공을 곱게 간 가루로 이를 닦아주면 거품이 살아난다.
굼벵이 [蠐螬]	풍증이 긴급하면 재빨리 굼벵이 3~5마리를 잡아 꼬리를 잘라낸 후 뱃속의 누런 물을 상처 부위에 발라준다.
누에 똥 [蠶沙]	풍비(風痺)로 반신불수가 되었거나 감각이 없는 경우를 치료한다. 잠사를 뜨겁게 볶아 자루에 넣고 찜질한다. 술과 섞어 볶으면 더욱 좋다.

동의보감

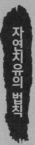
자연치유의 법칙

4

자연은 균형을 추구한다

"하늘의 도는 마치 활을 당기는 것과 같지 않은가.
높은 것은 누르고, 낮은 것은 들어 올린다.
하늘의 도는 남는 것을 줄여 모자란 것을 채운다."

노자(老子) 『도덕경』(道德經)

01
열의 균형과 조화가 건강을 좌우한다

"머리카락·치아·뼈·손발톱은 지地에서 빌려온 것이고, 콧물
정·혈·액은 수水에서 빌려온 것이며, 따뜻하고 마르고 뜨거운
것은 화火에서 빌려온 것이고, 영명靈明과 활동은 풍風에서 빌려
온 것이다. 이 네 가지가 합쳐져 사람이 태어나는 것이다. 지地가
성하면 뼈가 쇠처럼 단단하고, 수水가 성하면 정이 옥처럼 굳으
며, 화火가 성하면 기가 구름처럼 피어나고, 풍風이 성하면 지혜
가 신神과 같이 크다."

髮齒骨甲假之于地, 涕精血液假之于水, 溫煖燥熱假之于火, 靈明活動假之于
風. 四大假合而生也. 地之盛也骨如金, 水之盛也精如玉, 火之盛也氣如雲, 風
之盛也智如神(『東醫寶鑑』 《內景》篇 卷1 身形).

세상 만물은 지地·수水·화火·풍風의 조
화로 생겨나기도 하고, 없어지기도 한다. 네 가지 원소흙, 물, 불, 바람에
서 만물이 시작되었고 보는 것은 그리스 철학자 엠페도클레스
Empedocles의 생각과도 맞닿아 있다.1) 그의 제자 히포크라테스는 한

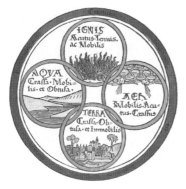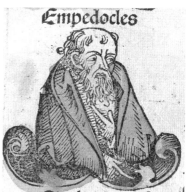

●만물의 근원을 '흙, 물, 불, 바람'이라고 정의한 그리스 철학자 엠페도클레스(오른쪽).

걸음 더 나아갔다. 그는 네 가지 원소체액의 균형이 잘 맞으면 건강한 상태를 유지하지만, 그렇지 않으면 병이 생긴다고 보았다. 병을 결정하는 변수가 네 가지 요소의 균형에 있다는 것이다.

　『동의보감』에서도 지·수·화·풍의 균형이 중요하다고 보았다. 우리 몸 자체가 지·수·화·풍, 즉 자연에서 온 것이기에 사람은 그것들의 균형 속에서 건강을 유지할 수 있다고 생각한 것이다. 여기서는 지·수·화·풍 중에서 '화'火, 특히 체온에 대해 다루고자 한다. 몸이 체

---

1) 엠페도클레스는 만물의 근원을 흙, 물, 불, 바람으로 보았다. 그의 영향을 받은 히포크라테스는 인체의 건강과 질병을 4체액설로 정리했다. 고대 의학의 완성자로 불리는 로마의 갈레노스(Claudios Galenos, 129~199)가 이 4체액설을 다시 정리했는데, 그는 히포크라테스의 체액설과 달리 질병의 원인을 체액에서만 찾지 않았다. 즉, 그는 질병의 원인을 두 가지로 보았는데, 체액의 불균형과 신체 각 기관의 고장이 그것이다.

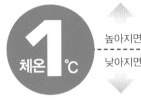

- 면역력 500% 증가
- 혈액순환 증가
- 효소 작용 활발

높아지면

낮아지면

- 면역력 30% 감소
- 암세포 성장, 천식·유해 세균·
  아토피·알레르기 증가

온을 유지하는 것은 '화'의 기운 때문이다. 이 기운은 열을 통해 우리의 건강을 유지한다. 감기에 걸리거나 염증이 생겼을 때 몸에서 열이 나는 것이 그 대표적인 사례다.

그런데 열이 나는 이유는 정확히 알 수 없다. 병원체로부터의 방어 작용인지, 감염에 맞서 싸우느라 나타나는 증상인지 알지 못한다. 어떤 것이 정답인지는 알 수 없지만, 열을 억제하는 것이 문제가 된다는 점은 명확하다.

열이 방어 메커니즘이라면, 열을 내리는 것은 방어 작용을 무력화하는 것이다. 어느 정도까지는 열이 나도록 놔두는 것이 현명하다. 체온이 1도 오르면 바이러스 증식 속도는 약 200배 느려진다. 체온을 조금 올리는 것만으로도 방어 능력이 놀랄 만큼 커지는 것이다.

열이 날 때 열을 내리는 데 급급해서는 안 된다. 증상을 없애는 것은 근본적인 치료와 거리가 멀다. 손쉬운 치료법이 좋은 결과를 가져오는 경우는 별로 없다. 몸에서 발생한 열은 몸의 면역력을 높여주는 작용을 한다.

열을 강제로 내리면 몸의 치유 능력이 약해진다. 열을 내리는 것은

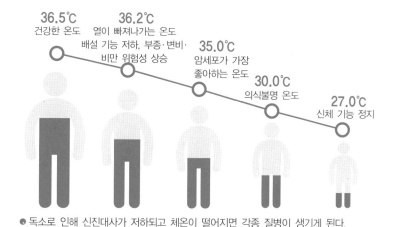

36.5℃
건강한 온도

36.2℃
열이 빠져나가는 온도
배설 기능 저하, 부종·변비·
비만 위험성 상승

35.0℃
암세포가 가장
좋아하는 온도

30.0℃
의식불명 온도

27.0℃
신체 기능 정지

● 독소로 인해 신진대사가 저하되고 체온이 떨어지면 각종 질병이 생기게 된다.

비생산적이라는 연구 결과도 있다. 미국 로즈웰 파크 암연구소의 면역 학자 샤론 에번스는 "열에 대한 두려움은 흑사병과 콜레라가 창궐하던 시대부터 시작되었다. 하지만 열을 내리면 면역력이 약해진다"고 설명한다.

에번스의 연구 결과에 따르면, 열이 발생하면 면역 세포가 면역체계의 중심지로 쉽게 접근하며, 이곳에서 면역력을 높인다고 한다. 쥐의 체온을 39.5도로 올리자 면역 세포가 2배로 증가했다는 것이다. 체온 상승으로 쥐가 사망하는 일은 없었다. 오히려 열을 내리면 사망 위험성이 커졌다. 뉴욕 윈스럽 대학병원 버크 쿠너 소장전염병 분야은, "열을 내리는 약품은 특별한 경우를 제외하고는 사용하지 말아야 한다. 열은 몸 조직을 방어해주는 결정적인 역할을 한다. 열을 내리는 것은 환자에게 오히려 해를 입히는 것이다"[2]라고 말한다.

발열은 몸이 스스로 치유하고 있음을 나타내는 신호다. 증상을 멈추게 하는 것은 곧 치유를 멈추게 하는 것이다. 미국에서 해마다 98만 명이 치료 과정에서 사망하는 것도 그만한 이유가 있는 것이다. 잘못된 치료는 애초에 하지 않는 것이 좋다. 때로는 치료를 받는 것이 훨씬 더 위험한 일이 되기도 한다. 『동의보감』 ≪잡병≫편에서도, 서투른 의사는 병의 근원을 살피지 않고 급히 효과를 보려 한다고 지적하며, 그런 의사에게는 치료를 맡기지 말라고 말한다.

> 병이 있어도 치료하지 않으면 중급의 의사는 될 수 있다. 만약 약을 한 번 잘못 쓰면 후회를 해도 소용이 없다. 서투른 의사가 병을 치료하는 것은 치료하지 않는 것만 못하다.[3]

우리 몸은 외부의 적과 싸우면 대체로 승리한다. 하지만 요즘 사람들은 우리 몸이 싸울 시간조차 주지 않는다. 열, 기침, 설사 등의 증상이 나타나면 곧장 병원을 찾는다. 병원에서는 증상을 잡는 약을 처방한다. 열이 나면 열을 떨어뜨리는 약, 기침에는 기침을 멈추게 하는 약, 설사에는 설사를 멈추게 하는 약이 처방된다.

이런 약들은 근본적인 문제 해결과는 거리가 멀다. 오히려 균형을

---

2) 베르트 에가르트너, 『질병예찬』, 홍이정 역(서울: subook, 2008), pp.60-63.

3) 班固曰, 有病不治, 得中醫. 倘一藥之誤, 悔將噬臍. 古人云, 拙醫療病, 不如不療, 與 此意同(『東醫寶鑑』 ≪雜病≫篇 卷1 用藥).

바로잡으려는 몸의 작용을 방해한다. 우리 몸은 차가워지면 스스로 열을 내 균형을 맞추려 한다. 이때 몸의 작용을 도와주면 금세 좋아진다. 우리 몸은 뜨거울 때는 차게 해주고, 피로할 때는 쉬어주고, 뭉친 것은 풀어주고, 마른 것은 적셔주기를 원한다. 현대의 마사지도 이런 원리에 따라 몸을 이완시키고 건강을 회복하도록 돕는다. 기혈이 막힌 것을 잘 통하게 하면 통증도 없어지고 건강도 회복할 수 있다.[4]

『동의보감』≪잡병≫편에서 병 치료의 원칙으로 균형을 강조한 것도 그만한 이유가 있는 것이다. 병은 균형이 무너진 데서 온 것이고, 균형을 맞춰주면 치료된다. 우리 조상들은 몸에 찬 기운이 들어와 감기가 생기면 몸을 뜨겁게 하기 위해 생강 등을 진하게 끓여 꿀을 타 먹은 뒤, 뜨끈한 방에서 땀을 냈다. 지금도 많은 사람이 찜질방에서 열을 올려주며 땀을 흠뻑 낸다. 우리는 이처럼 인체의 열을 올리는 것이 치유에 도움이 된다는 것을 경험적으로 알고 있다.

물론 아이의 경우에는 대개 이런 방법을 사용하지 못한다. 부모는 아이가 열이 나면 일단 열을 내려야 한다고 생각한다. 이런 생각은 거의 강박적이다. 열을 내리지 못하면 뇌가 손상된다고 들어왔기 때문에 마음은 더욱 급해진다.

그렇다고 체온이 37~38도밖에 되지 않는데 해열제를 먹이는 것은 옳지 않다. 어린아이의 뇌는 감기로 인한 고열에 그리 쉽게 손상을

---

4) 寒者熱之, 熱者寒之. 微者逆之, 甚者從之. 堅者削之, 客者除之. 勞者溫之, 結者散之. 留者攻之, 燥者濡之. 急者緩之, 散者收之. 損者益之, 逸者行之, 驚者平之. 上之下之, 摩之浴之, 薄之劫之, 開之發之, 適事爲故(『東醫寶鑑』≪雜病≫篇 卷1 用藥).

입지 않는다. 우리 몸은 스스로를 파괴하지 않는다. 일본 오사카시립 대학은 해열제를 사용하지 않은 아이들이 감기에서 더 빨리 회복된 다는 사실을 알아냈다. 인체의 자연치유력을 보여주는 사례라 할 수 있다.

체온이 39도 이상으로 오르지 않는다면, 이불을 덮어주거나 옷을 약간 덥게 입혀 땀이 나게 해주는 것이 좋다. 또 미지근한 물수건으로 몸을 닦아주고, 탈수 증세가 생기지 않도록 따뜻한 물을 공급해주면 된다. 의사 미야타 유스케는 '감기 환자에게 항생제와 해열제를 남용 하지 말라'라는 제목의 강연에서 다음과 같은 내용을 주장했다.

- 인플루엔자는 저절로 낫는다.
- 항생제는 바이러스 때문에 발병하는 감기에는 효과가 없다.
- 감기 때문에 발생한 열은 뇌에 영향을 주지 않는다.
- 바이러스 질환에는 해열제를 쓰면 안 된다미국 소아과학회.

미국의 넬슨 소아과학 교과서에도 어린이의 열 증상에 대해 '특별 한 치료법 없음·항생제 요법은 질병 개선에 아무런 효과도 없음'이라 고 적혀 있다.

그런데도 병원에서는 왜 해열제와 항생제를 반드시 먹일 것을 강요 할까? 항생제나 해열제 역시 양날의 검이다. 유용한 측면이 더 많은 것은 분명하다. 그러므로 이들 약을 사용하지 말라는 것이 아니라, 무 분별한 사용을 자제하자는 것이다. 39도를 넘으면 비로소 해열제를 먹이고, 그 전까지는 인체의 치유 작용을 믿고 기다려보는 것이다. 약을 통한 해열은 치료 과정을 더디게 한다. 이때는 머리의 물수건을 갈아주면서 차분하게 대처하는 것이 필요하다. 열병을 앓고 깨어난 아이는 이전보다 한결 강해져 있을 것이다. 아픔 없이는 성장할 수 없다는 말은 이 경우에도 예외가 아니다.

환절기 비염에는 쌍화탕

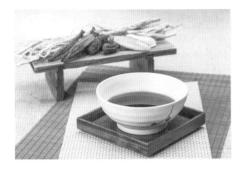

환절기가 되면 비염이나 재채기로 고생하는 사람이 많다. 그러면 대개 코에 문제가 있다 생각하고 이비인후과를 찾는다. 하지만 대부분의 경우 코는 아무 문제가 없다. 그저 제 역할을 했을 뿐이다.

우리 몸은 피부와 코를 통해 체열을 조절하는데, 그중에서도 코는 냉각기 같은 역할을 한다. 그런데 찬바람이 체온을 떨어뜨릴 것 같다고 판단되면 스스로 코를 막는다. 이것이 비염이다. 재채기를 심하게 하는 것은 체온을 올리기 위한 반응이다.

평소의 체온을 올리면 비염은 저절로 해결된다. 체온을 올리는 데는 생강이나 우엉 등을 꾸준히 먹는 것이 도움이 된다. 그리고 찬 음식은 멀리해야 한다. 집에서 간편하게 할 수 있는 반신욕이나 족욕도 도움이 된다.

가장 간단하고 효과적인 방법은 쌍화탕을 마시는 것이다. 일반적으로 쌍화탕은 힘든 일을 한 뒤, 중병을 앓은 뒤, 온몸이 노곤하고 몹시 피로감이 느껴질 때 특히 도움이 된다. 그런데 몸을 따뜻하게 하는 데도 쌍화탕보다 좋은 것이 없다. 손발이 차고 비염이 있다면 거의 대부분 체온 저하가 원인이다. 이럴 때 쌍화탕을 먹으면 비염은 어렵지 않게 잡을 수 있다. 단, 약국에서 판매하는 드링크제는 진짜 쌍화탕이 아니다.

02
장 건강은 미생물의 균형에 달려 있다

"변비는 대변이 늘 말라 있어 대변을 보기가 힘든 것이고, 불통不
通이라는 것은 며칠 동안 대변이 나오지 않고 막혀 배가 불러오
는 것이다."

大便秘結者, 常常乾燥, 而艱難放下也. 不通者, 累日不得通, 閉塞脹滿也(『東醫
寶鑑』≪內景≫篇 卷4 大便).

　　　　　　　　　　　　변비는 조선시대에도 골칫거리였던 것
같다. 『동의보감』은 '대장大腸은 모든 기가 흘러 다니는 도로의 관문'
이라며 여기에 주목한다. 다만, 대장은 폐와 연결되어 있으며, 변비 치
료의 핵심은 '폐기肺氣를 돌아가게 하는 것'에 있다고 본다. 미생물에
대한 지식이 없었던 시대였기에 당연하게 여길 수밖에 없는 판단의 한
계였을 것이다.5)
　　오늘날 미생물 생태계가 장내 건강을 좌우한다는 것을 모르는 사람

---

5) 大腸者, 諸氣之道路關焉. 孰知流行肺氣, 爲治法之樞紐乎(『東醫寶鑑』≪內景≫篇
　　卷4 大便).

은 없다. 유산균을 먹으면 변비를 해결할 수 있다는 것은 상식처럼 알려져 있다. 그런데 이런 상식이 얼마나 진실에 가까운지는 한번쯤 생각해볼 필요가 있다.

유산균을 먹는다는 것은 장에 미생물 군사를 투입한다는 의미일 것이다. 유산균은 생태계가 구성한 미생물집단이 아니다. 10여 종의 특정 미생물만을 선발한 부대라 할 수 있다. 정규군이 아니라 특수부대에 가깝다. 특수부대는 일시적인 목적을 달성한 후 즉시 퇴각한다. 그렇지 않으면 몰살당한다. 진지를 구축해 오랫동안 버틸 수 없기 때문이다. 그런 것은 정규군이 하는 일이다. 유산균이 바로 이와 같다.

유산균이 장까지 살아서 도달하는 것이 중요한 것이 아니다. 그보다는 장에서 번식하는지가 문제다. 메치니코프는 젖산균이 장에서 번식하며 유독한 미생물을 죽인다고 생각했다. 그러나 요구르트 제조에 사용되는 락토바실러스 불가리쿠스 젖산균은 인간의 장에서는 생존하지 못한다. 이들 유산균은 오히려 미생물 생태계에 혼란만 일으키는 것으로 밝혀지고 있다. 서구에서는 프로바이오틱스의 인기도 시들해져가고 있는 형편이다.

유산균이 장에서 전멸한다면 오히려 문제는 없다. 그런데 그것만이 아니라 우리 몸에 교란을 일으킬 수도 있다는 것이다. 오래전 프로바이오틱스를 매일 먹은 한 핀란드 여성74세이 사망하는 일이 발생했다. 검사 결과, 유산균이 농양을 유발했기 때문이었다. 오스트리아 빈대학의 볼프강 그라닝거 교수는 프로바이오틱스 반대론자다. 그는 "장을 조용히 내버려두라. 특수 세균 하나로 장내에 존재하는 모든 세균

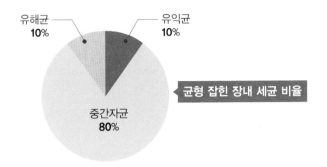

유해균
10%

유익균
10%

중간자균
80%

균형 잡힌 장내 세균 비율

● 장이 온전한 생태계를 구성하고 있다는 말은 유해균(10%)과 유익균(10%),
중간자균(80%)이 서로 균형을 이루며 공존하는 미생물집단이라는 의미다.

에 영향을 줄 수 있다는 것은 국민을 오도하는 것이다"라고 강하게 주
장했다.

장의 건강을 생각한다면 유산균에 대한 미련을 버려야 한다. 특정
미생물이 아니라 온전한 생태계를 구성한 미생물집단이라야 몸에 유
익하다. 온전한 생태계를 구성했다는 것은 그것이 유해균10%과 유익
균10%, 중간자균80%이 서로 균형을 이룬 미생물집단이라는 의미다.
유해균이라고 나쁜 역할만 하는 것도 아니고, 유익균이라고 좋은 역할
만 하는 것도 아니다.

우리의 장이 가장 좋아하는 것은 무엇보다 조상 대대로 먹어온 청
국장과 된장이다. 콩을 원료로 자연 발효한 청국장에는 미생물 생태계
가 온전히 조성되어 있다. 물론 여기에는 몇 가지 전제 조건이 있다.
우선 콩은 토종 콩이 좋다. 그러나 GMO유전자조작식품 농산물이 범람하

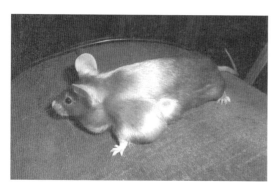

● 영국 분자생물학자 미카엘 안토니오 박사의 연구 결과, GMO 옥수수(킹콘)를 먹인 실험용 쥐 200마리 가운데 50~80%에서 종양이 발생했다.

고 있어 토종 콩을 사용한 청국장이 매우 드물다. 아울러 시장에서 판매되는 콩나물, 두부, 콩기름이 왜 그렇게 저렴한지 한번쯤 생각해볼 필요가 있다.

발효 방식도 중요한데, 자연 발효 방식만이 미생물 생태계를 온전히 조성할 수 있다. 공장에서 종균 발효 방식으로 생산하는 청국장이나 된장에는 10~20여 종의 특정 미생물만 존재하게 된다. 같은 방식으로 만드는 낫또나 요구르트와 비슷한 원리다. 일정한 맛과 향을 유지해야 하는 제품들은 모두 종균 발효 방식을 사용할 수밖에 없다는 한계가 있다.

흥미로운 것은 마트에서 판매되는 청국장이나 된장에는 미생물이 없다는 점이다. 미생물이 있으면 유통되는 동안 발효가 되면서 일정한 품질을 유지할 수 없다. 이에 유통 과정이 까다로워지는 것은 당연한 일이다. 그래서 마트로 납품될 때는 그나마 남아 있던 미생물조차 멸균 과정을 거치게 된다. 마트에서 구입한 된장이나 청국장을 먹으면서 장이 좋아지기를 기대할 수는 없다는 것이다.

또 한 가지 간과하지 말아야 할 것은 섬유질이다. 인간의 장은 초식동물과 달리 섬유질을 분해하는 효소가 없다. 대신 그 역할을 미생물

이 한다. 즉, 미생물이 섬
유질을 먹고 그것을 분해
한다.

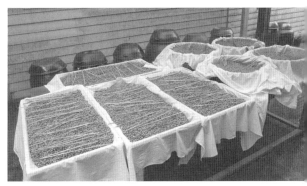

오늘날 섬유질은 어떤
다른 영양소보다 귀중한
존재로 취급받는다. 섬유
질은 실처럼 보이는 셀룰
로스cellulose 등의 다당류
로 구성되어 있는데, 이것

● 살아 있는 미생물을 섭취하기 위해서는 재래식으로 발효된
청국장을 먹는 것이 가장 좋다.

들은 체내에서 소화되지 않는다. 물에도 녹지 않기 때문에 배변을 도
와준다. 그렇다고 섬유질이 단순히 배설만 도와주는 것은 아니다.

미국 소아내분비학회장을 역임한 로버트 러스티그는 다음과 같은
섬유질의 다섯 가지 효능에 대해 강조한다.[6]

첫째, 당의 흡수를 늦춰준다. 섬유질은 음식과 장의 벽면 사이에 젤
리 같은 방벽을 형성한다. 이 방벽은 장이 포도당과 과당, 지방을 흡수
하는 시간을 지연시킨다.

둘째, 콜레스테롤을 조절한다. 콜레스테롤의 용도 중 하나는 장에
서 지방의 흡수를 돕는 담즙산의 생산을 지원하는 것이다. 섬유질은
담즙산에 엉겨 붙어 콜레스테롤을 조절한다.

셋째, 포만감 신호를 촉진한다. 섬유질은 끈적거리는 젤을 형성해

---

6) 로버트 러스티그, 『단맛의 저주』, 이지연 역(서울: 한국경제신문사, 2014), pp. 184-194.

위가 비는 것을 지연시키고, 더 빨리 포만감을 느끼게 한다.

넷째, 지방 흡수를 줄여준다. 섬유질이 있으면 일부 식이지방은 소장에서 흡수가 지연된다.

다섯째, 좋은 미생물이 자라게 한다. 장에 자리 잡은 유익한 미생물은 섬유질을 활용해 성장함으로 유해균의 침투를 막아낸다.

여기에 하나를 더 추가한다면, 흡착력이 뛰어나다는 것이다. 섬유질은 장내에 있는 유독물질이나 발암물질, 중금속 등을 흡착해 배설시킨다.

그렇다면 이 좋은 섬유질을 충분히 섭취하려면 어떻게 해야 할까? 고구마나 미역 등 섬유질이 많은 음식물을 먹되, 음식물 전체를 온전히 먹어야 한다. 예를 들어 고구마는 껍질까지 통째로 먹는 것이 좋다. 그러면 영양소를 온전하게 섭취하게 되고, 독소를 배출하는 데도 도움이 된다. 또 고구마를 자르면 흰 액체인 야라핀이 나오는데, 이것은 변을 무르게 만들어 배변을 좋게 한다.

미국공익과학센터CSPI는 '최고의 음식 10'에 고구마를 1순위로 올려놓았다. 이 센터의 제인 박사는 "건강과 영양을 생각한다면 고구마를 선택하라"고 권고한다. 일본 도쿄대 의과학연구소의 실험 결과, 고구마의 발암 억제율은 최대 98.7%에 달했으며, 항암 효과가 있는 채소 82종 중 1위로 선정되었다고 한다.

고구마와 함께 추천하고 싶은 먹거리는 미역이다. 미역은 중금속을 몰아내는 보약이라 할 수 있다. 미역의 가장 중요한 역할은 중금속이나 화학물질로부터 인체를 방어해주는 데 있다. 미역의 섬유질은 물

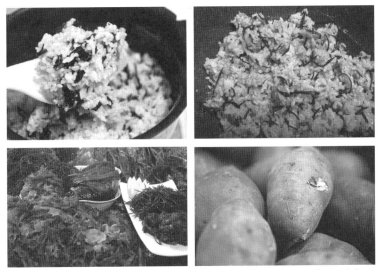

● 녹차밥, 톳밥, 해조류, 고구마 등은 몸의 독소를 제거하는 데 매우 좋은 음식들이다.

에 녹으면 작은 알갱이 형태가 된다. 이것들은 진득진득하기 때문에 몸속에 있는 중금속이나 화학물질에 달라붙어 배출시킨다.[7]

　미역은 칼슘이나 철분 등 각종 미네랄이 풍부하며, 특히 요오드가 많아 피를 맑게 해준다. 요오드는 갑상샘 호르몬의 재료로 인체에 약 25㎎이 있으며, 이것이 부족하면 성장과 신진대사가 둔화되며 쉽게 노

7) 미역에는 우리 몸에 중요한 영양소인 단백질, 지질, 당질이 풍부하고 비타민A · B1 · B2 · C · E 등도 많이 들어 있다. 미역의 섬유질은 끈끈하고 진득진득해 위장과 십이지장벽 등을 강하게 하는 약리 작용을 한다. 또 녹색 성분의 클로로필과 비타민A 가 풍부해 피부와 점막의 세포를 강화하는 역할도 한다.

화된다.

미역이나 고구마는 체내 독소 제거에도 탁월한 먹거리다. 다시마, 김, 톳, 파래 등의 해초류도 미역과 비슷한 효과가 있다. 칼로리도 거의 없어 많이 먹어도 살찔 걱정이 없다. 이 먹거리들은 밥에 넣어 먹어도 좋다. 톳이나 고구마를 밥할 때 같이 넣어주면 자연스럽게 톳밥, 고구마밥이 된다.

소화와 흡수에 도움이 되는 식품 가운데 하나는 차茶다. 당나라 진장기陳蔣器가 쓴『본초유』本草遺에는 "차는 만병에 좋은 약"이라고 소개되어 있다. 수나라 문제文帝가 병에 걸려 여러 약을 써도 낫지 않았는데, 차를 마시고 완쾌되었다는 말도 전한다. 『다보』茶譜라는 책은 차에 대해, "갈증을 제거하고, 소화를 도우며, 가래를 없애고, 수면량을 적게 하고, 요도에 이롭고, 눈을 밝게 하며, 기름기를 없앤다"고 기록하고 있다.8) 찻잎에는 단백질, 지방, 비타민 등 300여 종의 성분이 들어있는데, 이는 생리 기능을 조절하고 약리 작용을 한다.

다만 차는 몸을 차게 하는 속성이 있어 많이 마시는 것은 좋지 않다.9) 스님이나 다도 명인들 중에도 위장약을 먹는 이가 적지 않다. 평소에 수시로 마시는 것보다는, 음식을 먹은 뒤 소화에 도움이 되는 정

---

8) 최근 연구 결과에서는 차가 방사성 원소를 흡수·배설할 수 있다는 것이 밝혀졌다. 찻잎은 방사성 물질인 스트론튬-90(strontium 90)을 비롯해, 심지어 동물의 골수에 들어간 방사성 물질도 흡수할 수 있다고 한다.

9) 녹차와 달리 보이차 등 발효차는 몸을 따뜻하게 하는 특성이 있다. 발효차는 많이 마셔도 몸에 해롭지 않다.

도에서 그치는 것이 좋다. 『동의보감』≪잡병≫편에서도 차가 몸을 차게 하는 속성이 있음을 말하고 있다. 다만 음식을 많이 먹었을 때 따뜻한 차를 마시면 소화에 도움이 된다고 덧붙이고 있다.

> 차는 일 년 내내 많이 마시면 안 된다. 하초를 허랭하게 한다. 포식한 후 따뜻하게 한두 잔 마시는 것은 괜찮으니 음식을 소화시키기 때문이다.[10]

---

10) 茶之爲物, 四時皆不可多喫, 令人下焦虛冷. 惟飽食後, 煖飮 一兩盞不妨, 盖能消食故也(『東醫寶鑑』≪雜病≫篇 卷4 內傷).

대변불통에 좋은 단방 10선選

약재	효능 및 활용방법
쥐참외 뿌리 [土瓜根]	대변불통을 치료한다. 찧어 즙을 낸 후 대나무 관으로 항문 속에 불어넣으면 대변이 바로 나온다.
원추리 뿌리 [萱草根]	대변불통을 치료한다. 원추리 뿌리 한 줌을 생강과 함께 찧어서 낸 즙을 마시면 대변이 바로 나온다.
대황(大黃) 뿌리	대소변이 잘 나오게 하고, 열리로 피고름이 나오는 것을 치료한다. 대변을 나오게 하려면 물에 달여 먹고, 열리에는 술에 달여 먹는다.
나팔꽃의 검은 씨 [黑牽牛子]	대변이 나오지 않을 때, 생것과 볶은 것을 반반씩 가루 내 2돈씩 생강 달인 물이나 뜨거운 차에 타 먹는다.
마디풀 [萹蓄]	대소변불통에 주로 쓴다. 물가에서 자라는 자주색 꽃이 좋다. 뿌리를 찧어서 낸 즙 한 잔을 마신다. 대변이 나오면 그만 먹는다.
느릅나무 껍질 [榆白皮]	대소변불통에 주로 쓴다. 물에 달여 빈속에 먹는다.
빈랑(檳榔)나무 열매	대소변불통을 치료한다. 곱게 가루 내 2돈씩 꿀물에 타 빈속에 먹는다.
오배자(五倍子)	장(腸)이 허해 설사하는 것을 치료한다. 가루 내 끓인 물에 2돈씩 타 먹으면 바로 멎는다.
복숭아 잎 [桃葉]	대소변불통에 주로 쓴다. 찧어서 낸 즙 반 되를 마시면 대소변이 나온다.
대마인(大麻仁)	대소변불통을 치료한다. 갈아서 낸 즙으로 죽을 쒀어 먹는다. 소자와 함께 낸 즙으로 죽을 쒀어 먹기도 한다. 이 것을 소마죽이라고 한다.

03
휴식과 노동의 균형점을 찾으라

"양성하는 방법은; 늘 힘을 적게 쓰고, 너무 피로하게 만들거나 감당할 수 없는 일을 억지로 하지 않는 것이다. 흐르는 물이 썩지 않고, 문의 지도리가 좀먹지 않는 것은 늘 움직이기 때문이다."
養性之道, 常欲少勞, 但莫大疲及强所不能堪耳. 夫流水不腐, 戶樞不蠹, 以其運動故也(『東醫寶鑑』≪內景≫篇 卷1 身形).

옛말에 과유불급過猶不及, 곧 지나친 것은 미치지 못한 것과 같다는 말이 있다. 몸에 좋다는 운동이나 보약도 지나치면 독이 된다. 균형점을 찾아 거기서 그쳐야 한다. 우리 몸은 어느 한쪽으로 치우치는 것을 싫어한다.

실제로 과도한 조깅은 달리기를 전혀 하지 않는 것만큼이나 건강에 해롭다는 연구 결과도 있다. 미국 심장학과 저널에 따르면, 일주일에 2시간 30분 이하로 뛴 사람들은 최소한 기대수명을 누렸다. 반면 일주일에 4시간 이상 달린 사람들은 높은 사망률을 보였다. 달리기를 전혀 하지 않은 사람들도 마찬가지였다. 과도한 노동이나 운동이 몸에 무리를 줄 수 있으며, 전혀 움직이지 않는 것도 위험하다는 것이 입증된 것이다.

운동보다 더 중요한 것이 휴식이다. 운동·노동과 균형을 이루는 휴식은 면역력을 상승시킨다. 하루 24시간은 일하는 8시간, 쉬는 8시간, 잠자는 8시간으로 나뉜다. 따지고 보면 일하는 시간은 전체 하루 중 1/3에 불과하며, 쉬고 잠자는 시간이 2/3를 차지한다.

인간에게 쉼의 시간이 왜 이토록 중요할까? '휴식'休息이란 한자를 살펴보면, '휴'休는 사람[人]이 나무[木]에 기대앉은 모양이고, '식'息은 코 '비'鼻와 마음 '심'心으로 이뤄졌는데, 옛 금문에 의하면 콧구멍으로 기운이 드나드는 모양이라고 한다. 따라서 휴식은 '사람이 나무에 기대앉아 편안하게 숨을 쉬는 것'이란 뜻이 된다. 편안한 호흡을 통해 새로운 에너지를 충전하는 것이 바로 휴식의 참된 의미다. 신생아들이 하루에 16~20시간씩 잠을 자는 것도 성장에 필요한 에너지를 충전하기 위해서다. 휴식은 결코 버리는 시간이 아니다.

휴식의 정점은 수면이다. 잠을 깊이 잔 날은 모든 것이 긍정적으로 보인다. 반면 잠을 설친 날은 몸이 무거워진다. 잠은 몸과 뇌가 쉴 수 있는 중요한 시간이다. 뇌는 잠을 자지 않는 한 휴식이 불가능하다. 잠은 몸과 뇌의 재생 공장과 같은 것이다.

마음과 신체의 건강을 유지하기 위해서는 꼭 자야만 한다. 깊은 잠에 들어가면 성장호르몬이 다량 분비되는데, 이 호르몬은 세포의 신진 대사를 촉진하고, 근육과 뼈를 키우며, 피부와 내장을 효율적으로 재생한다.

예부터 "잘 자는 아이가 잘 자란다"고 한 것도 이런 이유 때문이다. "잠이 보약"이라는 속담도 마찬가지다. 숙면을 취하는 것이 무엇보다 중요하다는 것이다. 잠을 잘 자면 좋은 점을 정리해보면 다음과 같다.

첫째, 체중을 조절할 수 있다.

성장호르몬은 수면 중에 많이 분비된다. 잠을 많이 자면 성장호르몬이 더 많이 분비된다. 수면 시간이 짧으면 성장호르몬이 부족해지고, 지방을 잘 연소하지 못한다. 성인도 성장호르몬이 부족하면 복부 비만 체형이 되기 쉽다. 이를 피하려면 식습관과 함께 수면 부족도 신경 써야 한다.

둘째, 당뇨를 예방할 수 있다.

잠을 충분히 자면 포도당의 신진대사가 원활하게 이뤄진다. 이로써 인슐린 저항의 주요 원인을 예방할 수 있다.

셋째, 집중력과 일의 능률이 오른다.

옥스퍼드대학교 러셀 포스터 교수신경과학에 따르면, 숙면은 문제 해결 능력을 상승시킨다고 한다. 하버드대학의 조사 결과에서도 잠은 기억력을 향상시킬 수 있으며, 충분한 수면은 결정이 어려웠던 문제를 쉽게 해결할 수 있게 하는 것으로 나타났다. 풀리지 않는 문제가 있다면 잠을 청해보는 것도 좋다.

넷째, 고혈압과 심장질환을 예방할 수 있다.

잠을 잘 자면 혈액이 맑아진다고 한다. 2009년 미국 시카고대학에서 30~50대의 건강한 남녀를 5년 동안 관찰한 결과, 잠이 부족하면 플라크가 형성되어 혈액순환에 장애가 생기고, 반면 잠을 잘 자면 혈액순환이 원활해졌다고 한다. 이처럼 잠은 혈액까지 깨끗하게 해준다. 한편 충분한 수면 시간이란 하루 7~8시간 정도를 말한다.

다섯째, 면역력이 강화된다.

인간은 충분한 휴식을 취하면 에너지가 강해져 면역력도 증가한다. 잠은 최선봉에서 면역체계를 유지하고 있다.

그러나 잠을 자고 싶어도 잘 수 없다는 사람이 의외로 많다. 수면제에 의존해야 하는 사람도 적지 않다. 그런 사람들에게 도움이 될 만한, 천연 수면제로 알려진 식물이 있다. 바로 쥐오줌풀발레리안이 그것이다. 이 풀은 전국 산지에서 무리 지어 자라는데, 진정 작용이 뛰어나 과거 전쟁터에서 병사들이 많이 활용했다고 한다. 2차 세계대전 때 영국에서도 긴장과 공포를 완화하기 위해 이 풀을 사용했다. 지금도 전쟁공포증으로 고통받는 사람들이 이 풀로 위안을 얻고 있다고 한다.

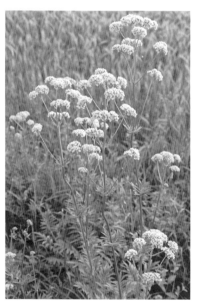
● 천연 수면제로 불릴 정도로 신경 안정 작용이 뛰어난 쥐오줌풀.

이 쥐오줌풀은 천연 수면제로 불릴 정도로 신경 안정 작용이 뛰어나다. 통증과 근육 경련을 완화하기에 홍조 때문에 잠을 이루지 못하는 데도 도움이 된다. 이는 이 풀이 체내로 들어오면 수면 분자를 혈류로 방출하는데, 뇌에 도

달한 이 수면 분자가 수면 능력을 강화하기 때문이다.

활용방법은 햇볕에 잘 말린 쥐오줌풀 약간30g을 물1.5ℓ에 넣고 끓여 차로 마시면 된다. 대추나 감초를 넣어 끓여도 좋다. 독성도 없어 안전하다. 쥐오줌풀 역시 국산이 좋다. 지난 2017년 농촌진흥청은 우리나라 쥐오줌풀이 수면의 질과 불면증을 개선하는 데 효능이 탁월하다는 연구 결과를 발표하기도 했다.

이 외에도 충분한 수면을 위한 다양한 방법이 있겠지만, 비교적 간단하면서도 효과적인 방법으로 다음과 같은 것이 있다.

깊은 수면을 위한 명상법

① 편안한 자세를 취한다.

② 조용히 눈을 감는다.

③ 허공의 가상의 한 점잔상을 묵묵히 관찰한다.

④ 다른 생각이 들더라도 개의치 않고 조용히 관찰한다.

⑤ 5~10분 정도시간을 잴 필요는 없다 관찰하면 약간 '밍' 하거나 살짝 어지러운 느낌이 들 수 있다. 그런 느낌이 들면 그대로 자리에 눕는다.

⑥ 누워서도 그 지점을 관찰하며 '밍' 한 느낌을 즐긴다.

⑦ 곧 자신도 모르는 사이에 굉장히 깊은 잠에 빠지게 된다. 주위에서 말소리가 들려도, 이는 깊은 잠에 빠져 있는 상태에서 듣는 것이다. 코를 골면서 자도 주위의 소리가 들리는 이상한 경험을 하게 된다.

『동의보감』에서는 다양한 건강 베개를 소개하고 있는데, 그중 여섯 가지를 정리해보면 다음과 같다.

① 신침神枕

180세 노인이 알려준 신침이라고 한다. 베개 속에 32가지 약재를 넣는다.11) 이것을 베고 자면 100일 후 얼굴에 광택이 생기고, 1년이 지나면 질병이 하나씩 사라지며, 몸에서 향이 난다. 4년이 지나면 백발이 검게 되고, 빠진 치아가 다시 나며, 눈과 귀가 밝아진다.

② 측백나무 베개

5월 5일이나 7월 7일에 산에서 측백나무를 잘라 베개를 만든다. 길이는 1자 2촌, 높이는 4촌으로 하고, 한 말 두 되가 들어갈 정도로 속을 비운다. 뚜껑은 여닫을 수 있도록 한다. 뚜껑에 좁쌀 크기로 구멍을 만드는데 한 줄에 40개씩 세 줄로, 모두 120개를 뚫는다.

③ 결명자 베개

결명자는 두풍을 치료하고, 눈을 밝게 한다. 베개를 만들어 베면 녹두

---

11) 천궁·당귀·백지·신이·두형·백출·고본·목란·천초·계피·건강·방풍·인삼·길경·백복령·형실·육종용·비렴·백자인·의이인·관동화·백미·천초·미무, 이 24종 약재가 24절기에 상응한다. 독이 있는 것 8종이 8풍에 상응하는데, 곧 오두·부자·여로·조각·강초·반석·반하·세신이 그것이다. 이 32종을 각각 1냥씩 썬다. 독약을 위에 놓고 베갯속을 채운 후 베주머니로 베갯잇을 만든다.

보다 낫다.

④ **녹두 베개**

눈이 밝아지고, 두풍과 두통이 치료된다.

⑤ **검은콩 베개**

머리와 목덜미가 뻣뻣해져 목을 돌릴 수 없는 것을 치료한다. 콩을 푹 쪄 자루에 넣고 베개로 벤다.

⑥ **사향 베개**

좋은 사향 한 덩이를 베개 속에 넣어 베고 자면 사기가 제거되고 악몽을 물리칠 수 있다.

수면장애에 좋은 단방 10선選

약재	효능 및 활용방법
밀[小麥]	번열로 잠을 잘 자지 못하는 것을 치료한다. 삶아 먹는다.
오죽의 잎[苦竹葉]	허번으로 잠들지 못하는 것을 치료한다. 삶아 먹는다.
멧대추 씨[酸棗仁]	잠이 많으면 생것으로 쓰고, 잘 자지 못하면 볶아 쓴다.
느릅나무 껍질 [楡白皮]	잠들지 못하는 것을 치료한다. 갓 자란 열매와 깍지로 죽을 쑤거나 국을 끓여 먹으면 잘 자게 된다.
사과[林檎]	잠들지 못하는 것을 치료한다. 많이 먹으면 잘 자게 된다.
무궁화 뿌리[木槿]	달여 미음을 만들어 마시면 잘 자게 된다.
고사리[蕨]	나물로 먹으면 잘 자게 된다.
오매(烏梅)	불면을 치료한다. 차로 마시면 잘 자게 된다.
순채[蓴]	꾸준히 먹으면 잘 자게 된다.
연자육(蓮子肉)	마음을 차분하게 가라앉혀 수면장애가 개선되게 한다.

04

소금 필요량은 내 몸이 안다

"서북 지방 사람들은 소금을 적게 먹어 오래 살고, 병이 적다. 동남 지방 사람들은 소금을 많이 먹어 일찍 죽고, 병이 많다."

西北人少食, 多壽而少病. 東南人好食, 少壽而多病(『東醫寶鑑』, ≪湯液≫篇 卷 3 食鹽).

"소금은 만병의 근원이다." "적게 먹으면 생명이 위태롭다."

소금만큼 찬반양론이 분명한 식품도 드물다. 『동의보감』에서도 소금에 대한 언급은 해석의 여지가 있다. 해석하기에 따라 위험하다고 할 수도 있고, 유익하다고 할 수도 있는 구절이 많다.

≪탕액≫편에서는 "소금을 많이 먹으면 병이 많다"고 하고, ≪내경≫편에서는 소금에 대해 "성질이 따뜻하고 맛은 짜며 독이 없다"며, "소금 달인 물로 온갖 창瘡을 씻어주면 종독腫毒을 삭인다"고 말한다. 또 환약을 먹을 때 끓인 소금물로 먹으라는 내용은 수십 차례에 걸쳐 등장한다. 소금물이 약 기운을 신장으로 끌고 들어가기 때문이라는 설명

도 있다.

> (소금은) 약 기운을 신으로 끌고 들어간다. 소금과 함께 볶거나, 약에 소
> 금을 넣어 먹는 것은 모두 이 때문이다.12)

그런가 하면 소금을 많이 먹으면 수명이 짧아진다는 경고도 있다. 그러나 여기서 '많이'가 어느 정도인지에 대해서는 생각해볼 필요가 있다.

현재는 소금 유해론이 대세를 이루고 있다. 우리는 소금이 고혈압 등 만병의 원인이기 때문에, 건강하게 살려면 저염식을 해야 한다는 말을 귀가 따갑도록 듣는다. 이런 관점에서는 소금을 많이 먹지 말라는『동의보감』의 처방을 충분히 이해할 수 있다.

그렇다면 당시 조선시대의 관점에서는 어떤 의미였을까? 평소 식단이 대체로 소금으로 절인 식품으로 구성되었다면 그것을 먹지 말라는 의미는 아닐 것이다. 아마도 그 외에 추가적으로 먹는 소금을 줄이라는 의미로 해석하는 것이 옳을 듯하다.

조선시대의 식단을 보면 거의 소금 절임 음식으로 구성되어 있다. 냉장고가 없는 상황에서 유일한 음식 보관법은 소금을 활용하는 것이었다. 당시 상차림을 보면 간장·된장·젓갈·김치·고추장이 주를 이루는데, 이는 모두 소금이 들어간 음식이다. 어패류는 물론 생선이나

---

12) 接藥入腎. 和鹽炒, 入鹽服之, 皆此意也(『東醫寶鑑』≪內景≫篇 卷3 腎臟).

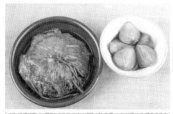

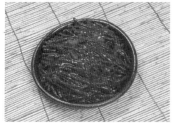

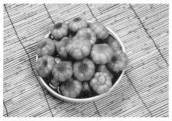

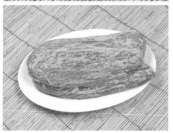

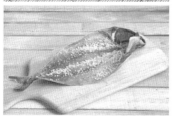

● 조선시대의 식단은 소금 절임 음식
이 주를 이뤘다.

육고기도 전부 소금에 절인 것이었다. 채소류조
차 소금에 절인 장아찌가 대부분이었다.

소금 절임 음식 위주로 차려진 조선시대의
밥상과 오늘날의 밥상을 동일한 기준으로 볼 수
는 없다. 소금을 상시적으로 먹던 상황에서 '소
금을 많이 먹지 말라'는 말은 '추가로 먹지 말라'
는 뜻으로 해석하는 것이 적절한 듯하다.

냉장 보관 기술이 발달한 오늘날에는 굳이
과거와 같이 소금을 많이 사용할 일이 없다. 더
구나 간장·된장·젓갈·김치·고추장 등을 많
이 먹지도 않는다. 이런 상황에서는 소금을 먹
지 않는 것이 오히려 건강에 해로울 수 있다.

인간에게 소금은 반드시 필요하다. 지구상
의 모든 생명체는 몸에 소금을 지니고 있다. 인
간의 체액에도 0.9%의 소금이 있다. 흥미로운
것은 병원의 링거액도 0.9%의 소금물이라는 점
이다. 소금이 나쁘다면서, 사람이 쓰러지면 이
처럼 제일 먼저 소금물부터 투여하는 이유는 무
엇일까?

소금이 인체에 없으면 안 될 미네랄이기 때
문이다. 인간의 체액은 다양한 미네랄로 조성되
어 있다.13) 그리고 체액의 염분이나 미네랄의

농도는 신장에서 정확하게 조정되고 있다. 이 농도가 조금이라도 바뀌면 생명도 위태로워진다.

특히 현대인들의 몸은 미네랄이 부족한 상태다. 세계 인구의 1/3이 미네랄 결핍을 겪고 있으며, 성인의 80%가 미네랄이 부족하다고 한다. 현대의 음식은 미네랄이 현저히 부족하다는 현실적인 이유가 그 배경에 있는 듯하다.14)

2004년 유니세프는 현대인들의 미네랄 부족 원인에 대해 외부 환경적 요인과 생활습관 때문이라고 발표했다. 신선한 식품조차 중요한 영양성분들이 결핍되어 있다. 화학 비료와 농약 등으로 토양에 있는 미네랄이 소모되었기 때문이다. 미네랄이 부족한 토양에서 미네랄이 풍성한 채소가 생산될 수는 없다. 이런 땅에서 자란 야채와 과일은 우리에게 필요한 미네랄을 충분히 제공해줄 수 없다. 더구나 현대인의 식단은 대개 미네랄이 제거된 식품으로 구성되어 있다. 흰쌀밥, 백설탕, 조리식품, 보존식품, 캔통조림 식품, 인스턴트식품 등이 밥상을 차지하고 있는 것이다.

가장 온전한 미네랄 공급처는 소금이다. 그러나 소금을 먹으라고

---

13) 주성분은 천일염(소금)이 녹아 있는 물의 성분, 즉 나트륨(Na) 이온, 염소(Cl) 이온, 마그네슘(Mg) 이온, 칼슘(Ca) 이온, 칼륨(K) 이온 등이다. 나트륨과 염소는 혈액, 림프, 조직액 등 체액의 주성분으로, 마그네슘, 칼슘, 칼륨 등 다양한 미네랄은 이온으로 체액에 녹아 세포 주위를 채우고 있다.

14) 1950년대 이전에는 사과 2개와 시금치 1단 정도만 먹어도 하루에 필요한 철분을 충분히 섭취할 수 있었지만, 이제는 사과 13개, 시금치 19단을 먹어야 그만큼을 섭취할 수 있다고 한다.

하면 고혈압부터 걱정한다. 소금이 고혈압의 원흉이라는 상식 때문이다. 하지만 이런 지식은 의외로 과학적 근거가 부족하다.

소금 유해설이 만들어진 때는 1950년대로 볼 수 있다. 당시 루이스 달Lewis Dahl이라는 사람이 소금이 고혈압을 유발한다고 발표했다. 훗날 밝혀졌지만 그 실험은 거의 조작 수준이었다. 쥐에게 평소 먹던 소금의 50배를 먹였더니 혈압이 2mmHg가 올라갔다는 것이다. 문제는 '소금을 평소보다 50배나 먹였는데 고작 2mmHg 올라갔다'는 사실은 숨기고, '소금을 먹었더니 혈압이 올라갔다'고만 발표한 것이다. 다른 실험에서도 예상만큼 혈압이 올라가지 않자 수십 배의 소금을 먹였던 것으로 밝혀졌다. 심지어 물도 공급하지 않고, 배설도 할 수 없게 만드는 등 설정 자체에도 문제가 많았다.

객관적으로 실험한 일본의 아오키 규조 박사15)의 연구에서는 사뭇 다른 결과가 나올 수밖에 없었다. 아오키 박사의 연구 결과를 정리하면 다음과 같다.

첫째, 고염분을 섭취했더라도 물을 충분히 마시면 혈압은 상승하지 않았다.

둘째, 일본인의 고혈압 98% 이상이 소금과 전혀 관계가 없었다.

셋째, 저염식은 건강에 위험을 초래할 가능성 있다.

넷째, 소금 섭취를 줄여도 고혈압은 개선되지 않는다.

---

15) 아오키 박사는 미국 심장학회와 고혈압학회의 최고상이라고 불리는 지바상을 수상했다.

매우 놀라운 연구 결과다. 이는 소금이 고혈압의 주범이라는 지금까지의 상식을 완전히 뒤엎은 것이다. 한국인은 국물요리를 많이 먹기 때문에 소금 섭취가 많다는 걱정은 힘을 잃게 되었다. 물이 소금을 희석해 혈압 상승 요인이 되지 않기 때문이다.

하지만 이상하게도 이런 연구 결과는 전혀 알려지지 않고 있다. 여전히 많은 사람이 소금이 고혈압의 원인이며, 혈압이 높아지면 뇌혈관이 터져 뇌졸중이 올 수 있다고 믿고 있다.

그렇다면 사람들이 소금을 많이 먹으면 고혈압 환자도 증가한다는 객관적인 자료는 있을까? 의외로 그런 자료는 없다. 기존의 상식대로라면 사람들의 소금 섭취가 늘어나면 고혈압 환자도 증가하고, 소금 섭취가 줄어들면 고혈압 환자도 줄어들어야 할 것이다. 그런데 한국건강증진개발원 자료에 의하면, 2013년을 기점으로 사람들의 소금 섭취가 줄어들고 있음에도 고혈압 환자는 증가 추세에 있다.

고혈압의 원인은 매우 다양하다. 고혈압에 대한 책임을 소금에 모두 뒤집어씌우는 것은 그 논리와 근거가 너무 빈약하다. 오히려 소금을 적게 먹으면 몸에 안 좋다는 연구 결과마저 있다. 전 세계 49개국 13만 명을 대상으로 소금 섭취량과 사망의 연관성을 분석한 영국 연구팀의 조사 결과다. 연구 책임자 앤드류 멘테 박사는 "소금 섭취를 줄이면 건강에 더 큰 악영향을 미친다"고 말했다.

프랑스 연구팀[16]의 조사 결과도 비슷하다. 프랑스 연구팀은 성인

---

16) 2014년 말에 구성된 파리5대학과 파리13대학 의학·영양역학센터팀을 말한다.

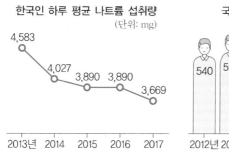

한국인 하루 평균 나트륨 섭취량 (단위: mg)

4,583
4,027
3,890 3,890
3,669

2013년 2014 2015 2016 2017
(출처: 질병관리본부 '국민건강영양조사')

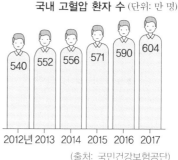

국내 고혈압 환자 수 (단위: 만 명)

540 552 556 571 590 604

2012년 2013 2014 2015 2016 2017
(출처: 국민건강보험공단)

● 2013년을 기점으로 한국인의 소금 섭취량은 줄어드는 데 비해, 고혈압 환자는 꾸준히 증가하고 있다. 이는 소금 섭취와 고혈압이 아무 관계가 없다는 것을 의미한다.

남녀 8,670명의 혈압 데이터를 분석했다. 그 결과 나트륨은 고혈압과 무관한 것으로 나타났다. 이런 내용의 연구 결과는 이미 2011년 미국 고혈압학회지에도 실렸는데, 소금을 적게 먹은 그룹에서 심혈관질환 사망률이 제일 높았고, 소금을 많이 먹은 그룹의 사망률이 제일 낮았다.[17]

소금 유해론은 1988년 세계 32개국, 52개 지역의 전문 기관이 참여한 대규모 역학조사인 '인터솔트 스터디'Intersalt study를 기점으로 막을 내렸다. 소금과 고혈압은 아무 관계가 없었으며, 소금 섭취량이 많은 지역 사람들의 혈압이 더 낮게 나온 것이다.[18] 이런 조사 결과는 한

---

[17] 이 내용은 《미국의학협회지》(Journal of American Medical Association), 2011년 5월호에 실렸다.

국과 일본에서도 확인할 수 있다.

한국과 일본은 소금 섭취량이 세계 최고다. 이 두 나라 사람들은 세계보건기구 권고량의 2배를 섭취하고 있다. 그렇다면 이들 나라 국민의 수명은 당연히 짧아야 하지 않을까? 결과는 정반대다. 소금 섭취량이 최고임에도 이들은 세계에서 가장 오래 산다. 일본은 평균 수명이 85세로 세계에서 가장 장수하는 국가이고, 한국은 83세로 두 번째다. 소금이 고혈압의 주범이라면 이런 결과를 어떻게 설명할 수 있을까?

미국에서도 비슷한 조사 결과가 발표되었다.[19] 즉, 소금을 적게 먹는 사람들의 그룹이 그렇지 않은 사람들의 그룹에 비해 18%나 더 많이 사망한 것으로 나타났다. 저염식을 하는 고혈압 환자들은 심장 발작 위험이 높아졌으며, 소금 섭취량이 많을수록 수명이 길어졌다. 이제 소금이 고혈압과 무관할 뿐 아니라, 인체에 유익하다는 것은 자명한 사실이다.

그렇다면 어떤 소금이 좋을까? 바닷물을 햇볕에 증발시켜 만든 천일염이 가장 좋다. 천일염은 우리나라와 멕시코, 호주, 지중해, 프랑스, 중국, 인도 등에서만 생산된다. 프랑스 게랑드 지방에서 나오는 소금은 각종 유기 미네랄이 풍부해 세계적으로 유명한데, 국내 천일염은 미네랄 함량이 그보다 2배 이상 높다. 이는 좋은 햇볕과 깨끗한 바람, 생명의 에너지를 키워내는 바다, 미네랄이 풍부한 질 좋은 갯벌 때문

---

18) 전 세계 10,079명의 데이터를 분석한 결과. 저염식을 했을 때 수축기 혈압은 2.2mmHg, 확장기 혈압은 0.1mmHg 하강했다.

19) 2016년에 실시한 국가 건강 및 영양 조사(NHANES)에서 나타난 결과다.

에 가능한 일이다. 우리나라의 서남해안은 세계 5대 갯벌 중 하나로, 바다로 유입되는 강이 많고, 해안선이 복잡하며, 수심이 얕고, 조수간만의 차이가 커, 좋은 갯벌을 위한 모든 조건을 갖추고 있다.

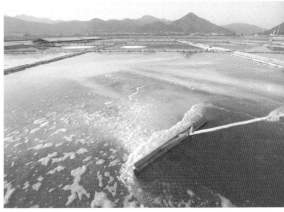

● 국산 천일염은 세계 최고 수준이다. 좋은 햇볕과 깨끗한 바람, 생명의 에너지를 담고 있는 바다, 그리고 무엇보다 미네랄이 풍부한 질 좋은 갯벌 때문에 가능한 일이다.

소금은 얼마나 먹으면 될까? 그 답은 자신의 몸에 물어보면 된다. 자신에게 적합한 소금 섭취량은 자기 몸이 안다. 몸은 자신에게 필요한 것은 끌어당기고, 필요 없는 것은 내보낸다. 땀을 많이 흘린 뒤에는 짠맛을 찾고, 몸의 염도가 높을 때는 짠맛을 피하게 된다.

우리 몸은 항상성을 유지하기 위해 늘 염도를 일정하게 맞춘다. 이 과정에서 불필요한 수분과 염분은 소변이나 땀으로 배출한다. 혈압으로 소금을 규제할 일이 아니다. 소금을 독약처럼 생각할 필요는 없다. 그보다 몸의 신호에 귀 기울이는 편이 더 낫다. 자신의 몸이 원하는 대로 먹거나 마시면 된다. 그것이 자연의 섭리다.

소금의 10가지 활용법

	효능 및 활용방법
1	얼굴의 오색창(五色瘡)을 치료한다. 데운 소금물에 솜을 담갔다 환부에 덮어둔다.
2	약에 소금을 넣어 먹으면 그것이 약 기운을 신장으로 끌고 들어간다.
3	소금을 달여 따뜻하게 해 눈을 씻으면 흐릿하거나 붉은 것이 없어진다. 소금이 몰린 피를 잘 풀기 때문이다.
4	뿌연 막이 눈동자를 가린 것을 치료한다. 눈처럼 흰 소금을 아주 곱게 간 후 등심초로 소금을 찍어 예막(翳膜) 위에 가볍게 바른다.
5	일찍 일어나 소금 달인 물로 양치한 후 그것을 뱉어 눈을 씻는다. 눈을 밝게 하고 치아를 튼튼하게 하는 데 가장 좋다.
6	주사비를 치료한다. 침에 개어 늘 문질러주면 묘한 효과가 있다.
7	미성숙한 매실을 따 소금물에 담가 말리기를 반복한 것을 입에 머금고 있으면 입냄새가 사라진다.
8	모든 풍으로 인한 가려움증을 치료한다. 소금 한 말을 물 한 섬에 넣고 물이 반으로 줄어들게 달여 따뜻할 때 세 번 목욕한다.
9	가려움증으로 목욕을 할 때는 소금만 한 것이 없다. 소금을 넣고 진하게 달인 물로 목욕을 하면 매우 묘한 효과가 있다.
10	소금 달인 물로 온갖 창(瘡)을 씻어주면 종독(腫毒)이 삭는다.

05

물도 지나치면 독이 된다

"배가 너무 고프기 전에 먹되 과식하지 않고, 갈증이 심하지 않은 상태에서 물을 마시되 지나치게 마시지는 않는다."

不欲極飢而食, 食不可過飽, 不欲極渴而飮, 飮不欲過多(『東醫寶鑑』≪內景≫篇 卷1 身形).

하루에 물은 얼마나 마시는 것이 좋을까? 전문가들은 하루에 8잔은 마셔야 한다고 말한다. 이는 진위 여부를 따져볼 겨를도 없이 어느새 상식으로 자리 잡았다. 하지만 사람마다 생리적 특성이 제각기 다른데 어떻게 일률적으로 8잔을 마셔야 한다고 말할 수 있을까? 이 주장을 뒷받침해주는 과학적 근거가 있을까? 이를 확인하려면 1945년 미국 식품영양위원회가 발표한 논문으로까지 거슬러 올라가야 한다. 그러나 문제는 사실상 이 논문 어디에도 하루에 8잔을 마셔야 한다는 내용은 없다는 점이다. 단지 '사람들이 평균적으로 하루에 섭취하는 양'이라고 적혀 있을 뿐이다. 즉, 하루 8잔은 '하루에 필요한 섭취량'이 아니다. 결국 하루에 물 8잔을 마셔야

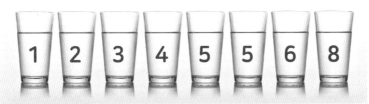

● 미국 식품영양위원회가 발표한 논문 어디에도 하루에 물 8잔을 마셔야 한다는 내용은 없다. 사람들이 평균적으로 하루 8잔의 물을 마신다는 말을 그만큼 마셔야 한다는 말로 오해한 것이다.

한다는 것은 지금까지도 가장 끈질기게 사라지지 않는 잘못된 상식 중 하나일 뿐이다.

펜실베이니아대학교 스탠리 골드파브 교수는, "이는 사람들이 평균적으로 하루 8잔의 물을 마신다는 말을 필요 섭취량으로 혼동한 것이다. 또 식사와 음식 외에 추가로 8잔을 먹어야 한다고 잘못 받아들였다"[20]고 말했다. 즉, 하루 8잔의 물을 마셔야 한다는 주장은 과학적 근거가 없다.

사람의 몸은 기계와 다르다. 모든 사람이 기계처럼 다 같으며, 같은 방식으로 반응할 것이라는 생각은 위험하다. 자동차처럼 일정한 양의 기름을 넣으면 일정한 거리를 달릴 것이라는 생각은 잘못된 것이다. 같은 음식도 사람에 따라 혈당 반응이 10배 이상 차이 나는 경우도 많

---

20) 빌 브라이슨, 『바디』, 이한음 역(서울: 까치출판사, 2020), p.325.

다. 열량 흡수량과 에너지 전환 능력도 사람마다 모두 다르다. 같은 열량을 섭취해도 어떤 사람은 살이 찌지만, 어떤 사람은 그렇지 않다.

언제 물을 마시는 것이 좋은지에 대해서도 『동의보감』의 생각은 다르다. 『동의보감』에서는 갈증이 심하지 않은 상태에서 물을 마시되 지나치게 마시지 말라고 말한다. 이는 곧 갈증이 없을 때는 굳이 물을 마실 필요가 없으며, 갈증이 생기더라도 지나치게 마시지는 말라는 뜻이다. 이에 따르면 하루 8잔의 물은 많은 듯하다.

현대의 전문가들은, 갈증을 느낀다는 것은 탈수脫水가 이미 진행되었음을 의미하므로, 갈증을 느끼기 전에 미리 물을 마셔야 한다고 주장한다. 사람들은 여기서 '탈수'라는 말에 지레 겁을 집어먹는다. 그렇다면 '탈수'가 무엇일까? 탈수는 신체의 수분의 총량이 정상보다 적어지는 현상이다. 두통과 복통을 비롯해 피부 건조가 나타나면 탈수가 시작되었다고 볼 수 있다.

여기서 갈증을 느끼면 이미 탈수가 시작된 것이라는 주장을 어떻게 이해할 수 있을까? 과학적 기준으로는 그렇게 말할 수 있겠지만, 실생활에서는 거의 의미가 없는 주장이다. 갈증을 느끼는 정도로 우리 몸에 문제가 생기지는 않는다. 물을 마시라는 유일한 신호가 목마름일 뿐이다. 배고픔도 마찬가지다. 당장 먹지 않는다고 쓰러지지는 않는다. 갈증이 생기는 것으로 탈수를 걱정하는 것은 아무래도 지나치다. 미국 국립과학원도 갈증 여부로 수분 공급을 조절할 것을 제안하고 있다.

물도 너무 많이 마시면 병이 될 수 있다. 그 대표적인 것이 심부전과 신장 질환이다. 중증 심부전의 경우 물의 과잉 섭취는 매우 위험하다. 물을 너무 많이 마시면 콩팥이 물을 빨리 처리할 수 없게 된다. 그러면 혈액의 나트륨이 희석되어 생명이 위험해질 수 있다.[21]

한방에서는 물을 너무 많이 마셔 몸속에 수분이 쌓인 상태를 수독水毒이라고 부른다. 물의 과잉 섭취로 나타나는 질환에는 메니에르병 어지럼증, 난청, 귀 울림 등이 반복되는 병이나 수양성 설사, 편두통, 천식, 습진, 비염 등이 있다.

그렇다면 물은 어떻게 마시는 것이 좋을까? 상식대로 먹으면 된다. 즉, 목마르면 마시고, 그렇지 않으면 마시지 않는 것이다.

적당한 물 섭취량은 나이와 건강 상태, 계절에 따라 달라진다. 예를 들어, 성인 남성의 경우 하루에 약 2리터의 수분을 잃는다. 그러나 '대사수'우리 몸의 대사에 필요한 물라는 몸속에서 만들어지는 물이 0.5~0.8리터가 있으므로, 이것을 제외한 1.2~1.5리터만 물로 섭취하면 충분할 듯하다.

각자에게 적절한 물 섭취량은 소변의 농도를 관찰하면서 스스로 조절하면 된다. 평소보다 소변색이 진하면 물을 좀 더 많이 마시면 된다.

한 가지 주의해야 할 점은 물의 온도다. 지나치게 찬물은 좋지 않다. 찬물을 마시면 몸이 차가워지고, 콩팥의 기능이 떨어진다. 물은 체온과 비슷해질 때 삼키는 것이 좋지만, 그 온도에 지나치게 민감할 필

---

21) 같은 책, p.326.

요는 없다. 어떤 면에서는 섭취하는 물의 온도가 다양한 것이 오히려 우리 몸에는 더 좋다. 우리 몸은 새로운 환경에 적응하는 과정에서 면역력을 키우기 때문이다. 일정한 온도의 물만 마시면 우리 몸의 대응력은 그만큼 떨어질 수밖에 없다.

물의 10가지 활용법

물의 종류	효능 및 활용방법
생숙탕 1	끓인 물과 찬물을 섞은 것을 말한다. 볶은 소금을 넣어 한두 되 마시면 숙식(宿食)이나 악독한 것을 토해내게 한다.
생숙탕 2	몸속의 독을 뽑아낸다. 술에 취했을 때 생숙탕에 몸을 담그면 술 냄새로 가득하게 된다.
음양탕	끓인 물과 찬물을 섞은 것을 말한다. 건곽란을 치료하고, 숙식과 독이 있는 것을 토해내게 한다.
지장수 (地漿水)	황토에 물을 붓고 휘저어 탁하게 한 뒤 하룻밤이 지나면 생기는 맑은 윗물을 말한다. 중독되어 답답한 것과 온갖 독을 풀어준다.
무근수 (無根水)	산골짜기에 새로 패인 구덩이 속의 물을 말한다. 토기(土氣)를 내포하고 있으므로 비기(脾氣)를 고르게 하는 약을 달이는 데 쓸 수 있다.
증기수 (甑氣水)	밥을 한 시루 덮개에 맺힌 물을 말한다. 이 물을 받아 머리를 감으면 머리카락이 잘 자라고 촘촘해지며 검게 되고 윤기가 난다.
급류수 (急流水)	여울의 빨리 흐르는 물을 말한다. 대소변을 나오게 하는 약이나 정강이 이하의 풍을 치료하는 약을 달일 때 쓴다.
역류수 (逆流水)	거슬러 돌아 흐르는 물을 말한다. 거꾸로 흐르는 성질이 있으므로 담음을 토하게 하는 약에 타 쓴다.
천리수 (千里水)	멀리서 흘러오는 강물을 말한다. 병치레 후 허약해진 데 주로 쓰되, 수없이 휘저은 뒤에 쓰면 탕약을 달이는 데 효과가 있다.
순류수 (順流水)	순순히 흐르는 물을 말한다. 하초·허리·무릎의 병증을 치료하고, 대소변을 나오게 하는 데 쓴다.

동의보감

자연치유의 법칙

5

흐르는 물은 썩지 않는다

"모든 것이 제멋대로 구르는 듯해도 사실은 하나로 얽혀 있다네.
하늘 향기 은은히 퍼져나가니 그 품에 지구가 휘감기누나.
변화하고 진동하는 저 힘이 바로 내 생명의 원천
오늘도 먼동이 트는 아침에 거룩한 생명의 옷을 짜고 있노라!"

괴테(J. W. Goethe)

01

혈류가 흐르면 통증이 없다

"피부를 씻은 후 부항을 붙여 독을 거두어들인다. 이미 곪았으면 고름을 밀어내고 통증을 멎게 해야 하니 아침저녁으로 씻어 독기가 나가게 한다. 고름이 다 사라진 후에는 새살이 나고 딱지가 지게 하는 순서로 치료한다."

宜宣熱拔毒, 外以洗滌角付, 以斂其暈. 已潰則排膿止痛, 朝夕洗滌, 以舒毒氣. 膿盡則生肌付痂, 次第施治(『東醫寶鑑』≪雜病≫篇 卷7 癰疽).

『동의보감』≪잡병≫편에 '통즉불통 불통즉통'痛則不通 不通則痛이란 말이 있다.[1] 통하면 통증이 없고, 통하지 않으면 통증이 있다는 말이다. 우리 건강을 결정적으로 좌우하는 흐름은 혈류다. 혈액이 통하면 통증이 없어지고, 통하지 않으면 통증이 생긴다. 심하게 막히면 생명도 위태로워진다.

---

1) 諸痛爲實, 痛隨利減, 世多以下之爲利. 假令痛在表者實也. 痛在裏者實也. 痛在血氣者亦實也. 故在表者, 汗之則愈, 在裏者, 下之則愈, 在血氣者, 散之行之則愈. 豈可以利爲下乎. 作通字訓則可矣(『東醫寶鑑』≪雜病≫篇 卷1 用藥).

『동의보감』《잡병》편에서는 막힌 혈류를 뚫어주는 방법으로 부항을 소개하고 있다. 부항과 사혈은 막힌 혈류를 즉각적으로 통하게 하는 방법이다. 부항은 진공 컵을 이용해 막힌 곳을 뚫는 것이다. 진공 상태의 컵을 피부에 붙이면 찌꺼기가 표피로 나온다. 이처럼 컵의 압력을 통해 모세혈관을 막고 있는 독어혈을 강제로 뽑아내면 치유가 훨씬 빨라진다.[2]

과거에는 짐승의 뿔이나 도자기, 불을 이용해 진공 상태를 만들었다. 청나라 조학민趙學敏의 『본초강목습유』本草綱目拾遺에서는 화관기火礶氣라는 부항을 이용한 치료법을 소개하고 있다. 불을 이용해 진공을 만들어 몸속의 찬 기운을 뽑아내는 원리다. 이를 '부항기의 화력火力으로 수기水氣를 빼낸다'고 말한다.[3]

오늘날에는 진공 압축기를 활용한 부항을 주로 사용한다. 진공압력을 이용해 모세혈관을 막는 독소어혈를 제거하고 맑은 혈액을 끌어들인다. 모세혈관에 건강한 혈액이 유입되면 백혈구·영양·산소 공급이 활성화되고, 신진대사가 원활해진다. 특히 어혈瘀血이 원인인 건선, 아토피, 습진 등 피부질환에 효과가 크다.

---

[2] 컵에 진공을 걸어주면 피부 조직의 여러 층이 분리되면서 미세한 외상과 찢어짐이 생기고, 유착된 근막에 의해 발생한 어혈이나 모세혈관이 파열되어 그 속에 있던 어혈이 표피로 올라온다.

[3] 중국 강서(江西)의 복건성 일대에서는 도자기 부항기를 사용했는데, 중간 부분은 불룩하게 하고 입구는 좁혀 화기(火氣)가 빠져나가는 것을 막았다고 한다. 주로 풍한(風寒)으로 인한 병에 사용했다. 종이에 불을 붙여 부항 속에 넣고 곧바로 그것을 환부에 붙이면, 불에 의해 진공이 만들어져 부항기가 단단하게 밀착되었다.

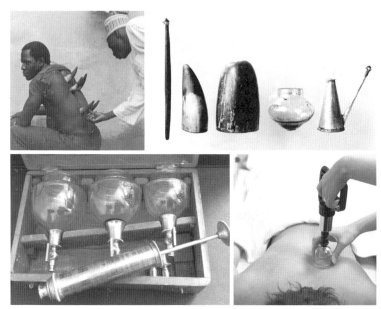

●부항은 인류의 역사만큼이나 오래된 치유방법이다.

　모세혈관이 뚫리면 치유 작용이 강하게 일어난다. 새로운 혈액이 생성되고, 염증이 제거되며, 새로운 세포가 탄생한다. 손상되었던 모세혈관도 재생된다. 경직된 근육이 풀어지고, 젖산의 소모도 촉진된다. 이처럼 통하면 통증이 없어지고 치유를 얻을 수 있다. 『동의보감』에는 '추진치신'推陳致新이라는 말이 여러 번 등장하는데, 묵은 것[陳]을 밀어내고[推] 새것으로 채워[致新] 막히지 않게 하는 것을 치료의 핵심으로 보기 때문이다.

약을 쓰는 방법은 묵은 것을 밀어내고 새것으로 채워 조금이라도 막히지 않게 하는 것이다. 매 순간 새롭게 해 머무르지 않도록 해야 하는데, 의사가 이것을 모르면 이는 치료할 방법이 없다.[4]

묵은 것이 밀려나고 새로운 것이 채워지면 몸은 새롭게 탄생한다. 피부도 놀랄 만큼 좋아진다. 독소가 제거되면 혈액순환이 활성화되어 피부에 영양과 산소가 충분히 공급된다. 이로써 노화세포 제거, 피부장벽 강화, 피부 탄력 증가, 피부 색소 및 주름 개선 등의 결과를 얻을 수 있다.

혈액이 잘 돌면 림프액의 순환도 활발해진다. 림프액은 피부와 직접 연결되어 있다. 표피에 필요한 영양물질은 림프액으로부터 공급받는다. 부항을 통해 혈류를 개선하면 림프의 활성화를 가져

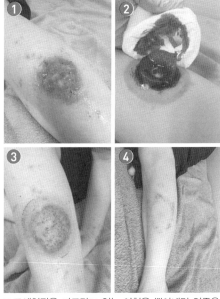

● 모세혈관을 가로막고 있는 어혈을 뽑아내면 염증은 순식간에 잡힌다. 사진은 부항 후 일주일 동안 진행된 변화.

---

4) 醫而不知此, 是妄行也. 劉氏用藥, 務在推陳致新, 不使少有怫鬱, 正造化新新不停之義. 醫而不知此, 是無術也(『東醫寶鑑』 ≪雜病≫篇 卷1 用藥).

오고, 나아가 주름 개선, 탄력 증가, 화이트닝 효과도 얻을 수 있다.

혈관을 막는 오염물질을 더 강력하게 뽑아내는 방법은 사혈5)이다. 사혈이야말로 '통즉불통 불통즉통'을 눈앞에서 볼 수 있는 치유법이다. 모든 문제의 근원이 되는 어혈을 빼내면 그 순간 문제가 해결되기 때문이다. 『동의보감』 곳곳에서도 사혈법과 효능을 설명하고 있다.

침으로 째고 부항을 붙여 독혈毒血을 다 빼내면 아주 좋다.6)

상처의 상부를 베실로 동여매 독혈이 전신에 퍼지지 못하게 한 후, 침을 여러 군데 찔러 부항을 붙이고 악혈을 빼낸다.7)

소아의 … 태독8)은 가는 침이나 사기 바늘로 찔러 나쁜 피를 빼내는 것이 가장 좋다.9)

---

5) 침을 찔러 어혈을 뽑는 방법이다.

6) 下針付缸, 盡出毒血, 極妙(『意方合部』卷1 肩背部).

7) 卽時傷處上部, 布條緊紮, 毒血全身蔓延不後, 針亂刺缸付, 惡血吸出(『東醫寶鑑』≪雜病≫篇 卷7 癰疽).

8) 태독은 젖먹이의 몸이나 얼굴이 진물이 흐르며 허는 증상을 말한다. 이보다 약한 정도를 흔히 태열이라고 부른다. 태아가 뱃속에 있을 때 독소에 오염되어 태어나자마자 염증이 생기는 것이다. 주로 어머니가 좋지 않은 음식을 지나치게 먹었을 때 나타난다. 그러나 최근에는 유해화학물질이 침투한 경우에 더 많이 나타나고 있다.

9) 初生, 遍體發丹毒, 赤腫遊走, 若入腹入腎, 則必死. 名曰赤遊, 乃胎毒也. 宜以細鍼或砂鍼, 隨赤暈周唈, 刺出惡血(『東醫寶鑑』≪雜病≫篇 卷10 婦人).

한 노인이 혀뿌리가 부어올랐다. 피침鈹針10)으로 8~9회 찔러 약 두세
잔 피를 뽑으니 부은 것이 가라앉고 통증이 감소했다.11)

　지석영의 『단방비요』單方祕要에도 '침을 여러 군데 찔러 부항을 붙
이고 악혈을 빼낸다'는 내용이 있다.12) 실제로 아토피 등 피부질환 부
위에서 사혈을 하면 핏덩어리가 나온다. 이것을 흔히 어혈이라 한다.
이는 백혈구·적혈구·혈소판의 노폐물이나 유해독소 등이 엉겨 붙어
있는 것이다. 이 같은 어혈이 혈관을 막고 있다는 것은 건강에 이상이
생겼다는 것을 의미한다. 붉은 얼굴, 다크서클, 보랏빛으로 변한 잇몸,
혈관이 붉게 두드러지는 현상, 손바닥의 붉은 반점, 치질, 하지정맥류
등은 모두 어혈과 관계가 있다.13)
　『동의보감』에서는 넘어지거나 맞거나 높은 곳에서 떨어질 경우
어혈이 생길 수 있다고 말하며, 어혈이 쌓인 것을 축혈이라 칭한다.14)

---

10)　비침(鈚針)이라고도 부르는 침의 한 종류로 검처럼 생겼으며, 고름집을 째는 데
　　사용된다.
11)　一老人, 舌根腫起, 漸至滿口, 勢甚凶. 戴人曰, 血實者, 宜決之. 以鈹鍼, 日砭八九
　　次出血, 約二三盞, 漸覺腫消痛減. 夫舌者, 心之外候, 心主血, 故血出而愈(『東醫
　　寶鑑』≪外形≫篇 卷2 口舌).
12)　針亂刺缸付, 惡血吸出(『單方祕要』≪經驗新≫編).
13)　어혈도 색과 농도에 따라 미묘한 차이가 있다. 검은 빛에 가까울수록 오염도가
　　심하다고 생각하면 될 듯하다. 보통은 붉은색 푸딩 같은데, 푸딩의 색이 검은색
　　에 가깝다면 문제가 조금 더 심각하다. 이보다 조금 더 문제가 있는 어혈은 까만
　　색 좁쌀처럼 파편화된 것인데, 이는 오랫동안 축적된 어혈이다.
14)　跌撲墜墮, 以致血瘀腰痛. 蓄血, 即瘀血積蓄也(『東醫寶鑑』≪外形≫篇 卷3 腰).

그리고 어혈이 쌓이면 눈이 어두워지고, 귀가 먹으며, 정신이 없고, 잘 잊어버리는 증상이 생긴다고 말한다.15) 어혈의 색에 대해서도 다음과 같이 설명하고 있다.

> 새로 나온 피는 선홍색이고, 오래된 피는 엉거 있으며 검은색이다. 또 풍증에는 색이 푸르고, 한증에는 검게 되며, 서증暑證에는 붉고, 습증에는 그을음이나 초가집 위에서 흘러내린 물의 색과 같다.16)

어혈에 대해 '생혈이 공기 중에 노출되어 굳어진 것'이라는 주장도 있다. 하지만 어혈은 나오는 순간부터 이미 끈적끈적한 젤리 같은 상태다. 생혈도 온도가 내려가면 응고가 되지만 어혈처럼 굳어지지는 않는다.17)

어혈을 뽑는 위치도 다르다. 사혈은 모세혈관에 쌓인 죽은 피를 뽑는다. 동맥이나 정맥에 흐르는 맑은 피를 뽑는 것이 아니다. 어혈은 좁은 모세혈관에 머물러 있다. 흐르지 않고 머물러 있으니 썩을 수밖에 없고, 결국 염증이 생긴다.

어혈의 원인은 여러 가지가 있겠지만, 가장 심각한 염증을 일으키

---

15) 蓄血外證, 痰嘔燥渴, 昏瞶迷忘, 常喜湯水漱口(『東醫寶鑑』≪內景≫篇 卷2 血).

16) 新血鮮紅, 舊血瘀黑. 又曰, 風證色靑, 寒證色黯, 暑證色紅, 濕證色如烟煤, 屋漏水(『東醫寶鑑』≪內景≫篇 卷2 血).

17) 생혈은 온도가 내려가야 응고되지만 어혈은 나오면서부터 굳어진다. 젤라틴처럼 걸쭉한 피가 나온다고 보면 된다. 또 휴지로 닦았을 때, 흡수되는 것은 생혈, 흡수되지 않는 것은 어혈이라고 볼 수 있다.

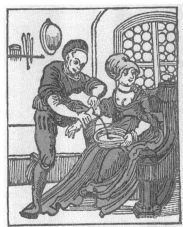
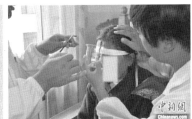
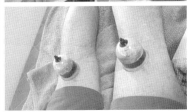

● 서양이나 중국, 몽골 등에서는 정맥에서 피를 뽑기 때문에 출혈량이 많다. 반면 한국에서는 모세혈관에서 사혈을 하기 때문에 출혈량도 적고, 어혈만 골라 뽑아낼 수 있다.

는 어혈은 스테로이드가 산화된 물질이 주원인이다.[18] 연고 등으로 몸에 들어온 스테로이드가 혈액을 엉키게 함으로써 염증을 발생시키는 것이다. 이 경우 스테로이드가 엉켜 있는 어혈만 제거하면 회복 속도는 무척 빠르다.

한편 국내에서 활용되는 사혈법은 정맥 사혈법과 다르다. 모세혈

[18] 아보 도오루, 오니키 유타카, 『내 몸을 살리는 면역의 힘』, 이진원 역(서울: 부광, 2007), p.108. 스테로이드는 본래 우리 체내에서 만들어지는 부신피질 호르몬으로, 몸의 상태를 조절하는 역할을 한다. 인체 내에서는 콜레스테롤을 원료로 해이 스테로이드를 만들어낸다. 우리가 사용하는 것은 합성 스테로이드인데 이 역시 콜레스테롤을 합성해 만든다.

관 사혈법은 생혈의 손실을 최소화하면서 어혈은 제거할 수 있다. 특히 피부질환 사혈의 경우, 위험성은 현저히 낮은 반면 효용성은 매우 크다. 가벼운 가려움증부터 심각한 피부염까지 사혈과 부항법을 활용한다면 치유를 현저히 앞당길 수 있다.

물론 사혈은 위험한 시술이다. 사혈법을 함부로 시행하는 것은 옳지 않다. 사혈법을 배웠더라도 절대 타인에게 시술해서는 안 된다. 오직 자신이나 가족만을 위해 활용해야 한다. 타인에게 사혈하는 것은 불법이다. 가족에게 사혈하더라도 한 달에 한 번 정도에 그쳐야 한다. 또 한 곳에서 3회 이상 사혈하는 것은 위험하다. 과다한 사혈은 생명을 위태롭게 한다는 점을 명심해야 한다.

혈액순환을 도와주는 단방 10선選

약재	효능 및 활용방법
부들의 꽃가루 [蒲黃]	어혈을 깨뜨리려면 생것을 쓰고, 혈을 보하려면 볶아서 쓴다. 찬물에 2~3돈을 타 먹는다.
궁궁이 뿌리 [芎藭]	혈을 잘 흐르게 해 온갖 실혈을 치료한다. 달여 먹거나 가루 내 먹는다.
당귀(當歸)	혈을 조화시키고 잘 흐르게 하며, 혈을 기른다. 천궁과 당귀를 합하면 궁귀탕이 되는데, 이는 혈약(血藥) 중에서 가장 좋다.
엉겅퀴 뿌리 [大小薊]	모든 혈병을 치료한다. 어혈을 깨뜨리고 지혈한다. 생것을 찧어 즙을 내 작은 잔으로 한 잔씩 마시거나, 꿀을 조금 타 마신다.
울금(鬱金)	나쁜 피를 깨뜨린다. 가루 내 생강즙이나 술에 타 먹는다. 가 루 낸 것을 부추즙에 타 먹으면 담혈이 저절로 없어진다.
백급(白芨)	육혈, 토혈, 해혈, 타혈, 각혈을 치료한다. 찬물에 가루를 3돈 씩 타 먹으면 신묘하게 낫는다. 미음에 타 먹어도 된다.
연근 생즙 [生藕汁]	어혈을 녹이고 모든 출혈을 멎게 한다. 즙을 내 마신다. 생지 황즙이나 뜨거운 술과 섞어 먹어도 된다.
부추즙 [韭汁]	가슴속에 어혈이 뭉친 것을 없애준다. 즙을 내 3~4잔을 차 갑게 마시면 가슴이 답답해 불편하다 저절로 낫는다.
온갖 피 [諸血]	혈이 부족한 것을 보한다. 얼굴에 핏기가 없는 사람은 생피 를 마셔야 한다. 육축(六畜), 노루, 사슴 중 어느 것의 피라도 괜찮다.
무즙 [蘿蔔汁]	모든 혈병을 치료한다. 무즙에 소금을 약간 넣거나 술과 섞 어 마시면 피가 멎는다.

02
혈이 약해지면 머리카락도 약해진다

"혈이 성하면 머리카락이 윤택하고, 혈이 쇠하면 머리카락이 쇠한다. 혈에 열이 있으면 머리카락이 누렇고, 혈이 상하면 머리카락이 희어진다."

血盛則髮潤, 血衰則髮衰, 血熱則髮黃, 血敗則髮白(『東醫寶鑑』 ≪外形≫篇 卷4 毛髮).

　　　　　　　　어떤 조사에 의하면, 오늘날 대한민국에서 탈모로 고민하는 사람이 무려 1천만 명에 달한다고 한다. 이 정도면 탈모가 없는 사람이 오히려 이상할 정도다. 탈모가 왜 이렇게 갑자기 급증했을까? 탈모의 진짜 원인은 무엇일까?

　조선시대에는 탈모가 거의 없었던 것 같다. 『동의보감』도 탈모에 대해서는 다루지 않는다. 다만 『동의보감』은 머리카락의 상태가 혈액과 관계가 있다고 보았다. 물론 탈모는 혈액과 직접적으로 연결되어 있다. 혈액을 통해 영양분과 산소가 공급되어야 모발이 튼튼해진다는 것은 명확한 사실이다. 따라서 탈모 방지법 가운데 두피 마사지가 필수로 자리 잡은 것은 당연하다.

하지만 만약 경추목의 이상으로 두피 쪽으로 흐르는 혈관이 눌리는 것이라면 어떨까? 목에서부터 혈관이 막혔는데 두피를 마사지하는 것이 무슨 의미가 있을까? 실제로 원인 모를 탈모로 고생하던 이모 씨의 경

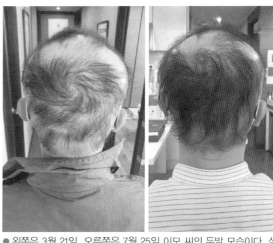

● 왼쪽은 3월 21일, 오른쪽은 7월 25일 이모 씨의 두발 모습이다. 샴푸 대신 비누로 머리를 감고, 두피에는 자미원 겔을 발라주었다. 그리고 거북목을 교정했다. 그러자 탈모가 현저히 개선되었다.

우, 거북목을 교정한 후 탈모가 현저히 개선되었다. 물론 샴푸를 버리고 비누로 머리 감는 것을 병행했다.

혈액이 오염되어도 탈모가 발생할 수 있다. 그렇다면 두피의 혈액을 오염시키는 원인은 무엇일까? 샴푸에 들어 있는 온갖 종류의 화학 물질과 합성계면활성제가 주범이다. 이것들이 혈액을 오염시키고 모낭을 파괴해 탈모를 유발한다. 그렇다면 해결책은 분명하다. 샴푸만 버리면 된다. 이 방식이 효과적이라는 것은 '노푸'no-poo를 통해 입증되었다.19) 할리우드 스타 조니 뎁, 기네스 펠트로, 로버트 패틴슨을 비

---

19) 노푸는 샴푸 등 세정제를 사용하지 않고 물로만 머리를 감는 방식으로, 베이킹파

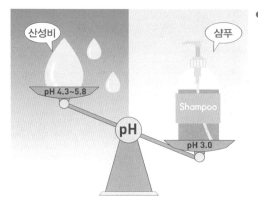

● 샴푸는 산성비보다 산도가 더 높다. 산성비가 탈모를 유발한다는 것은 알고 있으면서, 합성계면활성제 덩어리인 샴푸가 탈모를 유발할 수 있다는 사실은 왜 믿지 않을까?

롯해 영국의 해리 왕자 등이 노푸족으로 알려져 있다.

노푸를 실천하면 두피의 피지와 먼지 등이 깨끗이 제거되지 않는다고 지적하는 사람들이 있다. 세정력이 없어 모공에 피지가 계속 축적되어 염증을 유발한다는 것이다. 하지만 노푸를 실천하는 사람들은 두피가 더 깨끗해지고 건강해졌다고 입을 모은다. 어떤 주장이 옳은 것일까? 이론보다는 실제적인 결과가 더 중요하다고 본다. 아직까지 노푸로 염증이 생긴 경우는 없었다. 두피 보호, 환경 보호, 비용 절감을 동시에 이루는 것이 노푸다.[20]

그렇다면 샴푸에는 무엇이 들어 있으며, 어떤 작용을 하길래 머리

우더나 베이킹소다, 식초 등 천연 재료를 사용한다.

[20] 노푸를 실천하는 것은 쉽지 않다. 그러나 끈적거리고 냄새가 나는 것 같은 불편함이 있다면 비누를 이용하면 된다. 또 헹굼 물에 식초 몇 방울만 떨어뜨리면 뻣뻣한 머리카락도 부드러워진다.

카락이 빠질까? 샴푸는 물, 합성계면활성제, 프탈레이트, 점도조절제, 실리콘 등이 주성분이다. 이 중 합성계면활성제는 두피와 모근에 치명적인 손상을 입힌다. 두피가 손상을 입으면 모근도 자연스럽게 약해진다. 그러면 머리카락은 힘을 잃고 가늘어지다 빠지기 시작한다. 만약 두피가 건조하거나 가렵고 뾰루지가 자주 생긴다면, 또는 머리카락이 뭉텅이로 빠지거나 모발이 가늘어진다면 샴푸 사용을 중단하는 것이 좋다.

샴푸에 들어 있는 합성계면활성제는 피부장벽을 뚫고 체내에 침투한다. 또 머리카락의 표면을 덮고 있는 큐티클이라는 모발 세포도 변형시키고 파괴한다. 이 같은 사실은 과학적으로도 규명되었다.

합성계면활성제가 주공격 대상으로 삼는 것은 피부장벽이다. 피부장벽이 파괴되면 모낭이 위험해진다. 모낭은 머리카락 생성에 관여하는 모든 세포가 집결해 있는 곳이자, 머리카락을 생성하는 곳이다.

합성계면활성제는 모낭까지 손쉽게 침투할 수 있다. 합성계면활성제가 침투하면 모낭 세포가 죽고, 머리카락이 가늘어진다. 머리카락을 만드는 데 100개의 세포가 필요하다고 할 때, 50개가 손상되면 나머지 50개로 머리카락을 만들어야 한다. 머리카락은 힘을 잃고 가늘어질 수밖에 없다.[21]

더욱 심각한 문제는 두피가 화학성분의 침투 통로가 된다는 점이

---

21) 박철원, 『샴푸와 주방세제의 유해물질들』(서울: 북랩, 2014), pp.91-95. 샴푸에 들어 있는 라우릴 설페이트(Lauryl Sulfate)의 농도는 물고기 치사량 농도보다 약 65,000~130,000배나 더 높다고 한다.

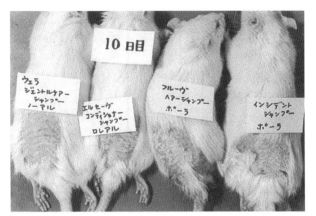

● 부분적으로 털을 민 생쥐 피부에 샴푸를 바르고 7일, 10일, 15일 단위로 관찰한 결과, 15일째 되던 날 생쥐들은 모두 죽었다.

다. 특히 어린이의 모공은 흡수율이 높다. 소량의 계면활성제도 위험하다. 어릴 때부터 샴푸를 사용하면 화학물질 체내 침투까지 감수해야 한다.[22]

　산모도 위험하기는 마찬가지다. 화학물질은 태반을 쉽게 통과할 수 있다.[23] 산모가 화장품이나 샴푸를 사용하면 태아에게도 그 안에

---

22) 일본의 한 실험에서 부분적으로 털을 민 생쥐 피부에 샴푸를 바르고 7일, 10일, 15일 단위로 관찰했다. 샴푸를 바르고 7일이 지나자 피부가 빨갛게 부어오르고 염증이 생겼다. 10일 후에는 피부가 짓무르기 시작하고 고름이 생겼으며, 15일째 되던 날 생쥐들은 모두 죽었다.

23) 1980년대 코카인에 중독된 유아들이 출생한 이른바 '크랙 베이비'(crack baby) 사건은 미국 사회에 큰 충격을 안겨주었다. 임신 중 산모가 복용한 정제 코카인에 태아가 중독되었던 것이다.

있는 성분이 그대로 전달된다. 일본의 한 산부인과 관계자에 따르면, 양수에서 산모가 평소 즐겨 사용하던 샴푸 냄새가 났다고 한다.24) 계면활성제와 인공 향료 덩어리인 샴푸가 두피를 통해 침투, 태반을 거쳐 양수에 들어간 것이다.

샴푸는 생쥐의 등에 도포할 경우 1/3이 피를 토하면서 죽을 정도로 독성이 강하다. 우리는 이처럼 강한 독성을 가진 물질로 수십 년 동안 머리를 감아온 것이다. 그나마 인체의 생명력이 강하기 때문에 이 정도라도 지켜온 듯하다.

천연 성분으로 만들었다 해도 다 믿을 수는 없다. 천연유래

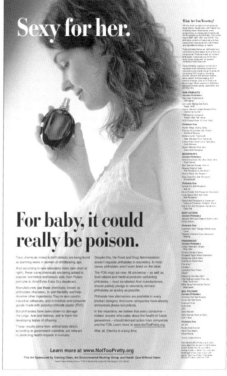

● 향수나 샴푸의 달콤한 향기는 프탈레이트라는 합성화학물질이 만들어내는 것이다. 미국 〈뉴욕타임스〉에 실린 이 광고는 프탈레이트의 위험성을 경고하고 있다.

계면활성제나 올리브 오일 몇 방울이 첨가되었다고 해서 합성계면활

---

24) 후나세 슌스케, 『의식주의 무서운 이야기』, 윤새라 역(서울: 어젠다, 2014), pp. 226-227.

성제가 들어가지 않는 것은 아니다.[25] 그냥 샴푸에 대한 미련 자체를 버리는 것이 가장 좋다. 단순히 비누로 바꾸기만 해도 되는데, 왜 굳이 순한 샴푸, 천연 샴푸, 탈모 방지 샴푸 같은 것을 찾는지 신기할 뿐이다.

샴푸의 독성이 얼마나 강한지를 보여주는 사례가 있다. 직장 생활 스트레스로 지루성 두피염이 발생했던 이모 씨가 겪었던 일이다. 이 씨는 지루성 두피를 해결하기 위해 순하다는 탈모 전용 샴푸와 주변에서 좋다고 권하는 샴푸를 번갈아 사용하게 되었다. 그러나 상태는 전혀 호전되지 않았고, 오히려 시간이 갈수록 염증이 생기기 시작했다. 어느 날부터는 뒤통수 쪽의 염증으로 베개도 베지 못할 정도가 되었다. 똑바로 누울 수조차 없어 옆으로 누워 자야 했다. 그러다 이 씨는 우연히 알게 된 자미원 헤어 비누로 머리를 감기 시작했다. 그리고 빨갛게 염증이 생긴 두피 곳곳에 자미원 미스트를 뿌렸다. 미스트를 뿌린 다음 날, 염증에 노랗게 딱지가 앉고 떨어지기 시작했다. 그전까지는 머리카락을 만지지 못할 정도로 통증이 심했는데 이젠 견딜 수 있는 수준이 되었다. 염증 부위는 붉은색으로 남아 있었지만, 진물과 비듬이 없어지고 머리 냄새도 거의 사라졌다. 심한 지성 두피였는데, 비누 사용 뒤에는 유분기도 느껴지지 않았다고 한다.

그런데 이 씨는 어쩌다 이렇게 심한 두피염을 겪게 되었을까? 이

---

25) 리타 슈티엔스, 『깐깐한 화장품 사용 설명서』, 신경완 역(서울: 전나무숲, 2009), pp.182-183.

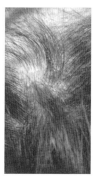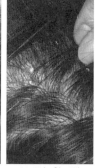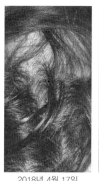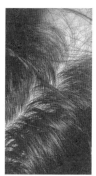

2018년 4월 15일	2018년 4월 16일	2018년 4월 17일	2018년 4월 18일
염증으로 두피에 진물이 흐르고 있다.	자미원 미스트를 뿌리자 염증에 노란 딱지가 앉기 시작했다.	헤어 비누와 미스트의 사용으로 염증과 딱지가 사라져가고 있다.	진물과 비듬이 없어지고 머리 냄새가 느껴지지 않는다.

씨는 지성 두피의 경우 샴푸를 두 번 해야 된다고 들었다고 한다. 한 번은 애벌 샴푸를 하고, 두 번째는 손가락으로 슬슬 문지르는 방법이었다. 또 샴푸를 도포한 후에 1분 정도 두피에 머무르게 하라는 것도 착실하게 지켰다. 지루성 두피염을 앓고 있는 염증 부위에 독소가 얼마나 많이 침투했을지 충분히 짐작되고도 남는다.

가장 좋은 방법은 노푸지만 사실상 실천이 쉽지만은 않다. 이럴 때는 비누로 머리를 감고, 헹굼 물에 식초를 몇 방울 떨어뜨려 사용하면 된다. 그래도 머리카락이 뻣뻣하다면 린스를 사용하는 것은 괜찮다. 다만 린스는 오로지 머리카락에만 바르고 두피에는 닿지 않도록 조심해야 한다.

모발에 좋은 단방 10선選

약재	효능 및 활용방법
반하(半夏) 뿌리	눈썹과 머리카락이 빠져 다시 나지 않는 것을 치료한다. 생강으로 세 번 문지른 뒤, 반하 생것을 가루 내 흰 참깨기름에 개어 바른다.
우슬(牛膝)	머리가 희어지지 않게 한다. 달여 먹거나 술을 빚어 먹어도 좋다.
하수오 (何首烏)	수염과 머리카락을 검게 한다. 가루 내 먹거나, 환으로 먹거나, 술을 빚어 먹는다.
파초유 (芭蕉油)	머리카락이 빠지는 것을 치료한다. 머리에 바르면 머리카락이 자라고 검어진다.
회화나무 열매[槐實]	오래 먹으면 수염과 머리카락이 세지 않는다.
검은 참깨 [胡麻]	생것으로 기름을 짜 머리에 바르면 대머리에서도 머리카락이 난다. 잎을 달여 머리를 감으면 머리카락이 자란다.
순무 씨 [蔓菁子]	기름을 짜 머리에 바르면 희끗희끗한 머리가 검어진다.
한련초 (旱蓮草)	머리카락이 자라게 하고, 흰 머리를 검게 한다. 음력 6월에 캐 즙을 낸 뒤 생강즙과 꿀을 넣고 졸여 고를 만들어 한 숟가락씩 술로 먹는다.
양분(羊糞)	머리카락이 빠지는 것을 치료한다. 불에 태운 재를 걸러낸 물로 머리를 감으면 머리카락이 나고 검어진다.
돼지 목덜미 기름[猪鬐膏]	머리카락이 빠지는 데 주로 사용한다. 섣달에 잡은 것의 기름을 불에 녹여 발라주면 머리카락이 난다.

03

척추는 몸의 근본이다

"허리는 신腎의 상태가 밖으로 드러나는 곳이다. 우리 몸은 허리에 의지해 움직이며 개합작용을 한다. 이렇게 모든 경맥이 신장을 관통하고 요추에 이어지니 비록 외감·내상 등 병은 다를지라도 반드시 신이 허한 다음에야 사기가 들어온다."

腰者, 腎之外候, 一身所恃, 以轉移開闔者也. 然諸經, 貫於腎, 絡於腰脊, 雖外感內傷, 種種不同, 必腎虛而後, 邪能湊之(『東醫寶鑑』≪外形≫篇 卷3 腰).

척추는 "몸의 큰 뼈"26)로서 우리 몸의 근본이다. 병의 치료는 근본을 바르게 하는 데서 시작된다. 척추를 구성하고 있는 뼈, 디스크, 근육, 인대 등 모든 요소는 상호보완적으로 작용한다. 그래서 어느 하나만 이상이 있어도 제대로 작동되지 않는다.

척추는 앞에서 보면 곧은 직선, 옆에서 보면 S자 곡선 형태를 보인다. 목, 등, 허리의 뼈가 모두 여기에 포함된다.27) 이 중 목을 '경추'頸椎

---

26) 脊骨, 乃一身之大骨也(『東醫寶鑑』≪外形≫篇 卷3 骨).

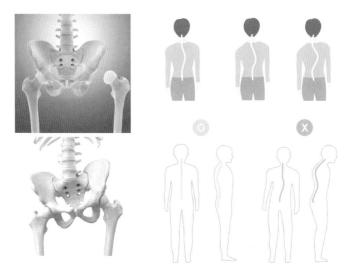

● 고관절이 빠지거나 골반이 틀어지면 연쇄적으로 척추가 휠 수 있다. 척추측만증
이나 거북목도 골반에서 시작되는 경우가 많다. 다리 길이가 다르고, 엉덩이가
아프다면 골반을 의심할 필요가 있다.

라 한다. 경추의 토대는 골반이다. 골반이 어긋나면 그 위에 있는 척추
는 스스로 휘어져 균형을 잡으려 한다. 골반의 어느 한쪽이 올라가면
경추까지 휘어질 수밖에 없다.

등은 '흉추'胸椎, 허리는 '요추'腰椎라 한다. 요추는 앞쪽으로 휘어져
있는 곡선 형태를 하고 있다.

---

27) 척추는 25개의 뼈가 벽돌처럼 쌓여 있는데, 그 분절이 각각 따로따로 움직여 몸
을 유연하게 굽히고 젖히고 비틀 수 있게 한다. 목뼈 7개, 등뼈 12개, 허리뼈 5개,
엉덩이 부분의 천추 1개로 구성되어 있으며, 뼈들 사이에는 디스크가 있다.

척추를 중심으로 하는 등판은 몸의 특정 부위들과 연결되어 있다. 뇌, 다리, 팔, 몸통 등은 등판과 직접 연결되어 있으며, 심장을 비롯해 위, 폐, 중추신경, 좌골신경 등도 마찬가지다. 등판은 몸의 중심에서 각 부위로 통하는 통로가 된다.

척추 신경은 내부 장기에 영향을 미친다. 예를 들어 척추가 어느 한쪽으로 휘면 신경과 혈관을 압박한다. 압박받는 신경혈관과 연결된 내부

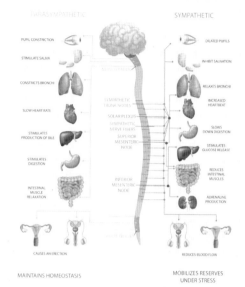

● 척추는 뇌, 다리, 팔, 몸통, 심장은 물론 위, 폐, 중추신경, 좌골신경 등과도 연결되어 있다.

장기는 악영향을 받을 수밖에 없다. 또 위장과 연결된 척추에 문제가 생기면 자주 체하거나 속이 더부룩해진다. 위장이 좋지 않을 때 등 쪽에 통증이 생기거나 소화 장애가 동반되기도 한다.

장기와 척추가 연동되는 이유는 신경이 연결되어 있기 때문이다. 뇌와 몸 전체를 연결하는 신경망은 모두 척추를 통과한다. 따라서 척추에 문제가 생기면 척추뿐 아니라 내장, 팔다리, 신경계 모두에 이상을 초래할 수 있다. 가령 경추가 틀어지면 두통이 오거나 팔이 저리기도 한다. 또 척추에 문제가 생기면 멀쩡하던 무릎이나 다리에 통증이

오기도 한다. 그래서 증상만 보면 자칫 오진하기가 쉽다. 실제로 한 지인이 무릎이 아파 가까운 병원을 찾았더니, 연골이 닳았다며 수술을 권했다고 한다. 그런데 혹시나 해서 서울대병원도 가봤는데 거기선 무릎에는 관심이 없고 척추만 살피더라는 것이다. 결국 무릎과 연동된 척추에 문제가 생겨 통증이 왔던 것임이 확인되었다.

척추에 문제가 생기는 원인 가운데 하나는 혈액순환 장애다. 혈액이 공급되지 않으면 근육이 굳어져 마비가 오고, 척추가 협착되거나 틀어지게 된다. 어혈이 쌓여 혈액을 공급받지 못하는 근육도 이상 반응을 일으킨다. 근육이 틀어지면 연결된 척추혹은 뼈도 변형을 일으키게 된다.

뼈나 근육이 틀어지면 그 속에 있는 혈관과 신경이 압박을 받게 된다. 마치 수도꼭지에 연결된 고무 호스가 꼬이면 물이 원활하게 흐르지 못하는 것과 같다. 통하면 아프지 않고, 통하지 않으면 아프다는 말은 인체 모든 부분에 적용되는데, 특히 골격과 관련해서는 더욱 그렇다.

허리 통증, 두통, 불면증, 우울증, 과잉행동증후군ADHD 등도 경추에 이상이 생겨 발생하는 경우가 많다. 경추 이상은 목 뭉침으로 나타난다. 목 뭉침은 머리부터 어깨까지 이어지는 근육이 굳어 목뼈가 틀어졌다는 것을 의미한다. 이는 단순히 목만이 아니라 전신에 문제가 생긴 것임을 인지해야 한다.

목 뭉침은 거북목이나 일자목 상태로 나타난다. 28) 뒤에서 보면 등이 굽어 있으며, 목뼈가 틀어져 있다. 특히 다리 길이를 보면 목뼈의 상

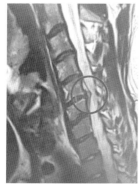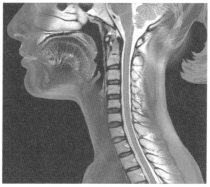

● 경추 이상으로 신경망이나 혈관이 눌리면 뇌에 이상이 생길 수 있다. 왼쪽은 신경과 혈관이 눌려 장애가 생긴 목, 오른쪽은 정상 목.

태를 간단히 확인할 수 있다. 다리 길이가 다르다는 것은 골반이 틀어지거나, 고관절이 빠져 있다는 것을 의미한다. 골반은 척추의 기반이 되는 곳인데, 이곳이 틀어지면 척추는 물론 경추까지 영향을 받는다.

만성적인 두통도 경추 이상을 의심해볼 필요가 있다. 뇌에 가장 많은 정보를 전달하는 곳은 목이다. 목뼈에 있는 근육 내의 근방추筋紡錘29)에서 뇌로 전달하는 정보의 양이 가장 많다고 한다.

만약 목뼈에 이상에 생기면 목에서 뇌로 가는 혈액이나 신경이 눌

---

28) 거북목은 뼈의 문제가 아니라 목뼈 주변을 둘러싼 근육과 인대가 거북목 형태로 굳어진 것이다. 이는 수년에 걸쳐 고정된 잘못된 자세로 인해 이미 목의 근육과 인대가 일자로 바뀌고 뒷목, 어깨, 허리 등에 통증이 생기는 증상을 말한다.

29) 근육 내의 감각 수용체로서, 중추 신경계에 근육의 정보를 전하는 센서이자 중추 신경계에서도 조절하는 신경을 보내는 유일한 센서다.

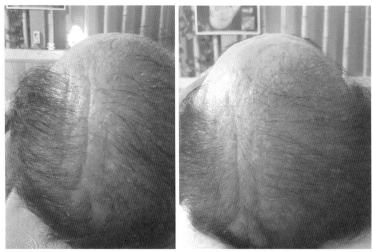

● 경추 이상으로 머리로 가야 할 혈액이 제대로 가지 못하면 두개골이 쪼그라들면서 뇌의 기능이 떨어져 치매를 유발하기도 한다. 반대로 경추가 교정되면 뇌로 혈액이 유입되면서 두개골이 팽팽해진다(카이로프랙틱 전문가 김성환 원장 제공).

려 기억력 감퇴, 판단력 저하, 두통 등이 생긴다. 머리의 병은 가벼운 두통에서부터 뇌종양까지 천차만별이다. 하지만 이 모든 문제의 근원은 하나다. 뇌로 가는 혈류가 막혔기 때문이다.

뇌는 많은 양의 산소와 영양소를 필요로 한다. 근육보다 6배나 많이 먹어치운다. 이것들을 공급해주는 유일한 통로는 혈관이다. 만약 목뼈경추가 어긋나면 혈관이 압박을 받아 혈액 공급에 장애가 생길 수 있다. 그러면 편두통, 목덜미와 아랫목의 통증 및 작열감, 목 디스크로 진행되어 팔이나 손의 힘이 약해지는 증상을 유발하게 된다. 또 곧잘

짜증이 나고, 쉽게 피로해지며, 눈이 자주 충혈된다.

경추 이상은 치매를 유발하기도 한다. 머리로 가야 할 혈액이 가지 못하면 뇌의 기능이 떨어지는 것은 당연하다. 처음에는 기억력이 떨어지기 시작하고 점차 건망증이 심해지다 결국 치매로까지 이어지게 된다.

하루에 혈액이 1%만 줄어도 뇌의 기능은 떨어진다. 뇌에 혈액 공급이 줄어들면 두피에 주름이 생긴다. 머리도 그만큼 줄어들기 때문이다. 반대로 경추를 교정해 혈액 공급이 원활히 이뤄지면 머리의 주름이 펴지고, 뇌의 기능도 다시 살아난다.

하지정맥류도 골반 틀어짐이 원인인 경우가 많다. 하지정맥류는 다리에서 꾸불꾸불하게 혈관이 튀어나오는 혈관질환인데, 혈액을 다리에서 심장으로 올려보내는 판막_{정맥 내 밸브}이 망가져 나타난다고 알려져 있다.

하지만 판막에 모든 책임을 물을 수는 없다. 물론 판막 문제일 수도 있겠지만, 다른 원인도 생각해볼 필요가 있다. 가령 골반이 틀어져 정맥이 눌렸다면 어떻게 될까? 아래에서는 혈액을 위로 올리기 위해 힘을 쓰는데 골반에서 혈관이 눌려 있다면 정맥이 튀어나올 수밖에 없을 것이다. 이런 경우에는 골반을 교정하면 어렵지 않게 하지정맥류가 치유된다.

골반은 척추와 하지를 연결해 체중을 지탱해주는 역할을 한다. 골반이 틀어지거나 고관절이 빠지면 걷는 것이 어려울 정도로 힘들어진다. 또 골반은 내장, 자궁, 난소, 방광 등 중요한 장기를 외부 충격으로부터 보호하는 역할도 한다.

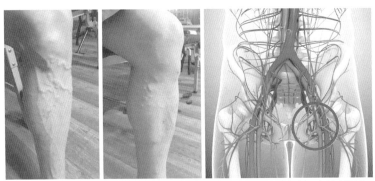

● 우리 몸은 골반 쪽으로 정맥과 동맥이 흐르는데, 골반이 틀어져 정맥이 눌려 압박을 받으면 하지정맥류가 생길 수 있다. 이런 경우에는 골반을 교정해 치유할 수 있다(김성환 원장 제공).

> 관골골반은 뼈의 근본이다. 관골이 크면 뼈가 크고, 관골이 작으면 뼈가 작다.[30]

손이 시리고 쥐는 힘이 떨어지는 증상도 혈액순환 장애가 원인일 수 있다. 손과 심장을 연결하는 근육이 경직되면 정맥 순환에 장애가 일어나 이런 증상이 생길 수 있는 것이다. 이런 경우는 단순하게 혈액순환을 개선한다고 해결되지 않는다. 혈액순환 장애가 혈액에 원인이 있거나 혈관이 좁아져 생긴 것이 아니라, 혈관이 눌려 발생하는 것이기 때문이다. 이때는 혈행개선제보다는 혈관을 압박하는 근육을 풀어

---

30) 靈樞曰, 顑骨者, 骨之本也. 顑大則骨大, 顑小則骨小(『東醫寶鑑』 ≪外形≫篇 卷 3 骨).

주는 것이 해법이 될 수 있다.

뼈가 비뚤어져도 내장의 이상을 초래할 수 있고, 반대로 내장의 이상이 뼈의 이상을 초래하기도 한다. 이는 뼈가 병의 근원이 되기도 하고, 치료의 열쇠가 되기도 한다는 것을 의미한다.

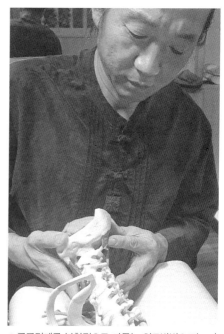

● 근골격계를 복합적으로 다루는 치료방법으로는 카이로프랙틱이 가장 효율적이다. 사진은 30년 이상의 현장 경력을 가진 카이로프랙틱 전문가 김성환 원장.

문제를 해결하기 위해서는 척추를 비롯한 뼈들을 바로잡아야 한다. 빠른 효과를 보려면 교정을 받는 것이 좋은데, '카이로프랙틱'Chiropractic이 가장 효과적인 방법이다. '카이로프랙틱'은 그리스어에서 파생되었는데, 손을 뜻하는 '카이로'chiro와 치료를 뜻하는 '프락시스'praxis의 합성어로, 약물을 사용하거나 수술하지 않고 예방과 유지의 측면에 역점을 두어 신경과 근골격계를 복합적으로 다루는 치료방법이다. 미국에서는 정식 의료법으로 인정받고 있지만, 아직 국내에서는 그렇지 못하다. 주위에서 수소문해 찾을 수밖에 없는 한계가 있으나, 추나요법이나 도수치료 정도로는 교정하기 어려운 뼈 문제를 해결하는 데는 뛰어나다.

교정을 받지 않더라도 체내의 독소 해독은 필수적이다. 독소를 해독하지 못하면, 근육들이 틀어지고 척추도 비뚤어지는 악순환을 거듭하게 된다. 부항, 사혈, 온열 찜질, 마사지 등을 활용하는 것도 좋다. 혈액을 맑게 하는 양파 끓인 물이나 청국장 분말 같은 식품을 많이 먹는 것도 도움이 된다. 발효식품을 많이 먹으면 어혈이 풀어진다.

허리와 뼈에 좋은 단방 10선選

약재	효능 및 활용방법
토사자 (兎絲子)	요통과 무릎이 차가운 것을 치료한다. 술로 삶아 가루 내 따뜻한 술로 2돈씩 먹는다.
우슬(牛膝)	요추의 통증을 멎게 한다. 달여 먹거나 술에 담가 마신다. 어린 잎을 따 쌀과 간장을 넣고 죽을 쑤어 빈속에 먹는 것도 좋다.
오가피 (五加皮)	요추 통증 및 좌섬요통(挫閃腰痛)을 치료한다. 얇게 썰어 술에 담가 먹는다.
두충(杜沖)	요추의 통증 및 좌섬요통을 치료한다.
지황(地黃)	골수를 채우고 뼈에 생긴 병을 치료한다. 환으로 먹거나, 달여 먹거나, 술을 빚어 먹는다.
보골지 (補骨脂)	골수가 상한 데 주로 쓴다. 환으로 먹거나 가루 내 먹으면 좋다.
산초 열매 껍질[川椒]	관절의 한습으로 인한 비통(痹痛)을 없앤다. 달여 먹거나 환을 만들어 먹으면 좋다.
석곡(石斛)	뼛속의 오래된 냉기와 허손을 치료한다. 환으로 먹거나 달여 먹으면 좋다. 오래 꾸준히 먹으면 뼈가 아프지 않다.
녹용(鹿茸)	근골을 튼튼하게 한다. 구운 뒤 가루 내 술에 타 먹는다.
지모(知母) 뿌리줄기	골증노열(骨蒸勞熱)에 주로 쓴다. 환으로 먹거나 달여 먹으면 좋다.

04
고인 피는 썩는다

"온몸에 두드러기가 돋아 가려움이 멎지 않고, 날씨가 흐리거나 차면 중해지고, 맑거나 따뜻하면 가벼워지는 것은 차가운 기운이 피부로 숨어들어 엉겨 정체된 것이다."
遍身白疹, 瘙痒不止, 天陰日冷則重, 天淸日暖則輕. 此由寒邪伏於肌膚, 凝滯而成(『東醫寶鑑』 ≪外形≫篇 卷3 皮).

피부는 몸의 거울이라는 말이 있다. 예로부터 명의는 피부를 관찰하고 다스리는 것만으로도 병의 원인과 상태를 파악했다고 한다. 피부는 몸속에서 일어나는 변화를 밖으로 드러내기 때문이다.

전설적인 명의 편작扁鵲은 "병이란 내부의 반응이 밖으로 드러나는 것이어서, 피부의 사소한 증상으로도 미래의 예후를 알 수 있다"고 했다. 『동의보감』도 병을 진단하고 치료하는 데 중요한 단서를 피부에서 찾는다.

황적색은 풍증이고, 청흑색은 통증이 있는 것이고, 백색은 한증이다. 누렇게 윤기가 돌면 고름이 있고, 적색이 심하면 혈증이다. 얼굴 부위에 나타나는 색의 뜨고 가라앉음을 살펴 병의 깊이를 알고, 윤기를 보아 병의 경중을 안다.31)

『동의보감』에 의하면 피부 염증은 차가운 기운이 혈액을 엉키게 해 정체시킨 것이 원인이다. 따라서 엉켜 정체된 혈액을 풀어주면 병은 저절로 치유된다. 중국 청나라 때 간행된 『본경소증』本經疏證에도 "피 속에 응결한 것이 흩어지면 움직여야 할 것이 저절로 순행한다. 이것은 자연스러운 흐름을 유도할 뿐이지 억지로 강행하는 것이 아니다"32)라고 기록되어 있다.

혈액이 흐르지 않고 정체되면 문제가 발생한다. 따라서 흐르게 하면 문제를 해결할 수 있다. 이런 논리에 따르면, 피부질환은 독소가 피를 엉키게 하고, 그 엉킨 피에 염증이 일어난 것이라 볼 수 있다.

만약 장이 좋지 않아 피부에 발진이 생겼는데 연고만 바르면 어떻게 될까? 발진은 진정되겠지만 독소를 더 많이 쌓는 결과로 이어질 것이다. 중요한 것은 피부염의 근본원인을 알아내는 것이다. 상한 음식이 원인일 수도 있고, 계면활성제의 독성이 침투해 일어난 발진일 수

---

31) 黃赤爲風, 靑黑爲痛, 白爲寒. 黃而膏潤爲膿, 赤甚爲血. 五色各見其部, 察其浮沈, 以知淺深, 察其澤夭, 以觀成敗(『東醫寶鑑』≪雜病≫篇 卷1 審病).

32) 血分之結散, 則當行者自行, 皆自然而然, 非可勉强者鱉甲煎丸, 桂枝茯丸, 溫經湯, 土瓜根散(『本經疏證』卷4 上品).

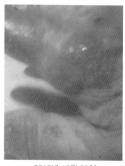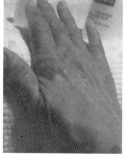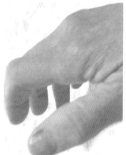

| 2016년 10월 30일 | 2016년 11월 3일 | 2017년 2월 15일 |

● 계면활성제가 피부에 침투해 주부습진에 걸린 김모(59세) 씨의 회복 과정. 주부습진은 계면활성제 독소가 제거되지 않으면 치유되지 않는다.

도 있다.

　경기도 안산의 김모 씨가 겪은 이야기다. 김 씨는 손에 주부습진이 매우 심하고 손이 퉁퉁 부어 심한 통증을 겪고 있었다. 확인해보니 원인은 주방세제계면활성제였다. 김 씨는 우선 자미원 비엔비겔을 이용해 독소를 제거하고, 원적외선 찜질 등을 받았다. 그 결과 4개월 만에 통증이 없어지고 붓기도 빠졌다.

　같은 증상이라도 원인이 무엇인지를 정확하게 파악해야 문제 해결이 빨라진다. 무엇보다 분명한 것은 피부 문제를 해결하기 위해서는 몸속을 들여다봐야 한다는 것이다.

　루푸스lupus라는 병도 마찬가지다. 병원에서는 이를 원인을 알 수 없는 질환이라고 말한다. 피부질환은 병명에 관계없이 '독소로 인해 혈액이 오염되고, 그 오염된 혈액을 정화하기 위해 피부로 독소가 배

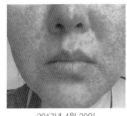 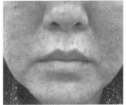 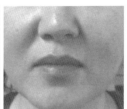

| 2017년 4월 30일 | 2017년 6월 3일 | 2018년 8월 9일 |

● 불치 질환으로 알려진 루푸스가 점차 개선되고 있다. 원 씨는 혈액 검사 결과 아무 이상이 없고, 피로도 많이 사라지고 있다고 한다.

출되는 증상'으로 봐야 한다.

캐나다 교포인 원모 씨의 경우도 마찬가지다. 원 씨는 이민 가기 전 얼굴에 붉은 점 같은 것이 생겼는데, 피부과에서는 스테로이드를 처방해주었다. 그는 증상이 심해질 때마다 연고를 바르고 약을 먹었다. 많이 바르면 빨리 좋아질 것이라고 생각해 심지어 듬뿍 발랐다고 한다. 캐나다 이주 후 염증은 얼굴 전체로 확산되었다.

병원에서는 루푸스라고 진단했다. 인체의 면역계가 자신의 인체를 공격한다는 것이었다. 그래서 스테로이드, 항생제, 항암제를 처방받았으나 상태는 점점 더 악화되었다. 입술 주변에서는 진물까지 흘렀다. 결국 스테로이드를 끊고, 현미식으로 식단도 바꿨으나 조금도 나아지지 않았다. 현대의학으로는 루푸스를 치유할 수 없다는 의사의 말을 듣고 그는 절망에 빠졌다.

2017년 5월 원 씨를 만나게 되었다. 그리고 자연치유를 시작한 지 며칠 만에 장 기능이 좋아지고 변비도 없어졌으며, 손발이 따뜻해지고 얼굴의 염증도 가라앉기 시작했다. 한 달 후, 얼굴의 붉은색은 큰 변화가 없었지만 열감이나 민감함은 줄어들었다. 이후 염증이 있는 부위에서 통증과 함께 진물이 나오는 리바운드 현상이 몇 차례 나타났다.

7월이 되자 얼굴의 붉은색도 옅어지고, 염증도 많이 가라앉고, 통증도 없어졌다. 몸의 피로도 없어지고 건강함을 되찾기 시작했다. 다시 혈액 검사를 받았는데 아무 이상도 발견되지 않았다. 병원에서도 루푸스가 치유된 현상에 대해 궁금해했다고 한다.

현대의학이 모든 병을 치료할 수는 없다. 또 의사의 오진 때문에 고통스러운 결과를 초래하는 경우도 많다. 실제로 의사들은 여섯 번에 한 번꼴로 환자를 오진하고, 오진의 약 절반은 '실제적인 피해'를 입힌다고 한다.

현대의학은 하루가 다르게 발전하고 있지만 발병률은 증가하고 있다. 병으로 인한 사망률은 좀처럼 줄어들지 않는다. 현대의학에 대한 사람들의 신뢰도 점점 떨어지고 있다. 의학은 과거와 같은 믿음을 얻지 못하고 있다. 새로운 질환에 맞서 고군분투하지만 그 결과는 신통치 않다.

앞에서도 언급했지만 약은 인체에 대단히 위험하다. 특히 스테로이드의 위험성은 아무리 강조해도 지나치지 않다. 스테로이드는 피부에 한번 사용하면 시간이 지날수록 독성을 띠게 된다. 스테로이드를 중단하면 증상은 더욱 심해진다. 이것을 리바운드 현상이라고 한다. 리바운드는 치유과정에 나타나는 현상이다. 유해 독소를 체외로 배출하려는 생체 반응이 증상으로 나타난 것이다. 리바운드 현상을 이겨내

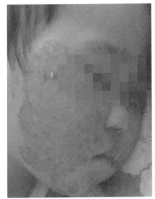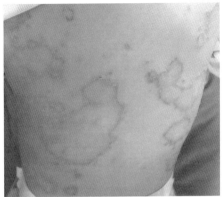

● 스테로이드 연고를 발랐던 부위에서 선을 그린 것처럼 발진이 올라오고 있다.

야 근본적으로 병을 치유할 수 있다. 스테로이드제를 중단하고, 독소를 제거하고, 부신의 기능이 회복되기를 기다리는 것이 최상의 선택이다.

전문가들은 스테로이드는 몸에 축적되지 않는다고 말한다. 몸속에서 자연적으로 해독된다는 것이다. 하지만 스테로이드를 사용한 지 10년이 지나도 염증이 올라오는 경우는 흔하다. 무엇보다 염증이 올라오는 부위는 어김없이 스테로이드를 발랐던 부위다.

스테로이드가 수명까지 단축시킨다는 연구 결과도 있다. 개에게 장기간 스테로이드를 사용했을 경우 나타나는 부작용 가운데 '수명 단축'도 있었던 것이다. 반려동물 통합의학 전문가인 숀 메소니에Shawn Messonnier는 "안타깝게도 수의사와 반려인들은 너무 쉽게 스테로이드를 선택한다. 나는 1년 동안 다른 치료법을 시도했는데도 실패하거나 안락사 외에는 다른 방법이 없을 때만 스테로이드의 장기 처방을 선택한다"고 말했다.

손 메소니에가 제시한 '동물 아토피 치료법의 다섯 가지 기준'은 눈여겨볼 만한데, 인간에게는 이런 기준이 적용되지 못하고 있다는 점이 아쉽다. 이는 아토피를 비롯한 인체의 피부질환을 치료하는 데도 기준으로 삼을 만하다.[33]

- 비용 대비 효과적인 치료법이어야 한다.
- 실천하기 쉬운 치료법이어야 한다.
- 안전한 치료법이어야 한다.
- 부작용을 최소화할 수 있는 치료법이어야 한다.
- 단순히 가려움증과 같은 증상만 완화하는 것이 아니라 근본적인 원인을 해결하는 데 도움이 되는 치료법이어야 한다.

이 다섯 가지 기준 외에 하나를 더 추가하자면, 결과로 입증된 방법을 따르라는 것이다. 세상에서 병보다 더 많은 것이 치료법이다. 아토피의 경우도 100명에게 물으면 100가지 처방이 나온다. 그러다 보니 수많은 방법 사이에서 혼란을 겪다 더욱 악화되는 사례가 많다. 간혹 제대로 된 치유법을 실행하다 중단하는 사람도 있다. 이는 그런 사람들에게 참고할 만한 기준이라 할 수 있을 것이다.

---

33) 손 메소니에, 『개 피부병의 모든 것』, 홍민기 역(서울: 책공장더불어, 2015), pp.91-101.

피부에 좋은 단방 10선(選)

약재	효능 및 활용방법
끓인 소금물 [鹽湯]	가려움증으로 목욕을 할 때는 소금보다 좋은 것이 없다. 소금을 넣고 진하게 달인 물로 목욕을 하면 매우 효과가 있다.
붉은 주토(朱土)	풍진으로 참을 수 없이 가려운 것을 치료한다. 가루 내 찬물에 2돈씩 타 먹거나, 꿀물에 개어 바른다.
망초(芒硝)	모든 반진에 주로 쓴다. 물에 달여 바른다. 염초도 쓸 수 있다.
능소화 (凌霄花)	온몸이 가려운 것이나 은진(두드러기)을 치료한다. 곱게 가루 내 술로 1돈씩 먹으면 곧 낫는다.
자작나무 껍질[樺皮]	폐의 풍독으로 몸이 가려운 데 주로 쓴다. 달인 물을 먹는다.
익모초 줄기, 잎[芜蔚莖葉]	가려운 데 주로 쓴다. 진하게 달인 물로 목욕한다.
쪽잎즙 [藍葉汁]	풍진 및 단독(丹毒)에 주로 쓴다. 마시거나 바르면 좋다.
사철쑥 [茵蔯]	온몸이 가렵고 창이나 옴이 생기려는 데 주로 쓴다. 진하게 달인 물로 씻는다.
박주가리 [蘿摩草]	백전풍(백납)에 주로 쓴다. 줄기 속의 흰 즙을 환부에 붙이고 문질러 살갗을 벗겨낸다. 이것을 세 번 반복하면 낫는다.
소리쟁이 뿌리 [羊蹄根]	역양풍(癧瘍風)을 치료한다. 양제근을 생철 위에 놓고 좋은 식초로 갈아 바른다. 유황 가루를 약간 넣어주면 더욱 묘한 효과가 있다.

05
흐름이 막히면 암이 된다

"부인이 근심하고 노여워하는 마음이 쌓이면 젖가슴에 멍울이 생기는데 아프지도 않고 가렵지도 않다. 5~7년이 지난 후, 밖으로는 자흑색으로 붓고 안으로는 점점 짓무른다. 이것을 유암乳巖이라고 하는데, 조금씩 기혈이 다해 죽게 된다."

婦人積傷憂怒, 乳房結核, 不痛不痒, 五七年後, 外腫紫黑, 內漸潰爛, 名曰乳巖, 滴盡氣血方死. 急用十六味流氣飮(『東醫寶鑑』≪外形≫篇 卷3 乳).

암은 종종 '죽음'과 같은 말로 인식되곤 한다. 암이라는 단어 자체가 공포감을 준다. 원인도 모르고, 사망률이 너무 높으며, 아무도 도와줄 수 없다는 데 공포의 본질이 있다. 암에 대한 공포가 사람을 더 많이 죽게 한다는 말이 있을 정도다.

암에 대한 공포가 큰 이유는 '모르기' 때문이다. 암의 원인부터 해결책까지 그 어느 것도 명확한 것이 없다. 더구나 현대의학의 치료법은 너무 폭력적이다. 사람들은 정작 암보다 그 치료 과정에서 더 많이 생명을 잃는다. 심지어 종양 전문의조차 현대의 암 치료법을 피하는 것이 현실이다.

독일의 생물통계학자인 울리히 아벨Ulrich Abel은 종양 전문의들에게, 자신이나 사랑하는 사람이 암에 걸린다면 어떻게 할 것인지를 물었다. 놀랍게도 50% 이상의 의사가 현대의 항암요법을 받지 않을 것이라고 답했다. 암 전문의조차 자신이나 가족에게는 사용하지 않으려는 것이 항암요법인 것이다.

현대의학은 암의 원인에는 도무지 관심이 없다. 병의 원인은 그대로 둔 채 질병을 치료하는 것이 과연 과학적이고 합리적일까? 암이 어디에서 왔는지, 어떻게 생겨났는지도 모르면서 효과적인 치료가 가능할까?

그렇다면 암은 어떻게 생성되는 것일까? 암과 혈관질환은 비슷한 메커니즘을 갖고 있다. 흐름이 막히면 질환이 되고, 열리면 치유된다. 혈액이나 림프의 흐름이 막혀 발생하는 것이 혈관질환이나 암이다.

암은 별개의 세포가 있는 것이 아니라 기존 세포가 변형되는 것이다. 하나의 세포가 암세포로 전환되는 과정을 살펴보자. 인체에 독소가 침투하거나 노폐물이 쌓이면 혈관이 좁아진다. 그러면 혈액이 제대로 공급되지 않는다. 세포가 생명력을 갖기 위해서는 물과 영양, 산소가 필요한데 그것이 부족해지는 것이다.

이렇다 보니 세포의 생명력은 점점 떨어질 수밖에 없다. 혈관이 좁아지면 림프까지 영향을 받는다. 몸의 청소부 역할을 하는 림프는 늘어나는 노폐물을 치우는 데 힘겨워한다. 시간이 지남에 따라 림프관도 막히기 시작하면서 림프액이 정체된다.

이 상황이 되면 세포는 돌연변이를 일으킨다. 산소 공급 없이도 살수 있는 독특한 세포로 변이를 일으키는데, 이것이 암세포다. 세포의 생존 욕구가 스스로 변이를 일으킨 것이다. 1931년 노벨 생리의학상을 수상한 바르부르크Otto Heinrich Warburg 박사도, "암이 발생하는 데는 단 한 가지의 중요한 원인이 있다. 우리 몸의 세포들이 무산소성 호흡으로 바뀌는 것이다"라고 말한 바 있다.

암의 진행 과정을 간단하게 정리하면 다음과 같다. 먼저 인체에 독소발암물질가 침투하거나 발생한다. 인체는 방어에 돌입한다. 독소가 돌아다니지 못하도록 덩어리로 묶어둔다. 독소 수치가 일정 수준을 넘어서면 혈관이 막힌다. 혈액 공급도 차단된다. 그러면 산소가 부족해지고, 세포는 살아남기 위해 돌연변이를 일으켜 암세포로 바뀐다. 즉, 체내에 독소가 쌓여 혈액이 오염되면 혈관이 막히고, 그러면 영양분과 산소 공급이 되지 않아 암이 발생하는 것이다.

아유르베다Ayurveda 의학 전문가 안드레아스 모리츠Andreas Moritz 는 "암은 질병이 아니다. 그것은 몸이 이용할 수 있는 최후의 생존 메커니즘이다. 암은 절대로 스스로를 파괴하는 신호가 아니다"라고 말한다. 암이 인체의 흐름을 막히게 하는 것이 아니라, 흐름이 막혔기 때문에 암이 생긴다는 것이다. 우리 몸의 독소 수치가 최고 수준에 이르렀을 때, 우리 몸에서 마지막 수단으로 암세포를 동원해 격리시킨 것이 바로 암이라는 설명이다.[34]

---

[34] 안드레아스 모리츠, 『암은 병이 아니다』, 정진근 역(서울: 에디터, 2014), p.90.

암을 유발하는 또 하나의 원인은 마음에 있다. 『동의보감』에서는 '근심하고 노여워하는 마음'이 암을 일으킨다고 보았다.

> 내암은 대부분 우울하거나 분노가 쌓인 중년부인에게 생긴다. 멍울이 아직 터지지 않은 것은 치료할 수 있으나 창이 생긴 것은 끝내 치료하지 못한다.[35]

> 60세의 어떤 부인이 성격이 급하고 질투가 많았다. 갑자기 왼쪽 젖가슴에 바둑돌 크기의 멍울이 하나 생겼는데 통증은 없었다.[36]

> 부인이 근심하거나 성내거나 답답한 것이 오랫동안 쌓이면 멍울이 된다. 이것을 내암嫋巖이라고 한다.[37]

우울하거나 분노가 많은 사람, 성격이 급하고 질투가 많은 사람, 스트레스를 많이 받는 사람이 암에 잘 걸린다는 것이다. 현대의 암 전문의들도 암에 걸리기 쉬운 성격이 따로 있다고 생각한다. 자기 고

---

[35] 嫋巖, 初宜多服疏氣行血之藥, 須情思如意則可愈. 此疾多生於憂鬱積忿中年婦人. 未破者, 尙可治, 成瘡者, 終不可治(『東醫寶鑑』 ≪外形≫篇 卷3 乳).

[36] 一婦年六十, 性急多妬, 忽左乳結一核大如碁子, 不痛. 卽以人參湯, 調靑皮·甘草末, 入薑汁, 細細呷一日夜五六次, 至六七日消矣(『東醫寶鑑』 ≪外形≫篇 卷3 乳).

[37] 婦人憂怒抑鬱, 時日積累, 脾氣消沮, 肝氣橫逆, 遂成隱核, 如鱉碁子, 不痛不痒, 十數年後, 方爲瘡陷, 名曰嫋巖(『東醫寶鑑』 ≪外形≫篇 卷3 乳).

집이나 확신이 지나친 사람, 독점욕이나 명예욕이 강한 사람, 남에게 지기 싫어하는 사람이 암에 잘 걸린다는 것이다. 이런 사람은 병을 고치기도 힘들다. 편작이 제시한 '병을 치료할 수 없는 여섯 가지 경우' 가운데 첫 번째가 '교만하고 방자해 이치에 따르지 않는 것'이다.[38]

이런 마음들은 과도한 스트레스를 유발한다. 스트레스가 암의 주원인이라는 것은 의학적으로도 밝혀진 사실이다. 치료 과정에서도 마찬가지다. 암에 걸렸다는 공포 때문에 사망하는 경우도 많다고 한다. 베이징 국제노화방지의학센터 황여우펑 박사가 30년 동안 매년 200여 구의 병사자 시신을 부검한 결과, 암 환자는 물론 암으로 사망하지만 암에 대한 공포 때문에 사망하는 경우도 많았다고 한다.

2004년 ≪네이처≫Nature지에 하버드 의대 교수 주다 포크만Judah Folkman 박사의 비슷한 논문이 소개되었다. 우연한 사고로 죽은 사람들의 시신을 부검한 결과, 많은 사람의 몸에서 암이 발견되었다고 한다. 그들은 생전에 암으로 진단받은 적이 없는 사람들이었다. 40~50대 여자의 1/3은 유방암, 50~70대 대부분은 갑상샘암, 40~50대 남자의 절반과 70~80대 이상의 거의 대부분은 전립선암이었다고 한다. 이들은 생전에 암 진단을 받지 않았고, 물론 치료도 받지 않았다. 자신이 암에 걸렸단 사실을 전혀 몰랐지만 평생을 문제없이 살아갔

---

38) 扁鵲曰, 病有六不治. 驕恣不倫於理, 一不治也. 輕身重財, 二不治也. 衣食不能適, 三不治也. 陰陽幷, 藏氣不定, 四不治也. 形羸不能服藥, 五不治也. 信巫不信醫, 六不治也(『東醫寶鑑』≪雜病≫篇 卷1 辨證).

다.39)

　실제로 암 치료를 받지 않았을 때와 받았을 때의 생존율은 어떻게 다를까? 하딘 존스Hardin Jones 박사는 의사의 권고를 따르지 않은 환자들을 추적했다. 이 환자들은 항암 치료를 권고받았으나, 거부한 사람들이었다. 이들은 아무것도 하지 않았다. 존스 박사는 이 환자들과 항암 치료를 받은 환자들을 비교했다. 어떤 사람들이 더 오래 살았을까? 놀랍게도 아무것도 하지 않은 사람들이 치료받은 사람들보다 더 오래 살았다.

　런던 성마리아 병원 페트릭 피에트리니 박사는 심지어 현대의 암 치료법에 대해, "항암 치료는 유리창에 앉은 파리를 잡기 위해 망치로 내려치는 것과 같다"고 말했다. 망치를 휘두른다면 파리는 잡을 수 있을지 모르지만 유리창이 어떻게 되겠는가? 폭력적인 암 치료법은 수많은 부작용을 초래할 가능성이 있고, 그로 인해 더 많은 치료가 요구될 수 있다. 이런 치료법에 의해 미국에서만 1년에 최소한 90만 명 이상이 사망한다고 한다.

　세계보건기구WHO 보고서에 따르면, 오늘날 의료 기관에서 이용하는 모든 의학적 치료방법이 의외로 비과학적이라고 한다. 치료법의 85~90%가 증명되지 않았거나 과학적인 연구 없이 시행된다는 것이다. 방사선 치료, 화학요법, 수술과 같은 방법은 암 완치 확률을 28%에서 7% 이하로 떨어뜨린다는 통계도 있다.

---

39) 이덕희, 『호메시스』, p.316.

물론 암에 대한 『동의보감』의 견해를 현대에 그대로 적용할 수는 없다. 『동의보감』이 편찬될 당시엔 유해 화학물질이 없었다. 당시엔 마음의 응어리가 암이 되었다면, 오늘날에는 독소가 암을 일으키는 주범이다.

현대에 나타나는 암, 혈관질환, 당뇨병의 주원인은 독소다. 따라서 해결책은 디톡스에 있다. 값비싼 의료비를 지출할 필요도 없다. 아무 비용도 들이지 않고 예방이 가능하며, 치료도 할 수 있다.

된장이나 청국장 등 발효식품과 나물 위주의 우리 전통 식단이면 충분하다. 클린턴 전 미국 대통령의 심장병을 식단 조절로 고쳐 유명해진 콜드웰 에셀스틴Caldwell B. Esselstyn 박사는, 암은 100% 치료된다면서, "육류, 달걀, 생선, 우유, 유제품, 식용유올리브유, 견과류아보카도 포함는 먹지 말아야 한다. 대신 통곡물현미, 과일, 콩, 야채, 채소 등은 마음껏 먹어도 된다"[40]고 말한다. 물론 농약이나 비료로 재배한 것은 예외다. 야생에 가까울수록 생명력이 강하다는 점을 염두에 두어야 한다.

암 환자 중 예상보다 빨리 호전되는 경우가 종종 있다. 이들의 공통점은 시골에서 성장했다는 점이다. 그렇다면 이들이 치유가 빠른 이유는 무엇일까? 아마도 생명력 강한 음식물을 먹고 자란 덕분이 아닐까 한다. 자연의 건강하고 좋은 먹거리를 먹으면 내장기관도 건강해지고

---

40) 콜드웰 에셀스틴, 『당신이 몰랐던 지방의 진실』, 강신원 역(서울: 사이몬북스, 2015), pp.20-21.

해독력이 좋아지기 때문이다. 자연과 가까울수록, 반면 인간의 손길이 덜 닿았을수록 좋은 먹거리라 할 수 있다. 예를 들어, 하우스에서 재배한 것보다는 노지露地에서 재배한 것이, 노지에서 재배한 것보다는 야생의 음식이 더 좋다.

　암 관리에서 또 하나 효과적인 방법이 온열치료다. 몸에 열을 가하면 암이나 질병이 치료되는데, 가열하는 온도와 몸의 부위에 따라 그 효과는 달라진다. 특히 전신에 열이 가해지면 각종 면역세포가 활발하게 움직인다. 미국 로즈웰 파크 암센터의 발표에 따르면, 체온이 올라가면 혈액 내 면역세포들이 조직으로 침투해 몸속 깊숙이 있는 암을 공격한다고 한다. 앞서 말했듯, 암은 혈관이 막혀 산소와 영양소 공급이 되지 않아 세포가 변이를 일으킨 것이다. 그러므로 여기에 열을 가하면 혈관이 확장되어 산소와 영양소가 공급되고, 결과적으로 암세포는 점차 사라지게 되는 것이다.

　인체에 열을 가하면 혈액순환이 빨라진다. 병원에서 관절통이나 눈병, 귓병에 적외선 열 등을 쐬게 하는 것도 혈액순환을 촉진시켜 병을 치료하는 원리다. 온열치료가 면역 질환에 괄목할 만한 효과를 보인다고 주장하는 학자들도 있다.

　온열 찜질법은 『동의보감』에도 소개되어 있다. 즉, 오래된 기와나 벽돌을 달궈 찜질하면 냉증을 치료할 수 있다고 한다. 기와나 벽돌을 가열하면 원적외선이 방사되는데, 우리 조상들은 그것을 활용한 것이다. 『동의보감』은 원적외선이 근육통 완화나 혈액순환 개선 효과를 낸다고 설명하고 있다.

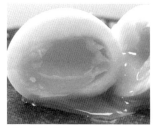

물에 삶은 계란
흰자부터 익어 들어간다.

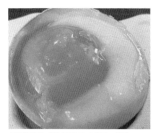

원적외선 발열체로 익힌 계란
흰자와 노른자가 동시에 익는다.

혈(血)은 열기를 받으면 잘 돈다.[41]

오래된 기와를 달구어 몸이 차고 저린 곳에 찜질한다. 효과가 좋다.[42]

오래된 벽돌을 불에 달구어 찜질하면 좋다. 아랫배가 차가운 데 주로 쓴다.[43]

물론 온열기라고 해서 모두 같은 효과를 만들어내지는 못한다. 암세포가 있는 깊은 곳까지 열을 전달할 수 있어야 한다. 원적외선이 바로 그런 역할을 한다. 자미원이 개발한 원적외선 발열체는 원적외선 수치 92.4%의 방사율을 가지고 있다. 『동의보감』에도 기록된 운모를 활용한 발열체를 통해 몸의 중심체온을 상승시키는 것이다. 중심체온이 상승하면 신진대사가 활성화되고, 면역력이 높아진다.

운모로 만든 원적외선 발열체로 달걀을 구우면 흰자와 노른자가 동

---

41) 大凡血見熱則行, 見寒則凝, 見黑一作灰則止(『東醫寶鑑』≪內景≫篇 卷2 血).

42) 今人取千年瓦, 燒熨冷痺, 有效(『東醫寶鑑』≪湯液≫篇 卷3 石).

43) 主久患白痢, 膿泄下, 婦人帶下五色. 亦主小腹多冷, 火燒熨之, 妙(『東醫寶鑑』≪湯液≫篇 卷3 石).

시에 익는 것을 확인할 수 있다. 열이 외부에서 내부로 들어가는 것이 아니라 전체를 발열시켰기 때문에 가능한 일이다. 겉은 뜨겁지 않으면서도 몸속 깊은 곳은 뜨겁게 만들어주는 특성도 있다.

암에 좋은 단방 10선選

약재	효능 및 활용방법
인삼 생강즙	인삼 달인 물에 청피·감초 가루를 타고 생강즙을 넣어 밤에 5~6회 조금씩 마시면 좋다.
청피(靑皮)	젖가슴에 멍울이 생긴 것을 치료한다. 청피 4돈을 썰어 물에 달여 하루에 3회 복용한다.
지패산 (芷貝散)	젖가슴에 멍울이 있는 것을 치료한다. 백지·패모를 같은 양으로 가루 내 1돈씩 술에 타 자주 먹는다.
마 뿌리 [山藥]	날것을 짓찧어 붙이면 붓고 아픈 것을 치료한다. 통증이 사라지면 빨리 떼어내야 한다. 그렇지 않으면 살이 썩을 수도 있다.
익모초 (益母草)	생것을 짓찧어 붙이면 된다. 마른 것이면 가루 내 물에 개어 붙인다.
부들 꽃가루 [蒲黃草]	뿌리를 찧어 부은 곳에 붙이고 하루에 2회 바꿔준다. 그냥 먹거나 잎을 달여 먹어도 좋다.
하눌타리 열매[黃瓜蔞]	1~2개를 껍질과 씨 째로 썰고 부수어, 좋은 술 2되를 붓고 1되가 될 때까지 달여 수시로 데워 먹는다.
민들레 [蒲公英]	짓찧고 인동 등과 함께 진하게 달인다. 여기에 술 약간을 넣어 먹으면 곧 잠이 오는데, 이것이 효과가 나타나는 것이다.
푸른 뽕나무 잎[靑桑葉]	젖가슴이 단단해지고 아픈 것을 치료한다. 어린잎을 따 생것으로 곱게 찧고 미음에 개어 아픈 곳에 붙인다.
팥[赤小豆]	짓찧어 술에 타 찌꺼기를 걸러내고 데워 먹는다. 찌꺼기는 아픈 곳에 붙이면 효과가 있다.

동의보감

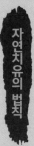

자연치유의 법칙

6

자연은 서로 돕는다

"생명 역사 초기, 자연은 다른 종들이 이미 점유하고 있던 서식지에
적응할 수 있는 새로운 종들을 만들기 시작했다.
시생대 이후 어느 생명체도 홀로 진화된 적은 없다."

동물학자 빅터 쉐퍼(Victor B. Schaeffer)

01
통(通)하지 않으면 생존할 수 없다

"사람의 기혈氣血은 쉼 없이 운행된다. 마치 강물이 바다에 닿을 때까지 끊임없이 동쪽으로 흘러도 고갈되지 않는 것과 같다. 고갈되지 않는 이유는 산과 강의 구멍이 모두 서로 통하고 있기 때문이다. 물은 땅속에서 순환해 흐른다. 해와 달의 운행도 마찬가지다."

人身氣血, 往來循環于上下, 晝夜不停, 猶江河之水, 東流至于海而不竭, 殊不知名山大川孔穴皆相通也. 水由地中行, 盖循環相往來也. 日月之行亦然(『東醫寶鑑』≪內景≫篇 卷1 身形).

건강한 자연은 끊임없이 움직인다. 우리의 신체도 건강을 유지하기 위해 쉼 없이 기혈에너지을 운행한다. 기혈이 아무런 장애 없이 몸 구석구석 자유롭게 흐를 때 건강은 유지된다. 에너지를 항시적으로 흐르게 하는 힘을 항상성이라고 하는데, 이는 인체의 균형을 유지하는 체계라고도 할 수 있다. 항상성이 없었다면 인류는 지금까지 생존할 수 없었을 것이다.

히포크라테스도 "인간은 태어날 때부터 몸속에 100명의 명의가 있다"고 말했다. 병은 몸이 스스로 치료하며, 의료 행위는 몸이 낫는 과정을 돕는 데 그처야 한다는 말도 덧붙였다. 여기서 그가 말한 '우리 몸속에 있는 100명의 명의'가 바로 항상성이다.

항상성은 쉼 없이 활동한다. 항산화 시스템이 활성화되고, 미토콘드리아가 새롭게 합성되고, 세포와 유전자가 복구되고, 면역체계가 작동하고, 유해물질의 배출이 촉진되는 등 우리 몸의 자생 능력이 총체적으로 작동한다. 이러한 체계가 제대로 작동하지 않으면 온갖 질병이 발생할 수 있다.

예를 들어, 어떤 화학물질이 체내로 들어와 호르몬에 영향을 미칠 수 있는데, 우리는 이것을 환경호르몬내분비장애물질이라고 부른다. 이러한 화학물질은 우리 인체의 대사와 면역체계에 혼란을 초래한다.

당뇨병도 인체 혈당의 항상성 조절에 실패해 발생하는 질병이다. 혈당치라는 것은 우리 몸의 여러 호르몬의 조화와 균형에 의해 유지된다. 그런데 그 호르몬의 조화가 깨졌기 때문에 혈당이라는 항상성에도 문제가 생겼다고 볼 수 있는 것이다.

공존의 조화가 흔들리면 항상성도 유지하기 어렵다. 건강을 위협하는 박테리아조차 항상성 유지를 위해 꼭 필요하다. 유해하다고 박멸하려다간 우리 생명이 위태로워질 수 있다. 유익한 작용을 하는 박테리아도 적지 않기 때문이다. 박테리아의 수많은 메커니즘을 우리가 아직 이해하지 못할 뿐이다. 박테리아가 감염을 유발하고 질병을 일으키기만 하는 것은 아니다. 박테리아도 균형이 깨지면 질병으로 연결되는 것이다.

우리 몸은 수백만 년 동안 세균과 공존해왔다. 우리의 생존은 이들과 주고받은 상호작용과 직접 연관되어 있다. 감각에서 외모, 혈액, 화학작용에 이르기까지 인간의 모든 것은 세균과의 관계에 의해 형성되었다.

우리 몸이 온전하게 우리의 것이라고 말하기 어려울 정도다. 인간 게놈이 보유한 유전자보다 100배나 많은 미생물이 우리 몸에 있다.[1] 인체의 면역체계에서 가장 중요한 기관 중 하나인 장에는 몸의 세포보다 10배나 많은 박테리아가 공생하고 있으며, 장 무게의 50%를 박테리아가 차지한다. 이쯤 되면 인간의 장과 박테리아를 생리적으로 구분하는 것 자체가 불가능하다. 장과 박테리아가 상호보완적인 기능을 하는 일종의 '슈퍼 기관'을 형성하고 있는 것이다.

1958년 노벨 생리의학상을 수상한 조슈아 레더버그(Joshua Lederberg)[2]는 "인간은 인간 자신의 세포뿐 아니라, 몸속에 함께 있는 박테리아 유전체 전체를 포함하는 광범위한 유전체를 가진 슈퍼 유기체다"라고 선언했다.

---

1) 용암이 치솟는 화산 분화구, 뜨거운 온천, 얼어붙은 남극 대륙 등 지구의 어느 곳이든 존재하는 세균은 지구상에서 가장 종류가 다양한 생물이다. 400만~600만 개가량의 세균 종(種)이 있을 것으로 추산되고 있으며, 이 중 4천 종만 겨우 확인되었을 뿐이다. 세균의 전체 생물량은 다른 모든 생물을 합친 생물량보다 커 지구 전체 생물량의 60%에 이른다.

2) 미국의 분자생물학자로, 1958년에 특정 화학반응을 조절하는 유전자 기능에 관한 연구로 조지 웰스 비들, 에드워드 로리 테이텀과 함께 노벨 생리의학상을 수상했다.

인간에게는 미생물과의 공존 외에는 선택의 여지가 없다. 인간과 미생물은 오랜 세월에 걸쳐 공존관계를 형성해왔다. 이 관계는 미생물과 숙주의 생존을 똑같이 보장해준다. 우리 몸에는 수많은 세균이 있지만 그것으로 인해 병을 앓는 사람은 별로 없다.

사실 미생물은 인간에게 별 관심이 없다. 병을 일으킬 가능성이 있는 미생물조차도 대체로 문제를 일으키지 않는다. 세균은 일반적으로 우리 몸속에 그냥 머물 뿐이다. 질병은 세균에 의해 저절로 생기는 것이 아니다. 인간이 환경을 조성해줌에 따라 세균이 활동하는 것이다. 제니퍼 애커먼Jennifer G. Ackerman 교수의 말처럼 생명은 "미생물과 인간 세포가 함께 추는 이인무二人舞"[3]라 할 수 있다.

지구상의 모든 생명체는 공생을 통해 생존할 수 있었다. 서로 협력하지 않은 생명체는 멸종했다. 토양과 비옥도 사이에도 공생관계가 있다. 토양 조직을 개선하면 생산력이 증가하고 생장이 촉진된다. 마찬가지로 비옥도를 높이면 토양의 회복력이 증대된다.

지구가 푸른 숲을 가지게 된 것도 콩과식물과 뿌리혹박테리아의 공생관계 때문이다. 식물은 질소 없이 성장할 수 없다. 생명 유지에 꼭 필요한 단백질과 핵산에 질소 원자가 포함되어 있기 때문이다. 하지만 식물은 질소를 바로 얻지 못하기 때문에 질소 공급처가 필요했다. 그것이 뿌리혹박테리아와의 공생이 시작된 이유다. 뿌리혹박테리아는 질소가 식물에 잘 흡수될 수 있도록 돕는다. 결국 식물은 뿌리혹박테

---

3) 제니퍼 애커먼, 『유전, 운명과 우연의 자연사』, p.245.

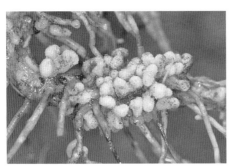
● 식물은 뿌리혹박테리아에 서식처와 양분을 공급하고, 뿌리혹박테리아로부터 질소화합물을 공급받는다.

리아에 서식처와 양분을 공급하고, 뿌리혹박테리아로부터 질소화합물을 공급받은 것이다.

흰개미와 편모충도 공생의 길을 걷는다. 편모충은 흰개미의 소화관에 살면서 셀룰로스를 분해해 흰개미에게 양분식물섬유을 공급한다. 즉, 흰개미는 편모충에 서식처를 제공하고 식물섬유를 제공받는다.

문제는 세균이 아니라 독소다. 항생제, 샴푸, 치약, 소독제, 세탁 세제, 청소용품 등은 우리 몸속 생태계의 균형을 깨뜨린다. 인간이 스스로 유해 환경을 조성하는 셈이다. 독소는 인체의 해독 능력의 한계를 넘어 체내에 쌓이고 있다. 해독력의 핵심 기관은 장이다. 그리고 장의 건강은 미생물에 달려 있다. 결국 우리 생존은 미생물이 쥐고 있다 해도 틀린 말이 아니다.

장腸에 좋은 단방 10선選

약재	효능 및 활용방법
가자피 (訶子皮)	설사를 멎게 한다. 달여 먹거나 가루 내 먹는다.
석류각 (石榴殼)	석류 열매 껍질을 말하며, 설사를 멎게 한다. 달여 먹거나 가루 내 먹는다.
속미구 (粟米糗)	좁쌀로 만든 미숫가루를 말하며, 대장을 튼튼하게 한다. 물에 타 먹는다.
도토리 [橡實]	장위(腸胃)를 두텁게 하고 설사를 멎게 한다. 가루 내 미음에 타 먹거나 환으로 먹어도 좋다.
욱리인 (郁李仁)	장 속에 뭉친 기를 치료한다. 가루 내 물에 타 먹는다.
대황(大黃)	대소장을 잘 통하게 한다. 달여 먹거나 환으로 먹어도 좋다.
속수자 (續隨子)	대소장을 잘 통하게 한다. 가루 내 물에 타 먹거나 환으로 먹는다.
상백피 (桑白皮)	대소장을 잘 통하게 한다. 물에 달여 마신다.
치자(梔子)	대소장의 심한 열을 치료한다. 물에 달여 먹기도 하고, 가루 내 조금씩 먹기도 한다.
참깨 기름 [脂麻油]	참기름을 말하며, 대소장을 통하게 한다. 이 한 가지만 먹기도 하고, 물에 타 깨죽을 쑤어 먹기도 한다.

02
태양은 생명을 잉태하게 한다

"아이는 피부가 약해 너무 따뜻하면 피부와 혈맥이 상한다. 땀이나 땀구멍이 닫히지 않으면 풍이 쉽게 들어온다. 날씨가 따뜻할때 아이에게 바람을 쏘이거나 햇빛을 보게 하면 기혈이 강해져풍한을 견딜 수 있고, 질병이 생기지 않는다. 요즘 사람들은 아이를 품에 안아 지기地氣와 접하지 못해 근골이 약해져 질병이 쉽게 생긴다. 이것은 아이를 아끼는 방법이 아니다."

凡嬰兒肌膚未實, 若厚衣過煖, 則傷皮膚, 損血脉, 發瘡瘍, 汗出腠理不閉, 風
邪易入. 若天氣和暖, 抱之使見風日, 則氣血堅剛, 可耐風寒, 不致疾病. 今人懷
抱小兒, 不着地氣, 致令筋骨緩弱, 疾病易生, 非愛護之道(『東醫寶鑑』≪雜病≫
篇 卷11 小兒).

　　　　　　　　　　위 구절은 아이를 건강하게 키우는 방법을 말하고 있다. 아이는 피부가 약하기 때문에 옷을 너무 많이 입히거나, 너무 덥게 하면 좋지 않다고 말한다. 또 햇살이 좋은 날 바람을 쏘이게 하고, 땅에서 직접 뛰놀게 하면 근골이 튼튼해진다고도 한다.

여기서 흥미로운 것은 '요즘 사람들'이라는 표현이다. 400년 전이나 지금이나 부모가 아이를 귀하게 다룬다는 점에서는 차이가 없는 것 같다. "그것은 아이를 아끼는 방법이 아니다"라는 『동의보감』의 조언이 부모의 귀에 들어오지 않을 것이란 점도 비슷할 것이다.

자연으로 나가라고 하면 당장 자외선부터 걱정하는 사람이 많다. 자외선이 피부에 문제를 일으킬 수 있다고 생각하기 때문이다. 피부 전문가들도 피부질환자는 자외선에 노출되지 않도록 특별히 신경 써야 한다고 강조한다. 정상적인 성인도 햇빛 보기를 두려워한다. 노화, 피부암, 기미, 주근깨 등 햇빛의 해악이라고 생각하는 것은 이루 말할 수 없이 많다.

그러나 정말 그럴까? 인류는 오랜 세월 동안 햇빛이 질병의 원인이라고 생각한 적이 한 번도 없었다. 인간은 수백만 년 동안 태양 아래서 일하고 먹고 살아왔다. 이보다 더 확실한 증거가 있을까?

햇빛에 피부가 장시간 노출되면 피부암에 걸린다는 사실을 제대로 증명한 과학 논문은 그 어디에도 없다. 오히려 실내 근무자들보다 야외 근무자들의 피부암 발병률이 낮고, 적도에서 멀리 떨어진 곳일수록 암 발생률이 높다는 연구 결과는 존재한다.[4]

지구의 모든 생명체를 살아 있도록 하는 바로 그 존재를 적대시하는 무지는 도대체 어디서 시작된 것일까? 태양이 없다면 지구상의 어떤 생명도 살아남지 못한다는 것은 분명하다. 햇빛에 노출되면 암에

---

4) 켄 베리, 『의사의 거짓말 가짜 건강상식』, pp.254-256.

걸릴 수 있다는 주장은 돌팔이 약장수들의 현란한 속임수에 불과한 듯하다.

바닷가에서 자란 나는 더욱 이해가 되지 않는다. 온종일 바다에서 놀았던 아이들 가운데 암이나 피부염에 걸린 경우는 한번도 보지 못했다. 평생을 바다에서 살아온 부모 세대도 마찬가지다. 한여름의 뙤약볕에 새까맣게 그을려 피부가 몇 번이고 벗겨졌을지언정 피부암 같은 것은 보지 못했다.

햇빛은 인간의 적이 아니다. 인간은 햇빛과 더불어 생존해왔다. 오히려 햇빛 없이는 살 수 없도록 진화해왔다. 북반구처럼 자외선이 적은 지역의 사람들은 멜라닌 색소가 생성되지 않아 흰색 피부를 갖게 되고, 자외선이 많은 지역의 사람들은 검은색 피부를 갖게 된 것도 이런 이유에서다. 햇빛 가운데 유독 자외선만 나쁘다고 말하는 것도 지나치게 위험을 과장한 측면이 있다.

자외선이나 적외선 등은 햇빛 속에 있는 수많은 광선 가운데 하나일 뿐이다. 적외선은 몸 깊숙한 곳까지 침투해 체온을 올려주는 역할을 한다. 즉, 투과력이 강해 인체 내부로 15cm까지 도달한 뒤 열에너지로 바뀌는 것이다.

체온이 올라가면 혈관이 확장되고 혈류가 좋아지며, 자외선을 받아 생성된 비타민D도 효과적으로 순환한다. 그러면 냉증에 동반되는 요통이나 어깨 결림, 거친 피부 같은 증상도 개선된다. 또 피부 속 독소 배출에도 효과가 좋다.

봄철에는 천천히 뜰을 거닐고 몸을 편안하게 한다. 여름에는 햇빛을 지

거워하지 않아야 한다. 가을에는 마음을 편하게 한다. 겨울은 따뜻한 곳
에 가고 기운을 보전한다. 이것이 사계절 기운에 호응하는 것이다. 이것
을 지키지 않으면 살리는 힘이 적어진다.5)

　　『동의보감』도 여름의 햇빛을 피하지 말고 즐기는 것이 건강에 좋
다고 말하고 있다. 자외선은 걱정할 필요가 없다. 인간의 피부는 자외
선 침투를 막아낼 수 있도록 진화해왔다. 자연 방어 체계가 잘 가동되
도록 그냥 내버려두면 된다. 햇빛에 피부가 그을어 부드러운 갈색이
되더라도 아무 문제 생기지 않는다. 심지어 기미를 유발하지도 않는
다. 기미는 몸속의 독소가 올라온 것이지, 햇빛에 의해 생긴 것이 아니
다. 오존층의 파괴로 자외선이 과거에 비해 훨씬 더 강하다는 우려도
사실과는 다르다. 한반도 상공에서도 현재 오존층이 뚜렷하게 회복되
고 있다.

　　과학적으로 검증된 자외선의 효과도 적지 않다. 독소 제거와 다이

---

5) "春三月, 此謂發陳. 天地俱生, 萬物以榮, 夜臥早起, 廣步於庭, 被髮緩形, 以使志生,
生而勿殺, 予而勿奪, 賞而勿罰. 此春氣之應, 養生之道也. 逆之則傷肝, 夏爲寒變,
奉長者少. 夏三月, 此謂蕃秀. 天地氣交, 萬物華實, 夜臥早起, 無厭於日, 使志無怒,
使華英成秀, 使氣得泄, 若所愛在外. 此夏氣之應, 養長之道也. 逆之則傷心, 秋爲痎
瘧, 奉收者少, 冬至重病. 秋三月, 此謂容平. 天氣以急, 地氣以明, 早臥早起, 與雞俱
興, 使志安寧, 以緩秋刑, 收斂神氣, 使秋氣平, 無外其志, 使肺氣淸. 此秋氣之應, 養
收之道也. 逆之則傷肺, 冬爲飧泄, 奉藏者少. 冬三月, 此謂閉藏. 水冰地坼, 無擾乎
陽, 早臥晩起, 必待日光, 使志若伏若匿, 若有私意, 若已有得, 去寒就溫, 無泄皮膚,
使氣亟奪. 此冬氣之應, 養藏之道也. 逆之則傷腎, 春爲痿厥, 奉生者少"(『東醫寶鑑』
≪內景≫篇 卷1 身形)를 요약한 것이다.

어트에 효과적이고, 혈압 및 심박수 강하, 혈당 조절, 지구력과 근력 향상에 도움이 된다.[6] 자외선은 인체에 나쁜 점보다 좋은 점이 더 많다.

우리 몸은 700만 년이라는 진화의 시간 동안 햇빛에 완벽하게 적응해왔다. 자외선 차단제가 등장한 것은 수십 년도 채 되지 않는다. 그 수십 년이라는 세월은 700만 년에 비하면 찰나에 불과하다.

피부는 자외선으로부터 스스로를 보호하는 방법을 이미 다음과 같이 실행하고 있다.

첫째, 멜라닌을 분비해 자외선을 흡수한다. 우리 몸의 세포는 흑갈색 햇빛 차단제를 만들어내는데, 그것이 멜라닌이다. 멜라닌은 자외선으로부터 몸을 보호해준다. 또 햇볕에 덜 그을리게 해주는 것은 물론 주름살도 예방해준다. 햇빛이 엽산, 리보플라빈, 비타민E 등과 같은 양분을 파괴하는 것도 막아준다. 멜라닌은 여러 면에서 고마운 존재다.

둘째, 각질층을 강화한다. 각질층을 두껍게 만들어 자외선을 막는다. 햇빛에 의한 화상이 바로 그 예다. 강한 자외선에 노출된 피부는 각질층을 급속히 두껍게 한다. 그리고 햇빛을 차단했던 각질층은 저절로 떨어져나간다.

아이에게 자외선 차단제를 바르게 하는 것은 어떨까? 이는 득보다 실이 훨씬 크다. 자외선 차단제가 장파장 자외선UVA을 막지는 못한다.

---

6) 이 외에도 항생 물질을 생산하는 유전자 조절, 혈액의 산소 운반 능력 향상, 성호르몬 증가, 피부의 저항성 증가, 우울증 감소 등이 있다.

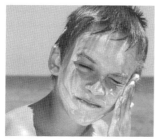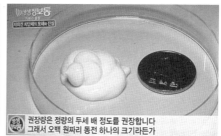

● 자외선 차단제의 효과를 제대로 보려면 정량보다 두세 배 더 많이 발라야 한다.

차단 지수가 높은 제품도 효과는 크지 않다. 어느 정도의 차단 효과를 얻기 위해서는 꽤 많은 양을 발라야 한다.[7]

자외선 차단제 성분에도 문제가 있다. 그 성분은 산호초까지 파괴할 정도다.[8] 자외선 차단제의 주성분은 합성 폴리머나 합성계면활성제 등이다. 합성 폴리머의 특징 가운데 하나는 강한 피막을 만드는 것이다. 단단히 형성된 피막은 쉽게 지워지지 않는다.

피부에 강한 피막을 씌워놓으면 어떻게 될까? 호흡을 하지 못해 피부가 점점 나빠질 수밖에 없다. 천연의 피지도 생성되지 못해 시간이 지날수록 거칠어진다. 아이들은 피지선이 완성되지 않아 그 피해가 더욱 크다.

---

7) 차단 지수를 측정할 때 피부에 도포되는 자외선 차단제의 양은 표면적 cm^2당 2mg에 이른다. 일반적으로 사용하는 양은 cm^2당 0.5~1mg 정도밖에 되지 않는다. 정상적인 차단 효과를 보기 위해서는 지금보다 적어도 2~4배는 더 많이 발라야 한다는 뜻이다.
8) 리타 슈티엔스, 『깐깐한 화장품 사용 설명서』, pp.203-217.

자연은 실수하지 않는다. 햇빛이 그렇게 위험하다면 인류는 이미 멸종했을 것이다. 인간을 비롯한 모든 생명체는 햇빛을 통해 생명을 유지해왔다. 자연주의 과학자 빅터 샤우버거는 "태양은 생명의 수태受胎를 촉진한다"[9]고 했다.

지구 멸망 이후를 대비한 벙커가 어딘가에 있다고 하는데, 이는 허무맹랑한 대비책이다. 태양이 없으면 인류는 한순간도 생존할 수 없다. 만약 벙커에서 몇 년을 생존한다 해도, 고통의 시간만 더 늘어날 뿐이다. 합성 비타민D로는 결코 태양을 대신할 수 없다.

햇빛은 인체의 건강 유지에 절대적이다. 햇빛이 없다면 가장 먼저 암에 노출된다. 암 환자의 3/4이 비타민D 부족이나 결핍이다. 햇빛을 많이 받으면 암 예방과 치료에 도움이 될 수 있다.[10] 또 혈액 속 비타민D가 증가하면 수명이 연장되고, 암이나 심혈관질환, 당뇨병, 결핵 등 여러 질환을 예방할 수 있다.[11]

---

9) 콜럼 코츠, 『살아 있는 에너지』, 유상구 역(서울: 양문출판사, 1998), p.123. "태양과 지구의 상호작용으로 수많은 생명체가 창조된다. 생명을 촉진하는 태양광선이 지구 깊숙이 침투해 공주님(각종 원소)들을 잠에서 깨워 진화하도록 상호 간의 결합을 유도한다."

10) 미국 커먼웰스 의과대학은 암 환자 160명(평균 연령 64세)을 분석한 결과, 전체의 77%가 혈중 비타민D 수치가 '부족'(20~30ng/ml) 또는 '결핍'(20ng/ml 이하) 상태였다고 밝혔다. 이들 중 비타민D 수치가 낮은 환자들은 암도 상당히 진행되어 있었다고 한다.

11) 2011년 《유럽 임상 영양학 저널》(European Journal of Clinical Nutrition)에 발표한 그랜트(W. B. Grant) 박사의 연구 결과에 의하면, 혈액 속 비타민D가 증가하면 수명을 연장할 뿐 아니라 암, 심혈관질환, 당뇨병, 결핵, 호흡기 질환 등 여러 질환을 예방한다고 한다.

햇빛을 보지 못하면 우리는 생존할 수 없다. 한국과학기술정보연구소 김철구 전문위원은 「태양 복사와 인류의 건강」이라는 보고서에서, 과거에는 태양의 부정적 효과에 대한 연구가 지배적이었으나, 최근 태양광의 긍정적인 효과에 대한 연구가 활발하다고 지적하면서, 자외선을 피하면 건강이 악화되는 결과로 이어진다고 강조한다.

햇빛이 없으면 광합성 작용도 불가능하다. 태양이 없으면 인간은 숨을 쉴 수도 없다는 것이다. 그렇다면 이 유익하고 필수불가결한 햇빛을 적당히 이용하려면 어떻게 해야 할까? 이 역시 우리 몸이 이끄는 대로 하면 된다. 수백만 년 동안 진화해온 인간의 적응력이 답을 갖고 있다. 전문가라는 사람들이나 제약회사가 정해주는 수치에 지나치게 매일 필요가 없다. 태양은 인간에게 아군이지 적군이 아니다. 적과 아군을 구분하지 못하면 죽을 수밖에 없다.

정精12)을 키우는 단방 10선選

약재	효능 및 활용방법
토사자 (兎絲子)	정과 골수를 채워주며, 음경이 차고 정액이 새는 것을 치료한다.
오미자 (五味子)	정기(精氣)를 새어나가지 않게 해 몽유와 정활탈(精滑脫)을 치료한다.
숙지황 (熟地黃)	숙지황은 혈을 보하고, 골수와 정을 채운다. 생건지황은 정혈(精血)을 보할 수 있다. 환으로 만들어 먹거나, 술에 담가 먹어도 좋다.
백복령 (白茯苓)	심허(心虛)로 인한 몽설을 치료한다. 곱게 갈아 하루에 3회, 4돈씩 미음에 타 먹는다.
금앵자 (金櫻子)	정기를 새어나가지 않게 해 유정과 설정을 멎게 한다.
산수유 (山茱萸)	정과 골수를 보하고, 정을 간직하게 한다. 달여 먹거나, 환으로 만들어 먹어도 좋다.
복분자 (覆盆子)	신장을 보하고, 신을 따뜻하게 한다. 술에 담갔다 쪄서 말린 뒤 가루 내 먹는다.
녹용(鹿茸)	허리와 신이 허하고 찬 것을 치료하며, 정이 새는 것을 멎게 한다. 구워 털을 제거하고 가루로 만들어 먹으면 좋다.
검은 참깨 [胡麻]	정수(精髓)를 채운다. 술로 반나절 동안 쪄서 볕에 말렸다 가루 내 먹으면 좋다.
부추 씨 [韭子]	정이 새어나가는 것을 멎게 한다. 약간 볶은 뒤 가루 내 산제나 환제로 만들어 먹는다.

---

12) 『동의보감』에서 '정'(精)은 좁게는 정액을 뜻하지만, 넓게는 생식 및 생명 활동을 가능하게 하는 기본 물질을 뜻한다.

03

병은 마음부터 다스려야 한다

"질병을 치료하려면 먼저 그 마음을 다스려야 한다. … 마음속에 있는 의심과 생각들, 모든 망념과 불평, 차별심을 다 없애고 평소 자신이 저질렀던 잘못을 깨닫게 되면 … 마음이 깨끗해지고 질병은 저절로 낫게 된다."

欲治其疾, 先治其心, 必正其心, 乃資於道, 使病者盡去心中疑慮思想, 一切妄念, 一切不平, 一切人我, 悔悟平生所爲過惡. 便當放下身心, 以我之天而合所事之天, 久之, 遂凝於神, 則自然心君泰寧, 性地和平, 知世間萬事皆是空虛, 終日營爲皆是妄想, 知我身皆是虛幻, 禍福皆是無有, 生死皆是一夢. 慨然領悟, 頓然解釋, 則心地自然淸淨, 疾病自然安痊. 能如是, 則藥未到口, 病已忘矣. 此眞人, 以道治心療病之大法也(『東醫寶鑑』≪內景≫篇 卷1 身形).

　　　　　　　　자연은 무질서하게 보이지만 정해진 질서에 따라 정확하게 운행되고 있다. 인간의 생체 환경도 자연의 질서를 철저히 따른다. 자연이 오염되면 인체도 오염될 수밖에 없다. 암, 심혈관질환, 비만, 아토피, 당뇨병 등 각종 질환은 자연에서 멀어진 대가다.

우리 몸에 생긴 병은 우리가 뿌린 씨앗이 자란 것이다. 도올 김용옥은 "몸에 지은 죄는 질병이요, 자연에 지은 죄는 환경 파괴다. 병이란 내가 내 몸에 저지른 죄가 나타난 것이다"라고 말한다. 우리가 살아온 과거가 몸속에 쌓이고, 골칫거리가 신체 조직에 뿌리 내린 것이 질병이라는 것이다.

중요한 것은 현재 어떤 일이 일어났는지가 아니라 우리의 태도다. 잘못된 습관이 현재의 병을 낳았다는 사실을 인정해야 한다. 그것을 인정하고 수정하면 병에서 벗어날 수 있다.

강한 자가 아니라 변화에 적응한 자가 살아남는다. 다윈조차 공존을 강조했고, 적응력이 생존을 결정한다고 했다.[13] 변화에 대한 적응력이 생존을 결정하는 가장 중요한 요소라는 것이다.

변화에 대한 적응력은 현대인들에게도 필요한 덕목이다. 과거에 대한 반성 없이, 변화를 따라가지 못하면 도태된다. 변화를 수용하기 위해서는 반성이 우선되어야 한다. 무엇을 잘못했는지를 알아야만 생존할 수 있다.

고집은 개인의 정체성이나 다름없는 말이다. 자신의 철학, 생각, 지

---

13) 다윈은 『종의 기원』 출간 12년 뒤 출판된 『인간의 계보, 선택과 성의 연관성』(*The Descent of Man, and Selection in Relation to Sex*, 1817)에서, "자연 선택에 가장 성공적이었던 종들은 공동체의 이익을 위해 서로 돕고 단합할 줄 아는 종들이었다. 협력을 잘하는 구성원이 많은 공동체가 잘 번창하고 가장 많은 자손을 부양한다"고 말했다.

식, 경험이 표출되는 것이 고집이다. 고집은 우리 몸에도 그대로 드러난다. 현재의 몸은 자신의 고집이 만들어낸 것이라 해도 틀린 말이 아니다.

"내 몸은 내가 잘 알아" 하며 큰소리치던 사람이 쓰러졌다는 이야기는 이미 주위에 흔하다. 병에 걸렸다는 것은 평소 습관이나 건강에 대한 생각이 잘못되었다는 것을 의미한다. 기름지거나 달콤하고 부드러운 음식을 즐기며, 가공식품이나 외식을 선호하고, 과도한 음주나 흡연을 하는 등의 습관이 쌓여 우리 몸을 망친다.

또 세상을 원망하고, 타인을 배려하지 않고 자신만 챙기며, 책임을 남에게 미루고, 게으르고, 매사를 부정적으로 생각하고, 화를 잘 내는 등의 습관이 쌓여 우리 마음을 병들게 한다.

몸과 마음의 병을 고치고 싶다면 습관을 바로잡는 노력부터 해야 한다. "습관이 운명을 거둬들인다"는 말이 있다. 인간의 운명을 좌우하는 것이 습관이라는 것이다. 즉, 현재 우리의 몸은 지금까지 지켜온 습관의 결과물이다.

변화를 원한다면 지금까지와 정반대의 습관을 만들면 된다. 편안함만 찾았다면 불편한 생활로, 기름진 육식을 즐겼다면 담백한 음식으로, 달콤하고 부드러운 식단을 좋아했다면 거친 식단으로 바꿔야 한다.

병원에서 시한부 삶을 통보받은 후 자연으로 들어가 살아난 사람들이 공통적으로 하는 말이 있다. "모든 것을 버리고 죽기 위해 산으로 들어왔다. 그런데 자연의 것만 먹고 살다 보니 어느새 병이 사라져버렸다." 이들의 병이 치유된 이유는 무엇일까? 이전까지와는 정반대의 환경에서 생활하는 동안 병의 원인이 해소된 것이다. 무엇보다 강력한 변화의 요소는 자연이다. 물론 자연으로 들어가기만 한다고 문제가 해결되는 것은 아니다. 자연으로 들어갔어도 마트에서 구입한 음식을 먹으면서 편안하게 요양하는 방식으로는 병을 고치기 어렵다.

인간은 누구나 편한 것을 찾는다. 편안하게 쉬고 먹으면서 치료하라면 싫어할 사람이 없다. 그러나 참된 것은 쉽게 얻을 수 없다. 안일한 생각이나 방식으로는 건강을 얻을 수 없는 것이다.

다른 사람을 의존하는 태도 역시 버려야 한다. 병의 원인이 자신에게 있음을 인정하고, 그것을 개선하겠다는 의지를 가져야 한다. 그래야만 잘못된 사고방식과 생활습관을 바꿀 수 있다. 과거의 잘못을 바로잡지 않는 한은 병을 치유할 수 없다.

아토피로 고생하고 있는 어떤 아이의 어머니와 상담을 한 적이 있다. 아이의 얼굴이 벌겋게 부어 있었다. 스테로이드를 많이 사용하고 있었던 것이다. 어머니는 고통 없는 치료 방법을 원했다. 스테로이드를 중단하면 아이가 고통스러워하는데, 그것을 차마 보지 못하겠다는 것이다. 스테로이드의 위험성에 대해 설명했지만, 스테로이드를 중단할 마음은 없다고 했다. 그러면서 끝까지 고통 없는 치료 방법을 물었다. 그런 방법은 없다고 답할 수밖에 없었다. 삶의 가치 있는 것 중에서 고통 없이 얻을 수 있는 것이 있을까? 가톨릭교회의 통상기도문 중에 있는 "고통을 허락해주셔서 감사합니다"라는 구절의 의미를 한번쯤 생각해볼 필요가 있다.

과학 현상과 관련해 에너지 보존의 법칙이라는 것이 있다. 고통도 하나의 에너지라고 본다면, 우리가 겪는 고통이 성장과 성공적인 인생을 이끌어내는 긍정의 에너지로 승화될 수도 있는 것이다. "고생 끝에 낙이 온다" "아픈 만큼 성숙해진다"라는 말들이 그냥 생긴 것이 아니다.

아토피로 인해 스테로이드를 사용하는 것은 고통으로부터 도망가라는 달콤한 유혹에 굴복하는 것이라고 볼 수 있다. 악마의 속삭임에 현혹되는 것이다. 하지만 고통은 한없이 이어지지 않는다. 필요한 시간을 잘 참으면 치유라는 결과를 얻을 수 있다. 건강한 몸은 과거에 대한 반성에서 시작된다. 그 반성의 기초 위에서 생각이 변화한다. 그리고 그것이 생활습관의 변화로 이어져 건강한 몸으로 돌아온다.

정기신精氣神을 기르는 양생법養生法

① 아침 첫닭이 울 때 일어나 호흡을 조절하고 치아를 맞부딪친다.

② 신기가 안정된 후 호흡법을 운행하면 곧 몸 전체의 혈맥이 저절로 흘러가는 것을 느낄 수 있다.

③ 입안에 침이 생기면 크게 돌려 삼킨 후 단전으로 들여보낸다.

④ 평소 보양하는 약을 먹고, 양손을 문질러 열이 나게 한 후 눈을 덮어 온기를 준다.

⑤ 머리를 빗고 양치하고 세수를 한 후, 향을 피우고 잠시 명상을 한 뒤 100보쯤 산책한다.

⑥ 해가 올라오면 죽을 먹고, 다 먹고 나면 손으로 배를 문지르며 200~300보를 걷는다.

04
마음이 즐거우면 병이 없다

"마음이 흐트러지면 온갖 병이 공격한다. 이 모든 것은 심心으로 인해 생기는 것이다. 대개 즐거운 마음으로 심[天君]을 기르면 질병이 생기지 않으니 이것이 심을 다스리는 법이다."

若一念旣萌, 神馳於外, 氣散於內, 血隨氣行, 榮衛昏亂, 百病相攻, 皆因心而生也. 大槪怡養天君, 疾病不作, 此治心之法也(『東醫寶鑑』≪內景≫篇 卷1 神).

건강이란 무엇일까? 히포크라테스는 "마음, 신체, 환경이 조화롭게 균형을 유지하는 것"이라고 정의했다. 그는 마음, 신체, 환경의 균형과 조화가 깨지는 것이 질병이며, 본래의 균형 상태로 돌아가는 것이 치유라고 보았다. 아쉽게도 현대의학은 건강의 3대 요소 가운데 신체에만 집중함으로써 마음과 환경은 도외시해왔다. 지금부터라도 마음의 힘을 회복하고, 환경과의 조화를 추구하는 데 관심을 가질 필요가 있다.

육체는 마음의 노예라는 말이 있듯이, 인간의 행동은 마음이 결정한다. 병이나 고통에 대한 마음의 태도에 따라 치유 기간도 달라진다.

부정적인 마음을 가진 사람은 치유도 늦어지는 반면, 긍정적인 마음을 가진 사람은 치유 결과도 빠르다.

병의 원인은 몸에만 있는 것이 아니다. 마음이 부정적인 생각으로 가득 차면 더 많은 병을 얻는다. 부정적인 마음은 면역체계에 영향을 미치며, 암이 우리의 육체를 파괴하듯 우리의 삶을 파괴한다. 그러므로 그런 마음은 빨리 버리는 것이 좋다.

반면 긍정적인 생각에는 마법의 힘이 있다. 그 능력을 활용할 줄 알면 통증도 줄일 수 있다. 이전과는 다른 방식으로 통증을 받아들인다면 통증에서 벗어날 수도 있는 것이다.

현재 우리의 모습은 우리 마음이 낳은 결과물이다. 달걀을 품으면 병아리가 나오고, 독수리 알을 품으면 독수리가 나오는 것처럼, 우리가 어떤 마음을 품는지에 따라 우리 자신과 그 삶이 달라진다.

마음은 육체는 물론 정신 건강에까지 영향을 미친다. 미국 하버드대 윌리엄 제임스 교수는 '그런 척하기as if 원칙'을 통해 이렇게 말한다. "먼저 유쾌한 척하라. 행동은 감정을 따르는 것 같지만 사실상 행동과 감정은 병행한다. 따라서 우리 의지의 통제 아래 있는 행동을 조정함으로써 우리는 감정을 간접적으로 조정할 수 있다."

에이브러햄 링컨도 "우리는 우리가 행복해지려고 마음먹은 만큼 행복해질 수 있다"고 말했다. 우리를 행복하게 만드는 것은 우리를 둘러싼 환경이나 조건이 아니다. 긍정적으로 세상을 바라보며 아주 작은 것에서부터 행복을 찾아내는 우리 자신의 생각이다. 행복해지고 싶으면 행복하다고 생각하면 되는 것이다.

『동의보감』≪내경≫편에서도 사람의 모든 것을 움직이는 중심은 마음이라고 말한다.

> 하늘에서는 북두칠성이 중심이 되고, 사람에게서는 마음이 중심이 된다. 마음이 몸속에서 움직이는 것은 북두칠성이 하늘에서 움직이는 것과 같다.[14]

　사람의 중심에 항상 부정적인 생각이 있으면 인생도 우울해진다. 반면 중심에 있는 생각을 조절함으로써 긍정적인 삶을 누릴 수도 있다. 생각이 신체에 영향을 미칠 수 있다는 연구 결과도 있다. 미국 클리블랜드병원 신경과학과 광예Guang Yue 박사는 인간의 생각 훈련에 대해 연구했다. 그는 피험자에게 마음속으로 근육을 강하게 수축하는 이미지 트레이닝을 하도록 했다.[15] 물론 실제 근육 강화 운동은 하지 않았다. 4개월 후 피험자들의 근육은 15% 강화되었다. 생각만으로도 근육을 강화할 수 있음이 입증된 것이다.
　생각이 현실에 영향을 미치는 것은 무의식의 작용으로 보인다. 무의식은 평소에 자각하지 못하는 의식의 영역이다. 이는 의식으로 전환되기 전에 신체 언어로 표현되기도 한다. '흡족하다, 편안하다, 우울하

---

14) 仙經註曰, 璇璣斗也. 天以斗爲機, 人以心爲機, 心運於身中, 猶斗運於天中也(『東醫寶鑑』≪內景≫篇 卷1 身形).

15) 이 훈련은 피험자들에게 10~15분 동안 10초씩 총 50회에 걸쳐 마음속으로 근육을 강하게 수축하라는 명령을 내리게 했다.

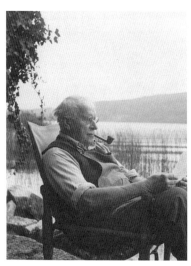

● 스위스의 정신의학자이자 분석심리학의 개
  척자인 칼 구스타프 융(Carl Gustav Jung).

다, 불안하다' 등의 기쁘거나 괴로운 상태로 자각하지 않고 신체로 표현된다는 것이다.

분석심리학자 융에 따르면 무의식이란, '인류의 역사 속 삶의 지혜가 축적되어 인간에게 녹아 들어가 있는 인간 영혼의 심연'이다. 무의식의 창고에는 과거 우리가 감당할 수 없었고 힘들었던 기억이나 상처가 모두 보관되어 있다.

무의식을 조절하는 것은 의외로 어렵지 않다. 습관만 만들면 된다. 습관은 반복으로 만들어진다. 긍정적이고 희망적인 생각을 반복하면 우리의 무의식은 뇌를 자극하고 몸에 영향을 미친다. 이런 식으로 감정과 습관, 건강 상태까지 개선할 수 있다. 스스로에게 힘이 되는 생각을 만들어 반복하면 치유도 더 빨라질 수 있다.

우리를 행복하게 만드는 것은 환경이나 조건이 아니다. 작은 것에서도 행복을 찾아내는 우리의 마음이다. 행복해지고 싶으면 행복하다고 생각하면 된다. 부정적인 생각으로 가득 차 있으면 인생도 우울해진다. 그렇다고 너무 욕심내서는 안 된다. 편안한 마음으로 기운을 운행해야 한다. 『동의보감』《내경》편에서는 마음을 다스리는 방법에 대해 다음과 같이 말하고 있다.

욕심을 버리면 마음이 저절로 고요해지고, 마음을 맑게 하면 신神이 깨 끗해지고 육욕六欲이 생기지 않으며 삼독三毒이 소멸된다. 사람의 마음 은 비우면 맑아지고, 바르게 앉으면 고요해지며, 적게 말하고 적게 들으 면 신神과 명命이 보존된다.16)

---

16) 人能遣其慾而心自靜, 澄其心而神自淸, 自然六欲不生, 三毒消滅. 夫人心虛則澄, 坐定則靜, 寡言希聽, 存神保命(『東醫寶鑑』≪內景≫篇 卷1 身形).

12가지를 줄이는 것이 양생의 요령[17]

① 생각을 줄인다. 생각이 많으면 신神이 위태롭다.

② 생각을 마음에 품지 않는다. 생각을 마음에 품고 있으면 뜻이 흩어진다.

③ 욕심을 줄인다. 욕심이 많으면 뜻이 어두워진다.

④ 일을 줄인다. 일이 많으면 형形이 피로해진다.

⑤ 말을 줄인다. 말이 많으면 기가 부족해진다.

⑥ 웃음을 줄인다. 웃음이 많으면 오장이 상한다.

⑦ 근심을 줄인다. 근심이 많으면 마음이 떨린다.

⑧ 즐거움을 줄인다. 즐거움이 많으면 생각이 넘치게 된다.

⑨ 기쁨을 줄인다. 많이 기뻐하면 어지럽게 뒤섞인다.

⑩ 성냄을 줄인다. 성을 많이 내면 백맥百脉이 안정되지 않는다.

⑪ 조금만 좋아한다. 좋아하는 것이 많으면 미혹되어 이치를 따지지 못한다.

⑫ 조금만 미워한다. 미워하는 것이 많으면 초췌해지고 즐거움이 없게 된다.

---

17) 抱朴子曰, 善攝生者, 常少思, 少念, 少慾, 少事, 少語, 少笑, 少愁, 少樂, 少喜, 少
怒, 少好, 少惡. 行此十二少者, 養性之都契也. 多思則神殆, 多念則志散, 多慾則志
昏, 多事則形勞, 多語則氣乏, 多笑則藏傷, 多愁則心懾, 多樂則意溢, 多喜則妄錯
昏亂, 多怒則百脉不定, 多好則專迷不理, 多惡則憔悴無歡. 凡此十二多不除, 則榮
衛失度, 血氣妄行, 喪生之本也(『東醫寶鑑』≪內景≫篇 卷1 身形).

05
중심이 좋으면 오장육부가 산다

"병을 치료할 때는 … 위기胃氣를 손상하지 않는 것이 중요하다. 혈병에도 먼저 기를 고르게 한다. 기가 고르지 않으면 혈이 흐르지 않기 때문이다."

凡治雜病, 先調其氣, 次療諸疾, 無損胃氣, 是其要也. 若血受病, 亦先調氣, 謂氣不調則血不行. 又氣爲之綱, 卽夫也. 夫不唱, 婦不隨(『東醫寶鑑』《雜病》篇 卷1 用藥).

예로부터 동양에서는 무언가 세상을 움직이는 힘이 있다고 생각했다. 자연은 물론 우리 몸도 그런 질서에 따라 움직인다고 믿었는데, 이런 생각을 정리한 것이 음양오행론[18]이다. 음양오행의 상생相生과 상극相剋의 원리에 의해 자연이 움직이듯, 인체의 오장육부도 같은 원리로 운용된다고 믿었다. 즉, 상호 간의 상생상극의 원리에 따라 생명 현상이 발현하고, 오장육부가 운행된다고

---

[18] 만물의 생성·변화·소멸을 목·화·토·금·수라는 오행의 변전(變轉)으로 설명하려는 역(易) 이론이다.

생각했다. 인체의 오장육부가 서로 돕는 것뿐 아니라, 적절한 견제 속에서 균형과 조화를 이뤄낸다는 것이다.

실제로 오장은 서로 협조하거나 억제하면서 운행된다.[19] 어느 한 장기가 병들었을 때 그와 통하는 장부를 치료하면 쉽게 낫는 것도 이런 이유 때문이다. 이처럼 인체의 모든 장기는 서로 조화를 이루며 생명을 온전케 한다. 이런 오행의 중심에 위장이 있다. 그래서 '위는 오장육부의 바다'라는 말도 있다.

그런데 굳이 오행론으로 풀지 않아도 위장이 몸의 중심이 되는 것은 당연하다. 위장이 음식을 받아들이지 않으면 생명이 유지될 수 없기 때문이다. 위장은 음식을 소화시킨다는 점에서 생명 활동에서 가장 근본적인 기능을 수행하는 곳이 되는 셈이다. 병이 아무리 심한 사람이라도 위장의 기운이 있는 사람은 살아난다. 반대로 위의 기운이 없으면 소생하기 힘들다.

『동의보감』≪내경≫편에서 "음식이 생명의 근본이다. 비위는 토土에 속하고 수곡을 받아들이는 것을 주관하므로 사람의 근본이 된

---

19) 오행의 속성으로 오장을 분류하면 간(肝臟)은 목, 비(脾臟과 胃)는 토, 폐(허파)는 금, 신(生殖器官과 膀胱)은 수, 심(心臟)은 화다. 상생상극의 관점에서 본다면, 목에 속하는 간장은 신장으로부터 에너지를 공급받고, 심장에 좋은 혈액을 공급한다. 반면 비장土], 즉 소화기관의 활동은 제약한다. 상생관계에서는 목생화(木生火)이므로 화에 속하는 심장의 활동을 돕지만, 상극관계에서는 목극토(木克土)이므로 토에 속하는 비장, 즉 소화기관의 활동을 제약한다. 또 간장의 제약을 받는 비장土]은 폐(金]를 지원하며, 폐는 간을 제약한다. 토생금(土生金)의 관계에서는 금에 속하는 폐를 도와준 것이며, 폐가 간을 제약하는 것은 금극목(金克木)이기 때문이다.

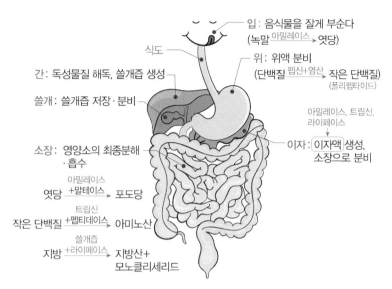

입: 음식물을 잘게 부순다
(녹말 아밀레이스→ 엿당)

식도

간: 독성물질 해독, 쓸개즙 생성

위: 위액 분비
(단백질 펩신+염산 작은 단백질)
(폴리펩타이드)

쓸개: 쓸개즙 저장·분비

아밀레이스, 트립신,
라이페이스

이자: 이자액 생성,
소장으로 분비

소장: 영양소의 최종분해
·흡수

아밀레이스
엿당 +말테이스 → 포도당

트립신
작은 단백질 +펩티데이스 → 아미노산

쓸개즙
지방 +라이페이스 → 지방산+
모노클리세리드

● 소화와 흡수 과정. 영양분이 소화·흡수되지 않으면 혈액을 만들 수 없고, 혈액이 부족하면 세포도 재생되지 못한다.

다"[20]라고 말한 이유도 여기에 있다. 이런 측면에서 보면, 좋은 음식을 먹어도 위장의 기능이 제대로 작동하지 않으면 아무런 의미가 없다. 위장의 소화 기능이 떨어지면 장에서도 영양분 흡수가 제대로 이뤄지지 않는다.

영양분이 소화·흡수되지 않으면 혈액을 만들 수 없고, 혈액이 부족하면 세포도 재생되지 못한다. 질병이 잘 낫지 않는 경우에는 위장을

---

20) 人無根本, 水食爲命. 盖脾胃屬土, 主納水穀, 人之根本也(『東醫寶鑑』≪內景≫篇 卷3 胃腑).

살펴볼 필요가 있다. 위장 기능이 좋지 않으면 회복도 더디다.

예를 들어, 자극적인 음식을 많이 먹으면 위 점막의 모세혈관이 점점 줄어든다. 모세혈관이 탈락하면 위장 기능이 떨어질 수밖에 없다. 그렇게 되면 음식이 장시간 위에 머물게 되어 더부룩함과 속 쓰림 등이 발생한다. 위장의 기능이 떨어지면 장 기능도 떨어진다. 변비가 생기거나 숙변이 쌓이게 되고, 치질에도 걸리기 쉽다.[21]

이 상황이 길어지면 대장에 부패물이 쌓이고 장기 점막을 통해 그것이 온몸으로 퍼진다. 그 결과 두통, 어깨 결림, 권태감, 만성피로 등의 증상이 나타나며, 피부도 거칠어지고, 기미나 뽀루지 등 트러블이 생기기도 한다.

그렇다면 위장에 장애를 일으키는 원인은 무엇일까? 정신적인 문제도 원인이 될 수 있겠지만 대체로 주범은 나쁜 음식물이다. 화학첨가물이 많이 들어간 인스턴트식품, 매운 음식, 인스턴트커피, 콜라 등도 의심해볼 필요가 있다. 이들은 모두 위 점막의 모세혈관을 손상시킨다.

지나친 저염식도 위장에 좋지 않다. 소금의 나트륨은 췌장액, 쓸개즙, 장액 등 알칼리성 소화액의 성분이 된다. 소금이 부족하면 소화액 분비가 감소해 식욕이 떨어질 수밖에 없다. 또 섭취한 음식이 피와 살이 되지 못한다.[22]

---

21) 네고로 히데유키, 『모세혈관, 건강의 핵심 젊음의 비결』, 김은혜 역(서울: 시그마북스, 2019), p.31.
22) 김은숙, 장진기, 『짠맛의 힘』(서울: 앵글북스, 2019), pp.223-224. 염분이 부족하

『본초강목』本草綱目에도 소금은 "속을 고르게 하고 음식을 소화시킨다"調中消食고 기록되어 있다. 소화 기능이 떨어졌다면 약간 짭조름하게 먹는 것이 좋다. 소금기는 독소를 중화하고, 소화효소를 활성화한다.

그렇다면 위장 기능을 회복하는 방법은 무엇일까? 『동의보감』 ≪내경≫편에서는 음식 치료를 권한다. 다른 병을 치료할 때도 위장의 기능을 먼저 살린 후, 음식으로 먼저 시작하는 것이 좋다고 말한다. 위장의 기능이 약할 때 함부로 약을 쓰면 위험해질 수도 있다. 병은 가벼운데 약이 강하면 위기胃氣가 손상될 수 있기 때문이다. 인삼이나 황기 같은 것도 약성이 강해 위장이 약한 사람에게는 무리가 될 수 있다. 위장에는 맑고 순수하고 부드러운 기운을 가진 식품이 좋은데, 곡식·고기·채소·과일 등이 그것이다.23) 음식은 맵거나 지나치게 짠 음식보다는 담백한 것이 좋다.

오미五味가 담박하면 사람의 신神이 상쾌해지고 기가 맑아진다.24)

위병胃病을 치료하는 방법은 다음과 같다. 음식을 조절하고, 온도를 적절하게 하며, 마음을 맑게 하고, 생각을 멈추어 조용히 기다리면 진기真

면 음식을 아무리 섭취해도 이온화할 수 없기 때문에 몸에 흡수되지 않는다.

23) 凡攻擊之藥, 有病則病受之. 病邪輕, 藥力重, 則胃氣受傷. 夫胃氣者, 清純冲和之氣, 惟與穀肉菜果相宜. 藥石皆偏勝之氣, 雖參·芪性亦偏, 況攻擊之藥乎(『東醫寶鑑』≪內景≫篇 卷3 胃腑).

24) 五味淡薄, 令人神爽氣清(『東醫寶鑑』≪內景≫篇 卷3 胃腑).

氣가 정상으로 회복된다.25)

　누구나 손쉽게 이용할 수 있는 식품은 양배추다. 양배추는 위궤양을 억제하고 위 점막을 보호하는 설포라판sulforaphane부터 위 점막 재생을 촉진하는 비타민K까지 영양소가 다량 함유되어 있다. 비타민K는 위출혈을 막고 위장질환을 개선하는 데 효과가 좋다. 양배추에 함유된 비타민U는 궤양성 질환 개선에 도움이 된다고 알려져 있다. 양배추는 생으로 먹거나, 삶아서 쌈으로 먹어도 좋다. 치유 목적이라면 양배추환이나 양배추즙을 먹는 것이 효율적이다.

　이 외에도 산사자, 맥아, 부추가루, 건생강, 갈근, 창출, 계피 등이 위장 건강에 좋다고 한다. 여러 가지를 섭취하는 것이 번거롭고 귀찮다면 자미원에서 이들을 모아 만든 리셋Q3를 간편하게 이용할 수 있다.

---

25) 胃病治法, 調其飮食, 適其寒溫, 澄心息慮, 從容以待, 眞氣之復常也(『東醫寶鑑』≪內景≫篇 卷3 胃腑).

위장에 좋은 단방 10선選

약재	효능 및 활용방법
맥아(麥芽)	입맛을 돋우고 음식이 잘 소화되게 한다.
산사자 (山査子)	고기를 많이 먹어 생긴 식적(食積)을 치료한다. 물에 달여 마신 후에 산사자 열매를 먹는다.
계피(桂皮)	뱃속의 냉통을 치료한다. 달여 먹거나 가루 내 먹는다.
말린 생강 [乾薑]	입맛을 돋우고 위(胃)를 데운다. 달여 먹거나, 가루 내 먹거나, 환으로 먹는다.
부추[韭]	입맛을 돋우고 위를 데운다. 달여 먹거나, 가루 내 먹거나, 환으로 먹는다.
창출(蒼朮)	위를 튼튼하게 하고, 위 속의 습을 없앤다. 달여 먹거나, 환으로 먹거나, 가루 내 먹는다.
보리[大麥]	위기(胃氣)를 고르게 하고 입맛을 돋우어준다. 밥을 지어 먹거나 죽을 쑤어 먹으면 좋다.
토란[芋]	입맛을 돋우고 장위(腸胃)를 넓혀준다. 국을 끓여 상시 먹는 것이 좋다.
귤피(橘皮)	입맛을 돋우어준다. 차로 마시거나, 가루 내 생강 달인 물에 조금씩 타 먹는다.
대추[大棗]	위기를 고르게 하고 장위를 두텁게 한다. 장기적으로 먹어도 좋다.

동의보감

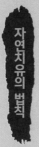

자연치유의 법칙

7

자연의 순리대로 먹으라

우리가 자연과 맺고 있는 상호 의존관계에서 벗어날 길은 없다.
우리는 토양, 바다, 공기, 사계절, 동물, 땅 위에서 나는 모든 과일과
더할 나위 없이 밀접한 관계를 맺고 있다.
한 가지에 영향을 미치면 다른 모든 것이 영향을 받는다.
우리는 지구라는 더 큰 전체의 일부분일 뿐이다."
버나드 캠벨(Bernard Campbell)

01

음식이 곧 몸이다

"사람의 건강과 생명을 유지해주는 것은 오직 음식물뿐이다. 음식물은 흙에서 나와 흙으로 되돌아가는 생명체가 필요로 하는 것을 모두 갖추고 있다. 몸을 보해주며 배설이 잘 되어 오래 먹어도 싫증이 나지 않으니 사람에게 크게 기여한다. 약은 그렇지 않은데, 인삼이나 황기조차 그 성질이 치우쳐 있으니 하물며 공격하는 약은 어떠하겠는가?"

天地間, 養人性命者惟五穀耳, 備土之德, 得氣之中和. 故其味淡甘而性和平, 大補而滲泄, 乃可久食而無厭, 是大有功於人者. 在藥則不然, 雖參·芪性亦偏, 況攻擊者乎(『東醫寶鑑』≪雜病≫篇 卷4 內傷).

고대 동양의 왕실에는 세상의 산해진미가 모여들었다. 그러나 이것들을 함부로 먹을 수는 없었다. 풍토와 체질이 맞지 않으면 문제가 생길 수도 있기 때문이다. 따라서 주방을 담당하는 사람은 음식의 특성을 살필 수 있어야 했다.

원나라 세조世祖 쿠빌라이는 식의食醫라는 관직을 두어 음식의 보양

과 질병을 살피도록 했다. 식의와 함께 의사醫師·질의疾醫·양의瘍醫
가 직분에 따라 병을 다루었다. 특히 음선태의飮膳太醫 4명을 두어 황제
와 그 가족의 음식을 전문적으로 관리하게 했다. 이들은 독성이 없고
성질이 상반되지 않는 식품을 선택해 오미를 조화롭게 맞추었다고 한
다. 그리고 이처럼 음식을 통해 건강을 관리하는 것을 '식치'食治라고
했다.

우리 선조들은 때에 맞게 음식을 먹으면 질병이 생기지 않는다고
보았다. 음식을 먹는 원칙은 편안한 상태를 유지하는 것에 있다고도
했다. 너무 많이 먹어 배가 부르거나, 적게 먹어 배가 고픈 것은 피했
다. 오장五藏을 편하게 하기 위해서였다. 음식을 먹을 때는 조금씩 삼
키고, 바르게 앉아 먹게 했다. 그리고 역시 '강렬剛烈한 음식과 술'을 병
의 발단이라고 보았다.[1]

그렇다면 오늘날에는 어떻게 먹어야 할까? 오래전 황제들이 먹던
음식보다 더 많은 식재료와 음식이 전 세계에서 몰려들고 있다. 옛날
에는 없던 화학물질들까지 음식에 자리 잡고 있다. 어떤 것을 먹어야
할지보다, 어떤 것을 먹지 말아야 할지에 대한 고민이 우선되어야 할
정도다.

음식물을 지속적으로 먹었을 때의 결과에 대해 연구한 자료는 드물
다. 인간을 대상으로 장기간의 실험을 할 수 없기 때문이다. 다만 미국

---

[1] 凡食無疆厚味, 無以烈味重酒, 是以謂之疾首疾之首也. 食能以時, 身必無災. 凡食
之道, 無饑無飽, 是之謂五藏之葆安也. 口必甘味, 和精端容, 將養也之以神氣. 百節
虞歡, 咸進受氣, 飮必小咽, 端直無戾(『古書醫言』卷2).

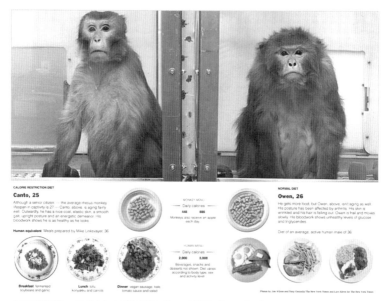

●칸토(왼쪽)는 자연식과 소식(小食)을 했고, 오언은 칸토보다 정크푸드를 25~30% 더 먹었다.

위스콘신대학에서 원숭이를 대상으로 20년 이상 실험한 결과는 참고할 만하다. 2009년 〈뉴욕타임스〉 1면에 실린 두 마리의 원숭이의 모습은 음식물 섭취가 신체에 어떤 결과를 가져오는지를 명확하게 보여주었다.[2]

두 원숭이는 마치 아버지와 아들처럼 보였다. 오언26세은 칸토25세

---

2) 빌 기퍼드, 『스프링 치킨』, 이병무 역(서울: 다반, 2015), pp.277-279. 원숭이 실험은 리처드 와인드럭(Richard Weindruch) 교수팀이 진행한 '식사 제한과 노화 간의 관계에 대한 장기 연구'의 일부였다.

에 비해 겨우 한 살 많았지만, 털이 듬성듬성하고 얼굴은 처졌으며 몸은 살이 접혔다. 이 둘의 외적인 차이의 원인은 그들이 먹은 음식물에 있었다. 칸토는 자연식과 소식小食을 했고, 오언은 칸토보다 정크푸드를 25~30% 더 먹었다. 자연식과 소식을 한 칸토는 혈압 등 기본적인 기준에서 훨씬 더 건강했고, 당뇨나 암 같은 노화 관련 질병에 걸릴 확률도 훨씬 낮았다. 뇌도 매우 건강한 상태였다.

우리가 먹은 음식이 우리의 몸을 만든다. 음식물은 입과 소화기관을 거쳐 포도당 분자로 바뀐 뒤 세포로 재탄생한다. 컴퓨터 용어 중에 'GIGO'garbage in garbage out라는 말이 있다. 쓰레기 정보를 입력하면 쓰레기밖에 출력되지 않는다는 뜻이다. 나쁜 음식을 먹으면 나쁜 몸이 되는 것은 당연하다.

그렇다면 우리는 무엇을 먹어야 할까? 자연의 순리에 맞는 음식이다. 첫 번째 자연의 순리는 로컬푸드다. 자신의 지역에서 많이 나는 음식을 먹는 것이 우선이다. 추운 지방 사람들은 열을 내는 음식이 필요하고, 열대지방 사람들에게는 열을 내리는 음식이 필요하다. 에스키모들은 동물의 지방을 먹고, 열대지방 사람들은 쌀과 과일을 먹는다. 만약 에스키모들이 채식 위주로 식사를 한다면 오래지 않아 건강을 잃게 될 것이다.

필요한 영양소를 충족시키기 위해 다양한 식단을 구성할 필요가 없다. 고기가 먹고 싶으면 먹고, 먹고 싶지 않으면 먹지 않는 것이다. 밀알 하나에도 사람의 몸과 두뇌 발달에 필요한 영양소가 충분히 포함되어 있다.

두 번째 자연의 순리는 자연의 것을 골고루 먹는 것이다. 자연의 순리는 우리 치아에 이미 구현되어 있다. 오랜 진화 과정에서 형성된 인간의 치아는 앞니, 송곳니, 어금니로 되어 있다. 앞니는 채소나 과일, 송곳니는 육류, 어금니는 곡물을 먹기 위한 용도로 발달했다. 앞니 4개, 송곳니 2개, 어금니 10개로 구성된 것으로 보아 '채소 2 : 육류 1 : 곡물 5'의 비율로 먹는 것이 자연의 순리에 맞는 듯하다.

이런 치아 구성으로 본다면 채식주의는 순리에 맞지 않다. 더구나 생채소는 몸을 차게 만든다. 여성의 약 80%는 빈혈, 냉한 체질, 생리통, 자궁내막증 등의 고민을 안고 있다. 냉한 체질의 여성이 생채소를 먹는 것은 더욱 좋지 않다. 몸이 차가워지면 혈액순환이 나빠지고 독소가 쌓여 병에 걸리기 쉽다. 찬 음식은 위장 기능도 떨어뜨린다. 그러면 덩달아 장의 기능도 떨어져 변비로 이어진다. 음식물은 체내에서 체온 정도로 따뜻해져야 영양분 흡수가 잘된다.

그렇다면 채소는 어떻게 먹는 것이 좋을까? 일본 구마모토대학 마에다 히로시 교수는 "채소는 생으로 먹는 것보다 익혀 먹는 것이 적게는 몇 배, 많게는 100배 효과적이다"라고 말한다.

채소를 데치면 부피가 줄어들기 때문에 많은 양을 먹을 수 있다. 이에 비해 생채소는 부피가 크기 때문에 섭취량이 부족해지는 경우가 많다. 채소는 하루 300g을 섭취해야 하는데, 생채소 샐러드 한 접시의 양은 100g에 불과하다.

영양 파괴는 걱정할 필요가 없다. 채소에 함유된 비타민C가 열에 쉽게 파괴된다는 걱정은 기우에 불과하다. 시금치를 데치면 비타민C

가 1분에 26%, 3분에 52% 정도 손실되는 것은 사실이다. 하지만 채소의 비타민 전부가 우리 몸에 흡수되지는 않는다. 생채소를 섭취했을 때 흡수되는 비타민C는 많아야 20% 정도다.3) 따라서 열을 가해 50%가 파괴되더라도 흡수율로 본다면 생채소보다 더 높다.

영양 섭취는 생명 유지의 필수요소다. 영양 섭취가 부족하면 신진대사가 원활해지지 못하며, 치유 체계도 작동되기 어렵다. 효과적인 신진대사를 위해서라도 필요한 영양소가 골고루 공급되어야 한다.

탄수화물, 지방, 단백질 이 세 영양소는 인체의 에너지원이다. 고기도 먹어야 건강을 유지할 수 있다. 채식만으로는 질병과 싸울 체력이 만들어지지 않는다. 특히 성장기 아이들에게 육식은 필수다. 두뇌 발달과 육체 성장에 양질의 단백질은 반드시 필요하다. 물론 너무 많이 먹는 것은 좋지 않다. 『동의보감』도 사람은 기본적으로 곡식을 중심으로 식사를 해야 하며, 그보다 고기를 더 많이 먹으면 몸에 해롭다고 말한다.

고기를 많이 먹더라도 밥 기운을 이기면 안 된다. 사람은 곡기를 위주로 살아가기 때문에 고기를 지나치게 먹으면 몸에 해로우니, 이것은 양생의 도가 아니다.4)

---

3) 비타민C는 단단한 세포벽으로 둘러싸여 있다. 생채소의 세포벽은 씹는 정도로는 거의 파괴되지 않기 때문에 비타민C의 대부분은 체내를 그냥 빠져나가고 만다. 현미경으로 대변을 관찰해보면 생채소가 세포의 모양 그대로 남아 있다고 한다.

4) 肉雖多, 不使勝食氣. 盖人食以穀氣爲主, 一或過焉, 適足以傷人, 非養生之道也(『東

몸보신을 위해 고기를 먹는 것도 좋지 않다. 『동의보감』 ≪잡병≫ 편에서는 "고기는 몸을 보하는 성질이 없고, 양을 보하는 성질만 있다" 고 말한다. 현대인들에게 부족한 것은 음진액인데, 양의 기운을 가진 고기를 먹으면 음양 기운의 조화가 깨질 수 있다는 것이다. 이런 경우 에는 육식을 줄이고 채소와 과일을 많이 섭취해야 한다.

> 민간에서는 고기를 보하는 성질이 있는 것이라고 하지만, 고기는 보하 는 성질이 없고 양을 보하는 성질만 있다. 고기로 음을 보하려 한다면 아 무런 도움이 되지 않는다.[5]

그럼에도 고기를 먹는다면 어떤 것이 좋을까? 정부에서 관리하는 것이 그나마 안전하다. 농림축산식품부가 시행하고 있는 HACCP위해 요소관리우수, 무항생제 축산물, 유기 축산물, 동물복지농장 등의 인증 마크를 잘 살펴보고 구매해야 한다. 스트레스를 받지 않는 동물들은 면역력이 좋아 항생제도 덜 쓴다. 동물복지농장에서 자란 달걀은 오메 가3가 많고, 돼지고기는 육질도 부드럽다.

고기를 요리하는 방법도 중요하다. 돼지고기, 오리고기, 닭고기는 수육 형태로 먹는 것이 좋다. 고기를 먹으면 피부염이 심해진다는 말 이 있지만, 그것은 고기 자체에 문제가 있는 것이 아니라 요리 방법 때

醫寶鑑』≪湯液≫篇 卷1 獸部).

5) 世俗以肉爲補性之物, 然肉無補性, 惟補陽. 而今之虛損者, 不在於陽而在於陰, 以 肉補陰, 猶緣木而求魚也(『東醫寶鑑』≪雜病≫篇 卷4 內傷).

문인 듯하다. 고기를 기름에 튀기면 아크릴아미드acrylamide가 발생한다.6) 아크릴아미드는 태아의 신경 발달을 늦춰 신체와 뇌 성장을 억제한다. 존 라이트John Wright 브래드포드 건강연구소 교수는, 아크릴아미드의 악영향은 흡연이 태아에 미치는 영향에 비견될 만하다면서, 감자튀김 같은 정크푸드의 섭취를 줄여야 한다고 주장한다7).

그러나 현대인이 정크푸드를 줄이는 것은 쉽지 않다. 수많은 즉석식품이 소비자를 유혹하고 있다. 군침이 흐를 정도로 맛있고 청결해 보인다. 한 끼를 해결하기에도 부족함이 없어 보인다.

그럼에도 이런 음식은 온전한 식품이라 할 수 없다. 가공이 지나치게 많이 되었다. 가공식품은 지방, 설탕, 전분 등이 많이 들어가 열량은 매우 높지만, 우리 몸에 꼭 필요한 비타민, 무기질, 섬유소 등의 영양소는 거의 없다. 또 인공 향료, 색소, 방부제, 유화제계면활성제 등이 함유돼 고혈압, 비만, 당뇨병, 우울증, 암 등을 유발한다. 패스트푸드나 인스턴트식품 등 정크푸드를 많이 섭취할 경우 노화가 더 빨리 진행된다는 연구 결과도 있다.

스페인 나바라대학 연구팀은 국제 의료 콘퍼런스에서, "극도로 가공된 식품을 하루 세 번 이상 섭취할 경우 그렇지 않은 경우보다 노화와 연관된 '텔로미어'telomere가 짧아질 확률이 최대 2배까지 높다"고 발표했다.8) 이 논문은 국제 학술지 《미국 임상영양저널》에 게재됐다.

---

6) 아크릴아미드는 고온에서 튀긴 탄수화물 식품에 많이 들어 있는 발암물질로 접착제, 도료, 합성섬유 등의 원료로 사용되기도 한다.
7) "임신 중 먹는 감자튀김, 담배만큼 해롭다", 〈경향신문〉, 2012년 10월 25일 자.

텔로미어는 나이가 들수록 짧아져 '생명의 시계'로도 불린다. 가공식품을 자주 먹은 집단이 적게 먹은 집단보다 텔로미어가 짧아질 확률이 2배 가까이 높았다는 것은, 가공식품을 많이 먹을수록 수명이 짧아진다는 것을 의미한다.

---

8) 이 연구팀은 가공식품과 텔로미어 길이의 연관성을 규명하기 위해, 지난 2008년 55세 이상 남성 645명과 여성 241명의 DNA 샘플을 확보한 후 2년마다 이들의 식습관을 면밀하게 분석했는데, 가공식품을 하루 3개 이상 먹은 그룹은 2개 이하를 먹은 그룹에 비해 텔로미어가 짧아질 확률이 82%까지 높았다.

10가지 음식 금기禁忌

	음식 금기
1	산후(産後)에는 생것이나 차가운 음식을 금해야 한다.
2	대하증(帶下症)에는 반드시 기름진 음식을 금해야 한다.
3	심통(心痛)은 통증이 멎었다고 마음대로 음식을 먹으면 병이 재발한다.
4	식상(食傷)은 많이 먹어 생긴다. 음식을 너무 많이 먹으면 장위(腸胃)가 상한다.
5	포식하면 근맥이 제멋대로 풀어지면서 장벽(腸澼)이 생겨 치질이 된다.
6	배부르면 폐가 상하고, 굶주리면 기가 상한다.
7	너무 짠 것, 마늘이나 부추 등 매운 것, 식초가 많이 들어간 것, 생강이나 계피 같은 것은 모두 원기를 상하게 한다.
8	어린아이에게는 신 것, 매운 것, 오신채(五辛菜)인 파·마늘·생강·부추·염교, 독이 있는 것을 먹이지 말아야 한다.
9	생각을 너무 많이 하면서 식사를 하면 안 된다. 그러면 소화가 되지 않아 신(神)이 상한다.
10	폐병에는 찬 음식과 찬 옷을 금하고, 신병(腎病)에는 뜨거운 음식을 금해야 한다.

02
병의 시작과 끝은 음식에 있다

"사람의 병을 다스리는 사람은 먼저 병의 근원을 밝혀 무엇이 잘
못되었는지 알고 난 후, 음식으로 치료해야 한다. 음식으로 치료
해도 낫지 않은 뒤에야 약을 쓴다. 노인이나 어린이, 귀하게 자
란 사람, 약을 싫어하거나 가난한 사람 모두 음식을 조절해 치료
해야 한다."

醫者先曉病源, 知其所犯, 以食治之. 食療不愈, 然後命藥. 不特老人小兒相宜.
凡驕養及久病厭藥, 窮乏無財者, 俱宜以飮食調治之也(『東醫寶鑑』 ≪雜病≫篇
卷1 用藥).

　　　　　　음식은 병을 치료할 수도, 악화시킬 수
도 있다. 히포크라테스도 "자연이 인간을 치료한다. 의사는 자연의 조
수일 뿐이다"라며, 식이요법을 질병 치료에서 최우선으로 삼아야 한
다고 강조했다. 그리고 식이요법이 실패했을 때 약물치료를 하도록 권
했다.
　글로리아 스완슨과 그레타 가르보 같은 저명인사들의 주치의로 유

명했던 헨리 G. 빌러Henry G. Bieler는 "약품이 아니라 음식이 최고의 약"이라는 독특한 철학을 가지고 있었다. 1만 건이 넘는 의학 연구 결과를 토대로 『식품 약학』The Food Pharmacy이라는 책을 집필한 진 카퍼Jean Carper도, "음식은 21세기에 비약적인 발전을 이룬 약이다. 어머니인 자연이야말로 세상에서 가장 오래되고 위대한 진정한 약제사다. 주류 과학자들도 점점 고대 음식 민간요법과 식이요법의 관행으로 다시 돌아가고 있다"고 말한다. 카퍼의 연구에 따르면, 오늘날의 음식에는 대부분 확인되지는 않았지만 수백·수천 가지의 화학물질이 들어 있다. 그리고 그 음식을 먹을 때마다 약물학적 작용이 일어난다.

음식과 약의 효과가 다른 점은 상승작용에 있다. 인공적인 약은 단일 효과를 내는 반면, 수많은 부작용을 유발한다. 그러나 음식은 수많은 효과를 동시에 낼 수 있으며, 다른 음식과 상승작용까지 일으킨다. 자연식품에 있는 수천 가지의 건강 성분이 상승작용을 일으켜 우리 건강을 유지해준다. 약초를 비롯한 자연의 산물들은 우리 몸이 필요로할 때 면역체계를 보필한다.

우리 몸의 독창적인 면역체계는 우리가 어떤 음식을 섭취하는지에 달려 있다. 그렇다면 어떤 음식이 우리 몸을 건강하게 만들고, 병을 치유할 수 있을까?

첫째, 음식은 자연에 가까울수록 좋다. 자연의 음식을 먹으면 인체도 자연에 가까워진다. 그것이 건강해지는 원리다. 자연의 질서를 따르는 식품과 건강의 원리는 하나인 것이다. 일본의 혈액생리학자 모리시타 케이이치 박사가 제안하는 음식은 자연의 원리에 충실한 것이다.

곧 정제하지 않은 곡물, 자연이 재배한 채소, 바닷속 해조류, 미생물이 발효한 식품 등이 그것이다. 모리시타 박사는 "자연치유력을 높이기 위해서는 인간 본래의 식성에 일치하고, 장 기능을 조절하며, 종합적으로 미네랄 보급이 가능한 음식을 섭취하는 것이 필요하다"[9]고 강조한다.

미네랄 보급이 가능한 음식은 자연의 식품들이다. 이들은 화학적으로 엄청난 힘이 있다. 과학으로는 분석하지 못한 수만 가지 물질이 상호작용을 일으킨다. 인체는 수백만 년 동안 이 물질들과 함께해왔다.

식물에는 비타민, 미네랄, 섬유질뿐 아니라 피토케미컬Phytochemical이 들어 있다.[10] 1980년대 초반, 과학자들은 과학으로 분석할 수 없는 물질들이 식물에 존재한다는 사실을 알아냈다. 이 물질들은 우리 건강에 매우 중요한 역할을 하지만, 현대 과학은 아직 그 실체를 밝혀내지 못하고 있다. 이 물질을 피토케미컬이라 부른다.

현재 피토케미컬은 제7영양소로 주목받고 있다. 천연의 채소와 과일은 비타민이나 미네랄과 함께 수천·수만 가지의 피토케미컬을 가지고 있다. 합성비타민이 도저히 흉내 낼 수 없는 자연의 신비인 것이다.[11]

---

9) 모리시타 케이이치, 『약 없이 몸 고치는 자연 의식』, 손홍란 역(서울: 그린헬스힐링, 2013), p.131.

10) 피토케미컬은 영어로 식물을 의미하는 '피토'(phyto)와 화학을 뜻하는 '케미컬'(chemical)을 합성한 단어다.

11) 랜덜 피츠제럴드, 『100년 동안의 거짓말』, 신현승 역(서울: 시공사, 2009), p.216.

둘째, 자연의 물질에는 생명력이 있다. 자연의 물질도 인공적으로 추출하면 성질이 변한다. 인간이 먹는 것은 온전한 음식물이어야 한다. 자연의 음식물은 인체에서 독소로 인식하지 않는다. 자연은 40억 년 동안 식물 속에 효험이 뛰어난 화학물질인 피토케미컬을 창조했다. 이것이 몸속에 들어오면 생명력을 상승시킨다. 자연의 상승작용은 자연 전체의 원리다.

자연의 물질은 야생 상태일수록 약성이 강하다. 식물은 스스로를 보호하기 위한 물질을 생산하는데, 야생일수록 강력한 힘을 가진다. 식물이 생산하는 독물은 인간이 활용하기에 따라 약물로 바뀌기도 한다.[12]

단군신화에 등장하는 쑥과 마늘은 오늘날에도 신비한 효능을 가진 식품으로 인정받고 있다. 1천여 편의 논문이 마늘의 효능에 찬사를 보내고 있다. 마늘의 천연 화학물질들은 서로 상승작용을 일으켜 그 효능을 증진시킨다.[13]

웅녀가 마늘과 함께 먹었다는 쑥 역시 오래전부터 마술적인 힘을

---

[12] 한의학에서는 법제라는 방법을 통해 독성은 제거하고 약성만 취한다. 식물에 따라서는 뜨거운 물에 끓여 먹어야 하는 것, 냉수에 우려먹어야 하는 것, 은은한 불에 오랜 시간을 두고 달여 먹어야 하는 것 등이 있다. 식물을 먹을 때는 이런 특성을 잘 알고 활용하는 것이 좋다.

[13] 마늘에는 셀레늄, 황화합물, 칼륨, 인, 아미노산, 비타민B와 C, 구리, 아연 등 200여 가지 화합물이 들어 있다. 면역조직을 활성화하고, 혈관을 넓혀 고혈압을 누그러뜨리고, 기생충을 죽이고, 유방암 등 여러 가지 암의 성장을 멈추게 하고, 콜레스테롤 수치를 현저히 낮추는 마늘의 효능은 연구를 통해서도 입증되고 있다.

가진 것으로 알려진 약초였다. 원자폭탄이 투하된 일본 히로시마에서 가장 먼저 자란 것이 쑥이라고 할 정도로 생명력이 강한 식물이다. 쑥은 말라리아, 에볼라, 사스, 메르스 치료에 효과적이다.[14] 개똥쑥 추출물은 독성이 없어 신생아들의 말라리아를 치료하는 데 널리 사용되고 있으며, 이 치료법을 알아낸 중국 학자는 2015년 노벨 의학상까지 수상했다.

제약회사들이 자연의 물질을 분석하는 이유가 여기에 있다. 그들은 식물에서 치료 효험이 있는 성분을 찾아내거나, 다른 식물과 혼합하기도 한다. 이런 과정을 거쳐 가공된 물질이 건강식품이나 약물의 형태로 등장하는 것이다.

자연이 창조한 화학물질은 굳이 가공할 필요가 없다. 자연 그대로 활용하면 된다. 그것이 가격도 저렴하고, 부작용도 없다. 쇼핑몰에서 천연식품을 검색하면 구하지 못할 것이 없다. 그 자그마한 정성이 생명을 구할 수도 있는 것이다.

---

14) 쑥은 해열, 항염, 진통, 항말라리아, 항혈흡충(抗血吸蟲), 면역 조절, 항균, 항바이러스, 항산화, 소화불량·설사·복통 등의 증상 개선, 식욕 부진 해소, 기력 회복 등 사용되지 않는 곳이 없을 정도다.

양생의 7가지 비결

① 말을 적게 함으로 내기內氣를 기른다. 말을 많이 하면 에너지가 빠져나간다. 말을 적게 해 몸의 에너지를 보존해야 한다.

② 색욕을 경계해 정기精氣를 기른다. 색욕은 단순히 성관계만을 말하지 않는다. 누군가를 좋아하는 것도 지나치면 색욕에 해당된다. 경계한다는 것은 지나치게 하지 말라는 의미다. 뭐든 지나치면 정기가 약해진다.

③ 음식을 담백하게 먹어 혈기를 기른다. 맛이 강한 음식을 피하고 담백한 음식을 먹어야 혈기를 기르는 데 도움이 된다.

④ 침을 삼켜 오장의 기를 기른다. 침은 신장에서 만들어진다고 한다. 침을 잘 삼키면 오장으로 흘러가 오장을 건강하게 만들어준다. 그래서 『동의보감』에서는 이를 옥천玉泉이라 칭한다.

⑤ 화를 내지 않음으로 간기肝氣를 기른다. 사람이 화를 전혀 내지 않고 살 수는 없다. 여기서 말하는 것은 지나치게 화를 내면 간기가 상할 수 있다는 의미다.

⑥ 음식을 맛있게 먹어 위기胃氣를 기른다. 음식을 과하게 먹으면 몸이 상할 수 있다. 맛있게 먹으라는 것은 달게 느껴질 정도까지만 먹으라는 것이다.

⑦ 생각을 적게 해 심기를 기른다. 생각이 지나치면 심장이 상한다. 또 생각을 많이 하면 몸의 에너지가 쓸데없는 곳으로 흘러 원기가 약해질 수 있다.

03
자연에서 멀어진 음식은 위험하다

"비늘 없는 고기와 여러 가지 짐승의 고기는 먹지 말아야 한다.
저절로 죽은 짐승의 고기를 먹으면 명을 재촉하는 경우가 많다."
莫食無鱗魚, 諸般禽獸肉, 自死禽與獸, 食之多命促(『東醫寶鑑』≪內景≫篇 卷
1 身形).

　　　　　　　　　　오늘날 미국의 어린이 4명 중 1명은 비
만이다. 심지어 젖먹이들도 비만이 많다. 아이들은 비만을 선택한 적
이 없다. 그들은 전적으로 피해자일 뿐이다. 젖먹이들이 비만인 것이
그들의 식탐 때문이라고 할 수는 없기 때문이다.
　그렇다면 어린아이들이 살찌는 이유는 무엇일까? 『동의보감』
≪내경≫편에서 말하는 '먹지 말아야 할 음식'을 먹었기 때문이다. 물
론 400년 전과 지금은 많은 것이 분명히 다르다. 그 시대에는 '저절로
죽은 짐승의 고기'가 먹지 말아야 할 음식이었다면, 지금은 어떤 것이
그런 음식일까?
　바로 화학물질이 들어간 음식이다. 대부분의 현대의 식품은 온전

한 자연의 물질이 아니다. 일반인들이 알 수 없는 화학물질이 비만 등 온갖 질병을 유발하고 있다. 우리 몸에 들어오면 안 되는 독소 중 첫 번째는 식품첨가물 등에 들어가는 화학물질이다.

2011년 미국 ≪타임≫지는, 비만은 지방 섭취가 아니라 특정 플라스틱 때문이라고 보도했다. 미국 어바인대학 브루스 블룸버그 교수는 특정 화학성분이 비만을 유도한다고 주장한다. 그러면서 "비만의 원인이 화학물질이라는 근거는 충분하다. 트리부틸틴 클로라이드 Tributyltin chloride15)에 새끼를 밴 쥐를 노출시킨 결과, 뚱뚱한 새끼를 낳을 확률이 그렇지 않은 쥐보다 15%나 높았다"고 말한다.

이런 연구 결과는 실험다큐무비 〈슈퍼 사이즈 미〉 Super Size Me에서도 입증되었다. 이 다큐멘터리는 한 달 동안 오직 맥도날드 음식만 먹은 경험을 담고 있다. 출연자인 모건 스펄록은 실험 시작 전엔 신장 188cm, 체중 84kg의 건강한 몸이었다. 그런데 한 달 만에 체중이 11kg 증가하고, 간 기능에도 이상이 왔다. 18일째가 되자 문제가 명확해지기 시작했다. 그는 "기분이 너무 엉망이었다. 불행하다는 생각이 들고 … 그런데 패스트푸드를 먹자 기분이 좋아졌다"고 말했다.

스펄록의 끔찍했던 기분이 금세 좋아진 이유는 무엇일까? 무엇이 그를 18일 만에 패스트푸드 중독자로 만든 것일까? 400년 전에는 없었던 전혀 새로운 물질이 그의 몸으로 들어왔기 때문이다.

---

15) 살충제, 농업용 화학물질, 방오제 등으로 널리 이용되는 물질로, 인체는 오염된 물고기나 해산물의 섭취를 통해 이 트리부틸틴에 노출될 수 있다.

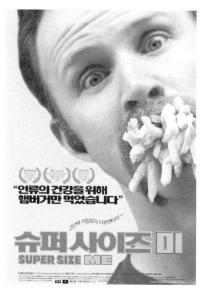

● 모건 스펄록 감독의 〈슈퍼 사이즈 미〉(Super Size Me)는 유해 음식물이 인간을 어떻게 변화시키는지를 적나라하게 보여준 작품이다.

그 첫 번째가 밀가루다. 지금 우리가 먹는 밀가루는 과거의 밀가루가 아니다. 현재의 밀가루는 유전자변형을 통해 개발된 밀에서 얻은 것이다. 이 밀은 40여 년 전인 1980년경부터 보편화되었는데, 이는 미국에서 비만자가 급증한 때와 거의 일치한다. 이 밀가루는 혈당을 늘리는 능력이 설탕보다 월등해, 일반적인 설탕의 당이 59인 반면, 이 밀가루 빵은 72에 이른다. 고혈당은 고인슐린을 유발한다. 그리고 고인슐린은 내장 지방 축적을 자극한다. 밀은 중추신경계에 영향을 미치는 식품으로는 거의 독보적이다. 밀은 바로 '식욕 촉진제'인 것이다.

두 번째는 트랜스지방이다. 트랜스지방을 많이 함유한 대표적인 식품은 쇼트닝과 마가린이다. 이는 쿠키, 크래커, 도넛 등 거의 모든 과자에 들어 있다. 트랜스지방은 기름에 수소를 첨가해 덩어리로 만든 것인데,16) 심장질환에 포화지방보다 더 위험하다. 수백만 년 동안 우

---

16) 수소 첨가란 탄소의 이중 결합 부분에 수소를 붙여 분자 구조를 안정되게 하는 방법으로, 액체 상태인 석유를 플라스틱으로 만드는 과정을 연상하면 쉽다. 식용유 자체는 불포화지방이지만, 화학 처리 과정을 거친 뒤에는 불포화지방과 포화지

리 몸은 이런 물질을 결코 접해본 적이 없다. 트랜스지방은 인체에 유입된 지 50일이 지나야 겨우 분해된다고 한다.

세 번째는 중금속이다. 홍미로운 것은 조선시대에도 중금속에 대한 경고가 있었다는 점이다. 중국 명나라의 명의 장개빈張介賓이 지은 『경악전서』景岳全書에는 주석이나 구리 그릇에서 녹아 나오는 물질을 피할 것을 권하고 있다.

> 구리나 주석 그릇에서 하룻밤을 지난 술은 유독有毒하다. 뜨거운 음식을 구리 그릇으로 덮어 열기熱氣가 위로 올라가 맺힌 습기가 떨어진 음식은 유해하다.17)

중금속은 오늘날 더욱 기승을 부리고 있다. 아이들이 사용하는 용품은 물론 염색약에도 중금속이 들어 있다. 심지어 주방용품에도 들어 있는데, 프라이팬 코팅에 사용되는 테플론에는 암을 유발하는 화학성분이 함유되어 있다.18) 그래서 프라이팬은 스테인리스 제품을 사용하는 것이 바람직하다. 스테인리스 프라이팬은 음식이 눌어붙는다는 단

방을 절반씩 닮은 기형적인 모습으로 변한다.

17) 夏月酒在銅錫器中過夜, 卽有毒. 銅器蓋熱食, 氣上蒸成汗, 滴下食中, 卽有毒(『景岳全書』卷35 天集).

18) 스탠 콕스, 『녹색성장의 유혹: 글로벌 식품의약기업의 두 얼굴』, 추선영 역(서울: 난장이, 2009), pp.238-239. 테플론 프라이팬에는 과불화옥탄산(PFOA)이 들어 있다. 이 성분은 높은 사망률, 성장 부진, 저체중 등을 유발하며 면역체계를 손상시킬 위험성이 있다.

점이 있지만, 사용 방법만 숙지하면 큰 문제는 없다.19) 약간의 불편함은 가족 모두의 건강을 위한 대가라고 보면 될 듯하다.

네 번째는 환경호르몬이다. 환경호르몬이 우리 몸에 유입되는 통로는 매우 다양하다. 심지어 우리가 즐겨 먹는 피자나 커피의 포장재를 통해서도 체내에 들어온다. 종이로 포장된 피자나 랩으로 보관한 음식을 자주 먹은 엄마일수록 모유에서 환경호르몬 농도가 높았다는 연구 결과도 있다.20)

일회용 컵에서 환경호르몬이 검출된다는 사실은 오래전부터 알려진 바다. 종이컵 내부를 플라스틱의 일종인 폴리에틸렌PFOs으로 코팅해놓았기 때문이다. 문제는 폴리에틸렌이 겨우 105~110도에서 녹는다는 점이다. 뜨거운 물을 이용하는 커피의 경우 폴리에틸렌이 녹아 나올 가능성은 충분하다.21) 컵라면 용기도 마찬가지다. 컵라면을 전자레인지에서 조리하는 경우 충분히 폴리에틸렌이 녹아 나올 수 있다.

---

19) 스테인리스 프라이팬은 5분가량 예열하고서 잠시 뜸을 들인 후 사용하면 눌어붙는 문제도 피할 수 있다. 자세한 사용법은 '스텐 팬을 사용하는 사람들의 모임' 인터넷 홈페이지(www. susamo.com)에서 확인할 수 있다.

20) 2014년 2월 한국보건산업진흥원의 '유해물질 노출 추이 분석을 위한 모유 수집 및 시료 분석 연구'에 따르면, 수유 엄마 264명의 모유와 음식 습관을 분석한 결과, 종이에 포장된 배달 피자를 많이 먹는 엄마의 모유에서 폴리에틸렌의 농도가 높은 것으로 나타났다.

21) 더욱 심각한 경우는 튀김이나 순대 등 기름기가 많은 음식을 일회용 컵에 담아 전자레인지에 데우는 것이다. 음식의 기름은 전자레인지에서 데워지는 동안 순간적으로 폴리에틸렌이 녹는 온도 이상으로 높아지므로 폴리에틸렌이 유출될 가능성은 뜨거운 물에 비할 바가 못 된다.

어린이가 있는 집이라면 종이컵이나 컵라면 등은 가급적 두지 않는 것이 좋다.

이러한 위협에 맞서는 인체의 반응도 신비롭다. 화학물질이 혈액을 타고 돌아다니면 인체는 지방 세포를 만들어 이들을 가둬버린다. 지방 속에 독소를 저장함으로써 혈액 내 독소 수치를 낮추는 것이다.[22]

인체에 유입되는 화학물질은 인체에서 호르몬처럼 작동, 신진대사 기능 등을 바꿔놓는다. 캐나다 라발대학교 연구팀에 따르면, 다양한 유기염소계 살충제가 동물과 인간의 신진대사에 교란을 일으킨다고 한다.

다섯 번째는 호르몬이다. 축산업계에서는 고기를 많이 얻고, 달걀이나 우유 등을 많이 생산하기 위해 가축에 성장호르몬에스트로겐을 투여한다. 항생제나 호르몬 등을 투여하면 경제적인 효과는 2배 이상 늘어난다.[23]

제인 구달Dame Jane Goodall[24] 박사도 성장호르몬에 대해 우려를 표했다. 성장호르몬은 가축의 유방에 감염을 일으키기도 하는데, 감염이 일어나면 고름이나 박테리아가 젖에 섞여 들어간다. 오염된 젖에

---

22) 팻 토마스, 『21세기가 당신을 살찌게 한다』, p.129.
23) 송아지 고기를 생산하는 과정은 범죄 수준으로 잔인하다. 송아지가 태어나면 눈이 발달하지 못하도록 어두운 곳으로 데려가 키우며 여러 가지 호르몬제를 투여한다. 미성숙한 분홍빛을 잃지 않도록 하기 위한 것이다.
24) 침팬지 행동 연구 분야에서 세계 최고 권위자다.

서는 고약한 냄새가 나며 색이 변한다. 낙농 공장에서는 이런 우유를 정상적인 우유와 섞은 뒤 표백제와 향미제, 칼슘보충제, 비타민보충제 방부용 등을 넣고 가공해 냄새를 없앤다고 한다.[25]

구달 박사는 성장호르몬을 투여하는 것이 사람의 몸에 에스트로겐이 쌓이는 것과 연관이 있다고 지적한다. 성장호르몬이 투여된 고기를 먹으면 인체로 호르몬이 유입되어, 여자 아이들은 성조숙증이 나타나고, 남자들은 정자 수가 감소할 수 있다.

---

25) 제인 구달, 『희망의 밥상』, 김은영 역(서울: 사이언스북스, 2007), pp.152-153. 이 과정에서 저온 살균이라는 이름으로 행해지는 방사선 살균도 문제가 많다. 저온 살균은 유익한 미생물과 효소를 전멸시키는 것은 물론 비타민과 미네랄까지 파괴한다.

독성이 있어 조심해야 하는 식품 10선選

식품	독성 및 해독
살구[杏實]	약성이 뜨겁고 맛이 시며 독이 있다. 많이 먹으면 정신과 근골을 손상시킨다.
상한 고기	밀폐된 그릇에 담긴 채 하룻밤이 지난 고기는 독이 있어 사람을 해친다. 고기를 먹고 토하거나 하혈하면 부추 생즙을 마신다.
행인(杏仁)	씨가 두 개 들어 있는 행인은 독이 있어 잘못 먹으면 죽는다. 행인에 중독되었을 때는 쪽잎즙을 마신다.
기장쌀 [黍米]	독이 조금 있어 오래 먹으면 안 된다. 잠을 많이 자게 한다.
토란[芋子]	야생에서 자란 것은 독이 있어 먹을 수 없다.
연엽생 (烟葉生)	생연초잎은 독이 있어 먹으면 중독될 수 있다. 중독되면 치료가 어렵다.
복어독 [河㹠毒]	독이 아주 강하다. 알은 더욱 독이 많아 중독되면 죽는다. 급히 갈대뿌리를 찧어 즙을 내 마신다.
단풍나무. 버섯	먹으면 계속 웃다 죽는다. 지장을 마시는 것이 제일 좋고, 인분즙이 다음으로 효과가 있다.
자연동 (自然銅)	불에 막 달군 것은 독이 있다. 뼈가 부러지거나 부서지지 않았을 때는 쓰면 안 된다.
천초(川椒)	천초 중 벌어지지 않은 것은 독이 있다. 잘못 먹으면 숨이 끊어지려 하거나, 설사를 하고 몸이 차가워지며 마비된다. 우물물 1~2되를 마시면 곧 낫는다.

04
음식을 절제하지 않으면 병이 생긴다

"곡기가 원기를 이기면 살이 찌며 장수하지 못하고, 원기가 곡기를 이기면 몸이 마르며 장수한다."

穀氣勝元氣, 其人肥而不壽. 元氣勝穀氣, 其人瘦而壽(『東醫寶鑑』≪内景≫篇 卷1 身形).

인체에는 생리적 인과율이 있다. 들어온 것이 있으면 나가는 것도 있다는 뜻이다. 건강한 몸이 되려면 들어오는 것과 나가는 것의 균형을 잘 맞춰야 한다. 소화할 수 있는 양만큼만 들어와야 무리가 없다. 먹는 것이 몸의 소화 수준을 넘어서면 건강도 나빠질 수 있다. 『동의보감』≪외형≫편에서는 음식을 절제하지 않으면 위에 병이 생기며, 다른 병으로도 연결될 수 있음을 경고하고 있다.

음식을 절제하지 않으면 위胃에 병이 생긴다. 위에 병이 생기면 숨이 가쁘고 정신이 없으며 열이 심하게 난다. 두드러진 화기火氣가 위로 올라

와 유난히 얼굴을 달아오르게 할 때도 있다.[26]

현대의 질환은 대부분 너무 많이 먹는 데서 유발된다. 비만, 당뇨, 고혈압, 대장암, 변비 등 생활습관병도 결국 먹는 문제에서 비롯된 것이다. 이런 병은 주로 과다한 음식 섭취가 주원인으로 꼽힌다.

특히 나잇살이라고 불리는 뱃살은 대장암, 신장암, 전립선암의 원인이 되기도 한다. 나잇살이라 어쩔 수 없다 말하기도 하지만, 사실상 먹는 만큼 찌는 것이 살이다. 야생 동물은 비만이 없다. 그러나 사람 또는 사람이 키우는 애완동물이나 가축은 그렇지 않다. 비만이란 인위적인 산물인 셈이다.

다이어트 전문가들의 말을 지나치게 신뢰할 필요는 없다. 그들은 문제의 원인에 관심이 없다. 그들의 관심은 속된 말로 '대박'에 있을 뿐이다. 2004년 세계보건기구가 선포한 '비만과의 전쟁'에 참가한 한 교수가 "비만의 원인이 무엇인지는 관심 없다. 나는 그저 해결책을 알고 싶을 뿐이다"라고 말했다고 한다. 그러나 캘리포니아 의대 로버트 러스티그 교수는 다르게 말한다. "수렁을 빠져나오기 위해서는 어쩌다 수렁에 빠졌는지 알아야 된다." 문제의 원인을 알아야 근본적인 해결책도 찾을 수 있다는 것이다.

그렇다면 비만의 진짜 원인은 무엇일까? 음식물을 과도하게 먹기

---

26) 飮食不節則胃病, 胃病, 則氣短精神少而生大熱, 有時顯火上行, 獨燎其面(『東醫寶鑑』≪外形≫篇 卷1 面).

때문일까? 혹시 '음식물을 먹도록 유혹하는 물질'이 음식에 들어 있기 때문은 아닐까? 비만에 관한 이론은 대개 칼로리 개념으로 접근한다. 살을 빼기 위해서는 열량의 섭취를 줄이고 소비를 늘리면 된다는 식이다. 그러나 과연 그럴까? 비만에 대한 수많은 이론이 있고, 수많은 사람이 다이어트에 도전하지만 대부분 실패한다. 인류는 점점 더 뚱뚱해지고 있다. 이유가 무엇일까? 혹시 먹지 말아야 할 것을 먹은 것은 아닐까?

그렇다면 어떻게 먹는 것이 좋을까? 유해물질을 피하는 것이 최우선이다. 앞서 언급한 것처럼 현대의 비만은 과식에만 원인이 있는 것이 아니다. 소식을 기본으로 화학물질, 중금속, 호르몬, 항생제 등을 피하는 것이 상책이다.

욕심대로 마음껏 먹다 보면 탈 나기 쉽다. 과식보다는 차라리 먹지 않는 것이 몸에 더 이롭다. 『동의보감』 ≪잡병≫편에서도 과식이 다른 병을 불러올 수 있다는 점을 지적하고 있다.

> 사람이 먹고 마실 때 어찌 과식으로 인한 손상이 없겠는가? 담과 어혈이 쌓이면 비위가 나빠지고, 소화가 되지 않는다.[27]

> 음식을 너무 많이 먹으면 기가 소모된다. … 대변이 잦거나 설사를 하고, 소변이 너무 잘 나오거나 탁해진다. 심하면 정精이 차가워지고 땀이 저

---

[27] 人之飮食, 寧無過傷. 停痰瘀血, 日積月深, 中宮不淸矣(『東醫寶鑑』 ≪雜病≫篇 卷1 吐).

절로 흐르게 된다. 과식이나 기름진 음식을 너무 많이 먹어 생긴 일이다.[28)]

담과 어혈이 쌓인다는 것은 혈액이 탁해진다는 것을 의미한다. 이는 모든 병의 출발점이다. 『천금방』千金方[29)]에서도 과식이야말로 만병을 부르는 재앙의 시초라며 탐식을 경계했다.

식사는 외적인 기운을 내적인 원기로 바꾸는 과정이다. 외적인 기운음식물을 과하지 않게 하면 수명을 연장할 수 있다. 그러나 외적인 기운이 너무 강하면, 내적인 원기가 밀려 병을 일으키게 된다. 물과 거름이 지나치면 식물이 말라 죽는 것과 같다. 차라리 음식은 적게 먹는 것이 좋다. 고지방식을 하면 혈관에 아테롬atheroma이라는 끈적거리는 노폐물이 쌓인다. 그러나 소식이나 단식을 하면 혈관에 쌓인 이 아테롬이 분해된다.

물론 소식은 쉽지 않다. 잘못된 식습관에 젖어 있다면 실천하기가 매우 힘들다. 사람은 입맛에 맞는 음식을 찾게 되어 있다. 특별히 좋아하는 음식을 끊기는 더욱 힘들다. 하지만 한 가지 맛을 지나치게 섭취

---

28) 盖食物飽甚, 耗氣非一. 或食不下而上涌, 嘔吐以耗靈源, 或飮不消而作痰, 咯唾以耗神水. 大便頻數而泄, 耗穀氣之化生, 溲便滑利而濁, 耗源泉之浸潤. 至於精淸冷而下漏, 汗淋瀝而自泄, 莫不由食物之過傷, 滋味之太厚也(『東醫寶鑑』≪雜病≫篇 卷4 內傷).

29) 중국 당나라 때 손사막(孫思邈, 581~682)이 지은 의학서로, 의학개론부터 시작해 여성과 질환을 비롯한 여러 질환의 약물요법과 식이요법 등을 상세히 진술한 다음, 침구(鍼灸)로 끝을 맺고 있다.

하면 반드시 몸 한쪽이 약해진다. 『동의보감』≪내경≫편에는 다음과 같이 기록되어 있다.

> 어리석은 사람들은 입맛대로 맛있는 음식을 지나치게 먹으니 질병이 빌 떼처럼 일어나 병에 걸리는 것이다. 그 기미는 아주 미약하지만 입맛이 당기는 대로 지나치게 먹다 보면 자기도 모르게 갑자기 병이 생기게 된다.30)

평소의 식사는 어떻게 하면 좋을까? 아침에는 가벼운 식사를 하고, 저녁에도 많이 먹지 않는 것이 좋다. 저녁에는 아침보다 소화가 잘 되지 않고 체하기 쉽다. 그러므로 가볍고 담백한 것을 적게 먹어야 한다. 기름기가 많은 육류와 맵고 짜고 쓴 음식을 저녁에 먹으면 몸이 무겁다. 『동의보감』≪내경≫편에서도 "하루의 금기는 저녁에 포식하지 않는 것"須知一日之忌, 暮無飽食이라고 했다.31)

식사 간격은 어느 정도가 좋을까? 조선시대에는 하루에 두 끼를 먹었다. 양반가에서는 새벽에 죽을 먹었지만 이는 양생을 위한 방편이었다. 물론 노동량이 많은 현대인은 하루 세 끼 정도는 필요하다. 끼니 사이의 간격은 5시간 정도가 좋다. 아침 식사 7~8시, 점심 식사 12~1

---

30) 悔悟一萌, 塵開鏡淨. 曰節飮食, 易之象辭, 養小失大, 孟子所譏. 口能致病, 亦敗爾德, 守口如瓶, 服之無斁(『東醫寶鑑』≪內景≫篇 卷1 身形).

31) 養性書曰, 善攝生者, 無犯日月之忌, 無失歲時之和一月之忌, 晦無大醉. 一歲之忌, 冬無遠行, 終身之忌, 夜不然燭行房(『東醫寶鑑』≪內景≫篇 卷1 身形).

시, 저녁 식사 6~7시 정도면 적당하다.

현대인에게 가장 중요한 것은 아침 식사다. 직장인이나 학생의 경우 아침은 필수적이다. 뇌에 공급되는 영양이 부족하면 효율이 현저히 떨어지기 때문이다. 식사는 밥을 위주로 해야 한다. 커피에 빵이나 샐러드는 좋지 않다. 뇌에 필요한 에너지원이 탄수화물이기 때문이다.

그렇다고 아침 식사에 지나치게 집착할 필요는 없다. 속이 더부룩하거나, 전날 먹은 음식물이 위에 남아 있다고 생각되면 건너뛰어도 된다. 위는 보통 채움보다 쉼이 더 필요하다. 『동의보감』≪내경≫편에서도, 배가 너무 고프기 전에 먹되 과식하지 않고, 갈증이 심하지 않은 상태에서 물을 마시되 지나치게 마시지 않는 것이 좋다고 말한다.[32]

식사는 사실 시간대를 정해놓고 먹기보다는 몸의 신호에 따라 먹는 것이 좋다. '꼬르륵' 소리가 그것이다. 우리 몸은 약간 배고플 때 뜨거운 생명력이 표출된다. 항상 배가 부른 상태면 생명 에너지를 발아시킬 필요가 없다. 공복 상태일 때 에너지를 끌어올리는 것은 생존 본능이다. 살기 위해 몸부림치는 것이다. 공복 상태가 되면 뇌에서는 호르몬이 분비되어 지방을 연소시키고 피부를 젊게 만든다.[33] 약간의 공복은 생명 연장의 꿈까지 이뤄줄 수 있다.

---

32) 不欲極飢而食, 食不可過飽, 不欲極渴而飲, 飲不欲過多(『東醫寶鑑』≪內景≫篇 卷1 身形).

33) 공복 상태에서는 노화 방지 유전자 시르투인(sirtuin)과 장수 유전자 아디포넥틴(adiponectin)이 분비되어 혈관을 맑고 깨끗하게 정화해주기도 한다.

원숭이를 대상으로 한 실험에서도 소식이 장수에 도움이 되는 것으로 드러났다. 공급하는 영양소를 30% 줄였을 때 장수유전자가 활성화되었던 것이다. 장수유전자를 활성화하려면 70%쯤 배가 찼을 때 식사를 중단해야 한다.

물론 하루 세 끼가 철칙은 아니다. 개인에 따라 조절할 수 있다. 하루 세 끼를 먹되 1/3만큼 적게 먹는 방법, 혹은 저녁 한 끼를 먹지 않는 방법이 있다. 이는 12시간 이상 위장과 장을 비워 두기 때문에 장기를 깨끗하게 하는 데 도움이 된다. 세 끼 중 한 끼를 청국장 분말 같은 것으로 대체해도 좋다. 청국장 분말은 허기도 달래주고, 미생물이 풍부해 독소를 해독하는 데도 도움이 된다.

짧은 시간에 음식 조절의 효과를 보려면 단식도 고려해볼 필요가 있다. 단식은 고대로부터 신체 균형을 바로잡고, 건강을 유지하기 위해 활용되어왔다. 물론 이런 방법도 동물에게서 배운 것이다.

집에서 기르는 짐승은 병이 나면 굶는다. 사람도 병이 깊을수록 금식해 몸을 비운 다음 서서히 보양하는 것이 좋다. 단식을 하면 인체는 체내에 축적된 영양분을 소비하면서 병든 세포와 노화된 조직, 지방, 노폐물, 독성물질 등을 연소시킨다. 휴식을 취한 소화기관은 소화 흡수 능력이 향상되고, 장의 배출과 정화 능력이 높아져 체내에 축적된 독성물질이 더욱 빨리 배출된다. 『동의보감』≪탕액≫편에서도 병이 오래되었을 경우 단식할 것을 권하고 있다.

병이 오래되거나 음허하면 먹지 말아야 한다.[34]

단식은 전문기관의 도움을 받는 것이 좋지만, 간헐적 단식은 누구나 쉽게 할 수 있다. 일주일의 하루 전체를 금식하는 방법, 또는 세 끼 중 저녁을 굶거나 청국장 분말로 대신하는 방법 등이 있다. 소식이나 단식을 무리하게 할 필요는 없다. 최대한 몸에 무리가 되지 않는 방법으로 진행하는 것이 좋다.

---

34) 久病與陰虛者, 不可食(『東醫寶鑑』≪湯液≫篇 卷2 菜部).

곡식을 끊어도 배고프지 않게 하는 약재 10선選[35]

약재	효능 및 활용방법
황정(黃精)	오래 먹으면 곡식을 끊어도 배고프지 않다. 맛이 좋아 먹기 쉽고, 뿌리·잎·꽃·열매 모두 먹을 수 있다. 찌거나 볕에 말려 환제나 산제를 만들어 먹는다.
밤[栗]	잿불에 묻어 구워 먹으면 굶주림을 견딜 수 있다.
연근(蓮根)	쪄 먹으면 곡식을 끊는 데 가장 좋다. 껍질과 심을 제거한 연육을 쪄 가루 내고 환을 만들어 하루에 30알씩 먹으면 배고프지 않다.
천문동(天門冬)	뿌리를 쪄 껍질을 벗기고 먹는다. 곡식을 끊어도 굶주림을 막기에 충분하다.
마[薯蕷]	뿌리를 쪄 먹거나, 찧은 가루로 국수를 만들어 먹는다. 배고프지 않게 하는 데 가장 좋다.
선복근(旋葍根)	쪄 먹으면 곡식을 끊어도 배고프지 않다.
갈근(葛根)	가루로 만들어 먹으면 곡식을 끊어도 배고프지 않다.
하수오(何首烏)	뿌리를 채취해 찌고 볕에 말려 환제나 산제로 만들어 먹기도 하고, 생것을 먹기도 한다.
도토리[橡實]	껍질을 벗기고 삶아 먹으면 사람에게 이롭다. 속을 실하게 해 배고프지 않다.
백합(百合) 뿌리	찌거나 달여 먹으면 사람에게 매우 좋고, 곡식을 끊어도 배고프지 않다.

35) 칼로리는 낮으면서도 포만감을 주는 구황작물들로 다이어트에 유용할 것 같아 소개한다.

05
최고의 보약은 침이다

"침을 뱉지 않는 습관을 길러야 한다. 입안의 진액은 금장金漿과 옥례玉醴다. 온종일 침을 뱉지 않고 항상 머금고 있다 삼키면 사람의 정기精氣가 늘 머물러 얼굴과 눈에서 빛이 난다."

常習不唾地. 盖口中津液, 是金漿玉醴, 能終日不唾, 常含而嚥之, 令人精氣常留, 面目有光(『東醫寶鑑』≪內景≫篇 卷2 津液).

『동의보감』은 사람의 침을 중시한다. 우리 몸의 근본은 진액인데, 이 진액이 입에서는 침이 된다고 말한다. 침을 자주 뱉으면 진액이 마르고, 몸이 말라간다고도 한다.[36] 침은 신장에서 유래하는데, 신장은 우리 몸의 원기를 담당한다. 즉, 침은 원기

---

36) 盖人身, 以津液爲本, 在皮爲汗, 在肉爲血, 在腎爲精, 在口爲津, 伏脾爲痰, 在眼爲淚. 曰汗, 曰血, 曰淚, 曰精, 已出則皆不可迴, 惟津唾則獨可迴, 迴則生生之意又續矣. 有人喜唾, 液乾而體枯, 遇至人, 敎以迴津之術, 久而體復潤矣(『東醫寶鑑』≪內景≫篇 卷2 津液). (진액은) 피부에서는 땀이 되고, 살에서는 피가 되며, 신(腎)에서는 정(精)이 되고, 입에서는 침이 되며, 비(脾)에 잠복하면 담이 되고, 눈에서는 눈물이 된다.

를 담고 있는 액체라 할 수 있다. 『동의보감』≪내경≫편에서는 침을 옥천玉泉이라 표현하고, 이것을 삼키면 오래 살고 얼굴에서 빛이 난다고 말한다.37)

음식을 천천히 먹으라는 것도 침의 생성을 늘리려는 의도가 숨어 있다. 음식을 천천히 먹어 장수한 인물이 일본의 도쿠가와 이에야스38)로, 그는 74세까지 살았다. 당시는 평균 수명이 40세에 불과하던 시대였다. 도쿠가와 이에야스는 '건강 10훈'을 남겼는데, 그중 첫 번째가 '한 입에 48회 씹기'다. 음식을 한 번 입에 넣으면 48회를 씹는다는 뜻이다. '잘 씹는 것'이 그가 장수한 비결인 것이다.

그렇다면 음식을 오래 씹는 것이 왜 좋을까? 그러면 침이 잘 분비되기 때문이다. 침은 독소 해독 능력도 매우 뛰어나다. 일본의 니시오카 하지메 교수는 침의 해독력에 주목했다.39) 그리고 침에 독성을 제거하는 놀라운 능력이 있음을 발견했다. 발암물질, 식품첨가물, 잔류 농약 등 유해물질에 침을 섞어놓았더니 약 30분 후 독성의 80~100%가 사라졌다고 한다.40)

---

37) 人能常食玉泉, 令人長年, 面有光色. 玉泉者, 口中唾也. 雞鳴時, 早晨時, 日出時, 禺中時, 日中時, 晡時, 日沒時, 黃昏時, 夜半時, 一日凡九次漱口嚥之(『東醫寶鑑』≪內景≫篇 卷1 身形).

38) 오다 노부나가와 함께 일본 통일의 초석을 놓은 사람이다.

39) 방사선과 화학물질의 독성 연구 분야 전문가 니시오카 교수는 세계 최초로 침(타액)의 독성 제거 능력을 연구해 국제적으로도 그 권위를 인정받았다.

40) 니시오카 하지메, 『씹을수록 건강해진다』, 이동희 역(서울: 전나무숲, 2007), pp.48-70.

한의학자이자 죽염의 시조인 인산 김일훈도 침의 해독력에 대해 강조했다. 그는 "몸에 병이 생기면 침이 독액毒液으로 변하는데, 독액으로 변한 침을 진액津液으로 변화시키려면 죽염을 녹여 삼키는 것이 제일 좋다"고 말했다. 침에 녹은 죽염은 체내의 독성을 걸러내고, 효소가 활발하게 움직일 수 있도록 도와준다.

일반적으로 침은 크게 다섯 가지 역할을 하는 것으로 알려져 있다. 소화, 항균, 점막 보호, 점막 수복, 치아 보호 재석회화 작용이 그것이다. 이 가운데 뇌와 관련이 깊은 것이 점막 수복 작용이다. 침은 뇌 기능을 활성화해 학습 능력을 향상시키고 치매를 예방하게 할 수 있다. 침에 있는 신경 생장 인자NGF, Nerve Growth Factor는 뇌의 노화를 방지한다. 침이 줄어들면 이 NGF도 줄어든다. 또 씹는 힘이 약해지면 뇌로 가는 혈류가 줄어들어 뇌의 노화가 진행된다. 유럽의 한 연구에서 치매를 앓는 사람의 뇌에 NGF를 투여했더니 인식 능력이 개선되었다고 한다.[41]

침에는 파로틴parotin이라는 호르몬을 비롯해 아밀라아제, 리파아제, 페록시다아제 등의 효소가 있다. 그중에서 특히 파로틴은 상피·신경 성장 인자로 작용하며, 세포 보호에 중요한 역할을 한다. 또 뼈나 치아의 칼슘 침착을 촉진하고 구루병, 류머티즘, 퇴행성 관절염을 해소한다.

최근에는 침에 오피오르핀opiorphin이라는 강력한 진통제도 들어

---

41) 사이토 이치로, 『씹는 힘』, 황미숙 역(서울: 삼호미디어, 2011), pp. 22-23.

있다는 것이 밝혀졌다. 이는 모르핀보다 6배나 더 강력한 물질이다. 혀를 깨물었을 때 통증이 지속되지 않는 이유가 바로 이 물질 때문이다. 상처를 입거나 벌레에 물렸을 때 침을 발라주면 통증이 금세 사라지는 이유도 여기에 있다.

침은 암을 예방하는 기능도 한다. 계속해서 니시오카 교수는 침이 발암물질의 작용을 없앤다는 사실을 규명하기도 했다.

한편 음식물을 천천히 먹으면 치아와 턱이 발달한다. 치아는 음식물을 잘게 만들어 소화·흡수를 돕는다. 이런 저작 운동은 치매 예방에도 효과가 있다. 일본 토호쿠대학팀의 연구 결과에 따르면, 음식물을 씹는 활동이 뇌의 해마42)와 전두엽을 자극해 뇌를 활성화한다고 한다.

음식물을 천천히 씹는 것은 비만을 예방하고 다이어트에도 도움이 된다. 잘 씹으면 자연스럽게 식사 시간이 길어지고, 그러면 많이 먹지 않아도 포만감이 생겨 과식하지 않게 된다.

이 밖에도 충치나 치주염 등의 구강 질환을 예방해주고 면역력을 높이는 등 꼭꼭 씹어 먹는 습관의 좋은 점은 무수히 많다. 식품첨가물 같은 물질도 잘 씹는 것으로 대응할 수 있다.

---

42) 사람의 기억을 관장하는 부분으로, 치아가 없는 노인들은 이 해마의 용적이 계속 줄어든다.

진액을 거둬들이는 법迴津法

『동의보감』은 침을 '진액'이라며 중시하고, "사람이 늘 옥천玉泉을 마시면 오래 산다"고 말한다. 여기서 옥천은 침을 의미한다. 또 침은 정기精氣를 담고 있는 진액이기 때문에, 침을 삼키면 정기를 먹을 수 있다고 했다.

정기는 피부에서는 땀이 되고, 살에서는 피가 되며, 신腎에서는 정精이 되고, 입에서는 침이 되며, 비脾에 잠복하면 담이 되고, 눈에서는 눈물이 된다. 문제는 땀이나 피나 눈물은 일단 몸 밖으로 배출된 뒤에는 되돌릴 수 없다는 점이다.

하지만 침은 다시 되돌려 몸으로 거둬들일 수 있다. 따라서 정을 거둬들이는 첫 번째 방법은 침을 뱉지 않는 것이다. 어떤 사람이 침을 자주 뱉어 진액이 마르고 몸이 말라갔는데, 침을 뱉지 않고 되돌리는 회진법迴津法을 배운 후 다시 건강해졌다고 한다.

두 번째 방법은 침을 만들어 삼키는 것이다. 침은 치아를 맞부딪치면 저절로 생긴다. 한漢나라의 괴경蒯京이라는 사람은 120세에도 기력이 매우 좋았는데, 아침마다 치아를 맞부딪치고 침을 삼켰다고 한다. 치아를 부딪치는 횟수는 양성법에 따라 차이가 있는데, 9~36회까지 자신의 몸이 원하는 만큼 하면 된다.

동의보감

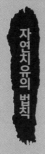

자연치유의 법칙

부록

부록 1
『동의보감』 양생법 13

　　　　　　『동의보감』의 핵심은 병의 치료가 아니라 예방에 있다. 이는 이 책의 편찬을 명령한 선조宣祖의 의지이기도 하다. 선조는 "사람의 질병은 모두 조리와 섭생의 잘못에서 생기는 것이므로, 수양을 우선시하고 약물과 침은 그다음이다"라고 했다.

　　선조의 명을 받은 허준은 『동의보감』 전반에서 양생養生을 중시한다. 양생은 말 그대로 생명력[生]을 기르는[養] 것이다. 우리 몸 안의 생명력을 잘 길러 건강을 유지하고, 병든 몸을 살리는 것이 양생법이다.

　　『동의보감』에서 제시하는 양생법은 복잡하고 어려운 것이 아니다. 자연의 질서에 순응하면 된다. 사람은 자연의 질서 속에 있으면 병들지 않지만, 벗어나면 재앙을 입는다. 『동의보감』에서 소개하고 있는 다양한 양생법 가운데 일상에 도움이 될 만한 내용을 정리한다.

1. 힘을 적게 쓰고, 몸을 너무 피로하게 만들지 말라

흐르는 물이 썩지 않는 것은 늘 움직이기 때문이다. 마찬가지로 늘 움직이되 절대 과로하지 않는 것이 양생의 방법이다. 과로하면 정이 흩어지고, 일이 너무 많으면 밝음이 사라진다. 따라서 한 자세를 오래도록 유지하는 것은 좋지 않다. 오래 걷거나 서 있는 것도 좋지 않고, 오래 앉아 있거나 누워 있는 것도 나쁘다. 심지어 오래 보거나 듣는 것조차 좋지 않다. 이것을 지키지 않으면 모두 수명을 단축한다.[1]

2. 몸을 손상시키지 말라

자신의 건강을 과신하는 사람이 많다. 그러나 젊었을 때 말술을 자랑하던 사람이 늘그막에 몸져눕는 사례도 적지 않다. 반면 건강관리를 꾸준히 하고, 몸에 좋지 않은 일은 하지 않은 약골은 장수하는 경우가 많다. '골골이 백 년'이라는 말도 이런 경우를 두고 하는 말이다. 우환을 막고 관리를 잘하면, 기혈이 넉넉해지고 신이 충족되어 장수한다. 몸을 손상시키지 않고 꾸준히 보補하는 것이 생명을 보호하는 방법이다. 편안할 때 위태로울까 걱정하는 것은 위험의 싹이 나기 전에 막으려는 것이다.[2]

---

1) 孫眞人曰, 雖常服餌, 而不知養性之術, 亦難以長生也. 養性之道, 常欲少勞, 但莫大疲及强所不能堪耳. 夫流水不腐, 戶樞不蠹, 以其運動故也. 養性之道, 莫久行, 久立, 久坐, 久臥, 久視, 久聽, 皆令損壽也(『東醫寶鑑』≪內景≫篇 卷1 身形).

2) 眞經曰, 養生以不損爲延年之術, 不損以有補爲衛生之經. 居安慮危, 防未萌也. 雖少年致損, 氣弱體枯, 及晩景得悟, 防患補益, 則氣血有餘而神自足, 自然長生也(『東醫寶鑑』≪內景≫篇 卷1 身形).

3. 생각을 줄이라

『포박자』抱朴子에서는 섭생을 잘하려면 무엇이든 줄여야 한다고 말한다. 즉, 생각을 줄이고, 생각을 마음에 품지 않으며, 욕심을 줄이고, 일을 줄이며, 말을 줄이고, 웃음을 줄이며, 근심을 줄이고, 즐거움을 줄이며, 기쁨을 줄이고, 성냄을 줄이며, 조금만 좋아하고, 조금만 미워하라는 것이다. 그러면서 이 12가지를 줄이는 것이 양생의 요령이라고 말한다.

『포박자』에 기록된 설명을 그대로 옮기면, 욕심이 많으면 뜻이 어두워지고, 말이 많으면 기가 부족해지고, 웃음이 많으면 오장이 상하고, 좋아하는 것이 많으면 미혹되어 이치를 따지지 못하고, 미워하는 것이 많으면 초췌해지고 즐거움이 없어진다. 따라서 이 12가지를 없애지 않으면 혈기가 제멋대로 흘러 생명의 근본을 잃게 된다고 말한다.[3]

기쁘고 즐겁게 살면 신神이 편안해진다. 이를 위해서는 지나치게 슬퍼하거나 즐거워해서는 안 되고, 음식은 고르게 먹어야 한다. 밤에 취하지 않도록 조심하고, 새벽에 성내는 것을 가장 조심해야 한다. 온화함과 순수함을 보전하는 것이 장수의 비결이다.

---

[3] 抱朴子曰, 善攝生者, 常少思, 少念, 少慾, 少事, 少語, 少笑, 少愁, 少樂, 少喜, 少怒, 少好, 少惡. 行此十二少者, 養性之都契也. 多思則神殆, 多念則志散, 多慾則志昏, 多事則形勞, 多語則氣乏, 多笑則藏傷, 多愁則心懾, 多樂則意溢, 多喜則妄錯昏亂, 多怒則百脉不定, 多好則專迷不理, 多惡則憔悴無歡. 凡此十二多不除, 則榮衛失度, 血氣妄行, 喪生之本也(『東醫寶鑑』≪內景≫篇 卷1 身形).

4. 천지의 질서에 맞추라

봄에는 늦게 자고 일찍 일어나고, 여름과 가을에는 밤늦게 자고 일찍 일어나는 것이 좋다. 겨울에는 일찍 자고 늦게 일어나는 것이 이롭다. 일찍 일어나더라도 닭이 울기 전에 일어나면 안 되고, 늦게 일어나더라도 해가 뜬 뒤에 일어나면 안 된다.[4] 겨울에는 머리를 차갑게 하고, 봄·가을에는 머리와 다리를 차갑게 하는 것이 좋다.

5. 침을 삼키라

매일 아침 첫닭이 울 때 일어나면 가장 먼저 양생을 한다. 편안히 앉아 이불을 두른 채로 호흡을 조절하고 치아를 36회 맞부딪치면 신神이 모아진다. 신기가 모아진 후 단전호흡[火候]을 시행하면 곧 몸 전체가 화창해지고 혈맥이 저절로 흘러가는 것을 느끼게 된다.

이때 입에 침이 가득 차면, 입안에서 크게 돌려 삼킨다. 침의 기운을 단전으로 들여보내 원양元陽을 보한다.[5] 침은 신수神水와 화지華池라 하여 환단還丹의 요체라 했다. 신수는 액液이고, 그 수水가 입에 고인 것을 화지라 한다.

---

4) 養生書曰, 春欲晏臥早起, 夏及秋欲侵夜乃臥早起, 冬欲早臥而晏起, 皆益人. 雖云 早起, 莫在雞鳴前, 晏起, 莫在日出後(『東醫寶鑑』≪內景≫篇 卷1 身形).

5) 每於雞鳴時, 便可起坐, 擁衾調息, 叩齒聚神, 良久, 神氣旣定, 方行火候搬運數十遍, 便覺渾身和暢, 血脉自然流通. 當此之時, 華池水生, 神氣滿谷, 便當大漱嚥下, 納入 丹田, 以補元陽(『東醫寶鑑』≪內景≫篇 卷1 身形).

6. 식사 후에는 산책을 하라

사람이 몸으로 일을 하면 병이 생기지 않는다. 식사 후에는 산책을 하면서 손으로 배를 자주 문지른다. 식사 후 바로 앉거나 눕지 말라는 의미다. 식사 후 걸으면 소화가 잘될 뿐 아니라, 각종 만성질환을 예방하고 치유할 수 있다. 걸을 때는 천천히 걷는 것이 좋다. 무엇이든 서두르면 탈이 난다. 운동을 과하게 하면 음식을 소화할 수 없다. 근육에서 많은 산소를 요구하면 소화계로 가는 혈액이 차단되기 때문이다.

걷는 시간은 정해져 있지 않다. 현대인은 30~60분 정도 걷는 것이 좋다. 걸을 때는 말을 하지 않아야 한다.[6] 만약 하고 싶으면 멈춰서야 한다. 걸으면서 말을 하면 기氣를 잃는다.

7. 배를 자주 문지르라

산책하면서 배를 문질러주면 장의 운동을 도와주면서 몸 전체의 기가 잘 돌게 해준다. 배를 문지르는 방향도 중요한데, 손바닥으로 천천히 시계 방향으로 돌려준다. 시계 방향은 생명 에너지를 잉태한 것으로, 다양한 생명체와 어우러지면서 생성되고 성장할 수 있도록 도와주는 보텍스Vortex 운동 방향이라고도 한다. 매번 식사가 끝나면 손으로 얼굴을 문지른 뒤 배를 시계 방향으로 마사지하면 음식이 쉽게 소화되고 온갖 병이 없어진다.[7]

---

6) 行不得語. 若欲語須住脚, 乃得語. 行語則令人失氣(『東醫寶鑑』≪內景≫篇 卷2 言語).

7) 每食訖, 以手摩面及腹數 百遍, 又行步躊躇, 計使中數里來, 則食易消, 令人能飮食,

8. 머리를 자주 빗으라

『황정경』黃庭經8)에서는 "오래 살고자 한다면 곤륜崑崙을 닦아야 한다"고 말한다. 곤륜은 머리를 가리킨다. 곤륜을 닦는 방법은 간단하다. 빗질을 많이 하면 된다. 머리를 빗을 때는 나무 빗을 사용해야 한다. 플라스틱 빗은 두피에 염증을 일으킬 수 있다. 빗질 방향은 머리 앞에서 뒤통수를 향하게 하고, 한 번에 100회 정도 천천히 빗는다. 그러면 두피의 혈액순환이 왕성해지면서 전반적인 기의 순환도 원활해진다. 머리카락이 가늘어지거나 빠지는 것도 방지할 수 있다.9)

9. 저녁보다 새벽에 먹는 것이 좋다

『의방유취』醫方類聚의 ≪양생문≫養生文에는 "새벽에 죽을 한 그릇 먹고 저녁에는 많이 먹지 않는다"고 기록되어 있다. 저녁에 많이 먹지 않았기 때문에 허기가 일찍 찾아올 수 있다. 새벽에 일어나 바로 죽을 먹는 것은, 자고 나서 약해져 있는 기를 보하기 위해서다. 『정리』正理에서는 "매일 먹는 음식의 정수精粹가 기를 보한다"고 말한다. 기氣는 곡식에서 나오기 때문에 '기운 기'气와 '쌀 미'米 자가 합쳐져 이 한자가 만들어진 것이다. 음식을 먹는다는 것은 천지의 음양을 만들어낸 기까

無百病(『東醫寶鑑』≪雜病≫篇 卷4 內傷).

8) 중국 동진 시대(317~420)의 도교 경전이다. 이 책은 인체에 머무는 800만 신의 관상과 호흡법의 실천으로 불로장생을 얻어 신선이 될 수 있다고 주장한다.

9) 黃庭經曰, 子欲不死修崑崙, 謂髮宜多櫛, 手宜在面, 齒宜數叩, 津宜常嚥, 氣宜精鍊. 此五者, 所謂修崑崙, 崑崙謂頭也(『東醫寶鑑』≪內景≫篇 卷1 身形).

지 먹는다는 의미다. 10)

물론 새벽에 먹는 죽은 아침 식사와는 다른 것이다. 아침 식사는 밥을 넉넉하게 먹는다. 현대인들은 아침을 굶고 저녁을 배불리 먹는 경우가 많은데, 이는 매우 좋지 않은 습관이다. 더구나 늦은 밤 야식까지 챙겨 먹는 것은 건강을 위태롭게 한다.

10. 음식을 고르게 먹으라

몸은 음식을 먹지 않으면 살 수 없다. 허기와 갈증이 자주 일어나는 것도 우리 몸이 스스로 살기 위한 방편이다. 그런데 어떤 음식을 먹는지에 따라 몸의 상태가 결정된다. 입맛대로 맛있는 음식만 지나치게 먹는 사람은 질병이 끊이지 않는다.

음식은 곡식이 기본이 되어야 한다. 『동의보감』≪내경≫편에서는 "정精은 곡식에서 생긴다. 정이 부족하면 음식으로 보한다"고 말한다. 이 세상의 수많은 음식 중에 오직 오곡만이 참다운 맛을 가지고 있다. 11) 곡식을 담담하게 먹는 것이 정을 가장 잘 보양하는 방법이다. 향

---

10) 正理曰, 日啖飲食之精熟者, 益氣, 此氣生於穀, 故從气從米. 人身之中, 全具天地陰陽造化之氣, 得勤而用之. 人年二十而氣壯, 節慾少勞, 則氣長而緩, 多慾勞倦, 則氣少而短. 氣少則身弱, 身弱則病生, 病生則命危矣(『東醫寶鑑』≪內景≫篇 卷 1 氣).

11) 內經曰, 精生於穀. 又曰, 精不足者, 補之以味. 然醴郁之味, 不能生精, 惟恬憺之味, 乃能補精. 洪範論味而曰, 稼穡作甘. 世間之物, 惟五穀得味之正, 但能淡食穀味, 最能養精. 凡煮粥飯, 而中有厚汁滾作一團者, 此米之精液所聚也. 食之最能生精, 試之有效(『東醫寶鑑』≪內景≫篇 卷1 精).

기가 진한 음식은 정이 생기게 할 수 없고, 담담한 곡식이 정을 보할 수 있다.

11. 양치를 하라

치아를 관리하는 것은 온갖 양생법 중에서 가장 중요하다고 한다. 양치하지 않으면 치아가 상하고 충치가 생긴다. 수시로 양치하는 것이 가장 좋다. 양치는 소금으로 한다. 매일 아침 소금으로 치아를 문지른 뒤 100회 맞부딪친다.12) 이 방법은 치아와 잇몸이 뜨는 풍치에도 효과가 있다고 한다.

양치한 물 한 모금을 손바닥에 뱉은 후 그 물로 눈을 씻으면 눈이 밝아진다고 한다. 양치한 다음에는 아무것도 먹지 않고 짠 상태를 최대한 유지하는 것이 좋다.

12. 혼자 자는 것이 좋다

혼자 자는 것이 때론 보약보다 낫다. 지나친 성생활은 건강에 도움이 되지 않는다는 뜻이다. 특히 술에 취하거나 배불리 먹은 후 성관계를 하면 오장이 뒤집힌다. 성생활이 지나치면 몸이 망가진다는 것이다.

잠을 잘 때는 모로 누워 무릎을 굽히고 자면 심기心氣를 도울 수 있으며, 일어날 때 기지개를 켜면 정신精神이 흩어지지 않는다.13) 낮잠은

---

12) 每晨起, 以一捻鹽納口中, 以溫水含措齒, 及叩齒百遍, 爲之不絶, 不過五日, 齒卽牢密(『東醫寶鑑』≪外形≫篇 卷2 牙齒).

13) 臥宜側身屈膝, 益人心氣, 覺宜舒展, 則精神不散. 盖舒臥則招魔引魅. 孔子寢不

기가 빠지게 하기 때문에 피하는 것이 좋다. 잘 때는 입을 다물어야 한다. 입을 열면 기가 빠지고 사악한 기가 입으로 들어와 병이 된다.

이불이 너무 두꺼운 것은 좋지 않다. 열이 나가지 못하기 때문이다. 배고파 잠이 오지 않으면 약간이라도 먹는 것이 좋고, 배불러 잠이 오지 않으면 차를 마신 후 앉아 있어야 한다. 불을 켜놓은 채 자는 것도 좋지 않다. 그러면 사람의 신神이 불안해진다.

13. 단전에 에너지를 모으라

사람의 몸은 천지의 기를 받아 태어나, 음양의 틀에 맞춰 만들어진 것이다. 몸을 주관하는 것은 정精, 기氣, 신神인데 신은 기에서 생겨나고, 기는 정에서 생겨난다.14) 정, 기, 신을 수련하는 방법 가운데 하나가 호흡법이다.

한밤중 자시子時, 밤 11시~오전 1시에 눈으로는 코와 배꼽을 지긋이 보고, 심화心火를 내려 단전으로 들어가게 한다.15) 동쪽을 향해 정좌하고, 뱃속의 묵은 기를 2~3회 불어내고는 숨을 멈춘다. 그리고 몇 모금의 맑은 공기를 들이마신다. 혀를 입천장에 대고 있으면 진액침이 저

尸, 盖謂是歟(『東醫寶鑑』≪內景≫篇 卷2 夢).

14) 悟眞篇註曰, 人之一身, 稟天地之秀氣而有生, 託陰陽陶鑄而成形. 故一身之中, 以精氣神爲主, 神生於氣, 氣生於精. 故修眞之士, 若執己身而修之, 無過煉治精氣神三物而已(『東醫寶鑑』≪內景≫篇 卷1 身形).

15) 邵子曰, 天之神發乎日, 人之神發乎目, 愚謂目之所至, 心亦至焉. 故內煉之法, 以目視鼻, 以鼻對臍, 降心火入于丹田, 盖不過片餉功夫而已(『東醫寶鑑』≪內景≫篇 卷1 身形).

절로 고인다. 혀 밑에 있는 두 개의 혈穴은 신腎과 통하는 구멍이다. 진액이 입안에 고이면 혓바닥으로 입안 전체를 헹군 다음 서서히 삼킨다. 그러면 저절로 오장으로 들어간다. 이는 기가 단전으로 돌아가는 것이다. 이 호흡법은 자시와 축시丑時, 오전 1~3시 사이에 하는 것이 좋은데, 여의치 않으면 시간에 얽매이지 않고 편안한 시간에 해도 된다. 자세는 누워서 하는 것도 괜찮다.16)

---

16) 胎息論曰, 凡服食, 須半夜子後, 瞑目盤坐, 面東, 呵出腹內舊氣三兩口, 然後停息, 便於鼻內微納淸氣數口. 舌下有二穴, 下通腎竅, 用舌柱上腭, 存息少時, 津液自出, 灌漱滿口, 徐徐嚥下, 自然灌注五藏, 此爲氣歸丹田矣. 如子後丑前, 不及, 寅前爲之亦可, 臥中爲之亦可(『東醫寶鑑』≪內景≫篇 卷1 身形).

부록 2
오장육부 도인법導引法

　　　　　　　　　건강관리를 아무리 잘해도 시간이 지남에 따라 인간은 늙어갈 수밖에 없다. 또 오장육부에는 잘못된 생활습관으로 인한 나쁜 기운이 채워진다. 이에 몸을 골고루 움직여 기운을 운행해 사기邪氣를 제거해야 병이 없다.

간장肝腸 도인법17)
간에 쌓인 나쁜 기운을 없애주고 독기를 몰아낸다.

❶ 마음을 가라앉히고 몸을 바르게 해 조용히 앉는다.
❷ 두 손으로 허벅지에서 무릎, 종아리, 발끝까지
　 서너 차례 왕복하며 주무른다.

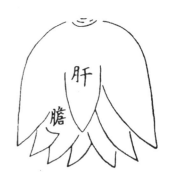

---

17) 可正坐, 以兩手相重, 按胜下, 徐緩身左右各三五度, 又可正坐, 兩手拽相叉, 翻覆向胸三五度. 此能去肝家積聚, 風邪毒氣.

❸ 정좌한 후 두 손을 깍지 껴 가슴에 대고 위를 쳐다보면서 3~5회 치켜올린다.

비장脾腸 도인법18)

비장에 쌓인 나쁜 기운을 없애주며 입맛이 좋아지게 한다.

❶ 다리를 펴고 앉는다.
❷ 한쪽 다리는 펴고 한쪽 다리는 굽힌다.
❸ 양손을 뒤로 향한 후 15회 끌어당긴다.
❹ 무릎을 바닥에 대고 엎드린 뒤, 양 팔꿈치도 바닥에 대 동물이 엎드린 자세를 취한다.
❺ 엎드린 상태에서 좌우 교대로 뒤돌아본다.

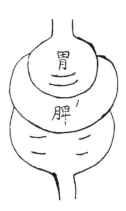

심장心臟 도인법19)

심장의 에너지를 강화한다.

❶ 마음을 가라앉히고 몸을 바르게 해 조용히 앉는다.
❷ 양손으로 주먹을 쥔 후, 힘을 주어 6회 좌우로 부딪친다.

---

18) 可大坐伸一脚屈一脚, 以兩手向後反掣各三五度. 亦可跪坐, 以兩手拒地, 回顧用力虎視各三五度, 能去脾藏積聚風邪喜食.

19) 可正坐, 以兩手作拳, 用力左右互相築各六度. 又可正坐, 以一手按腕上, 一手向下, 拓空如重石. 又以兩手相叉, 以脚踏手中各五六度, 能去心胸間風邪諸疾, 閉氣爲之, 良久閉目, 三嚥津三叩齒而已.

❸ 정좌한 후 한 손으로 다른 손목을 누른다. 이때 다른
손은 아래로 향하게 한 후 무거운 돌이 있는 것처럼 공
중으로 밀친다.

❹ 양손을 깍지 낀 후, 발로 그 손을 5~6회 밟으면 여러
질병을 제거할 수 있다.

❺ 한참 동안 눈을 감은 채, 침을 3회 삼키고 치아를 3회
맞부딪친다.

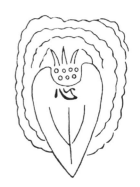

폐장肺臟 도인법20)

폐병이 있는 사람의 풍사風邪 · 적취積聚 · 허로虛勞를 제거
할 수 있다.

❶ 무릎을 꿇고 엎드려 두 손으로 땅을 짚은 뒤, 몸을
오그리고 척추를 위로 5회 치켜든다.

❷ 주먹으로 척추 좌우를 3~5회 두들겨준다. 이로써
나쁜 기운을 제거하고 독을 풀어준다.

❸ 숨을 참고 한참 있다 눈을 감고 침을 삼킨 다음, 치
아를 3회 맞부딪친 후에 마친다.

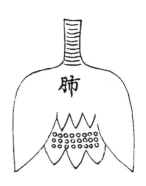

---

20) 可正坐, 以兩手據地, 縮身曲脊向上五擧, 去肺家風邪積勞. 亦可反拳搥脊上左右
各三五度. 此法去胸臆間風毒. 閉氣爲之良久, 閉目嚥液, 三叩齒爲止.

신장腎臟 도인법[21)]

신·방광에 있는 풍사와 적취를 제거할 수 있다.

❶ 정좌한 후 두 손을 귀로부터 위로 올리고 좌우로 5회 움직인다.

❷ 손을 가슴에 붙였다 좌우로 펴고는 몸을 이완 시킨다. 이를 5회 반복한다.

❸ 전후좌우로 10여 회 뗀다.

❹ 혀를 상악에 댄 후 항문을 오므리며 신수혈을 120회 문지른다.

❺ 치아를 맞부딪치고 눕는다.

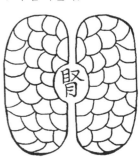

담부膽腑 도인법[22)]

담병이 있는 사람의 풍독과 사기를 제거할 수 있다.

❶ 편안하게 앉아 양 발바닥을 합치고 머리를 든다.

❷ 양손으로 발목을 당겨 15회 요동시킨다.

❸ 다리를 펴고 앉아 양손으로 땅을 밀쳐 몸을 든 후 요추에 힘을 준다. 이를 15회 반복한다.

---

21) 可正坐, 以兩手上從耳, 左右引脇三五度. 亦可以手着胸抛射左右同緩身三五度. 亦可以足前後踧左右各十數度. 能去腰腎膀胱間風邪積聚.

22) 可平坐, 合兩脚掌, 仰頭, 以兩手挽脚腕起搖動爲之三五度. 亦可大坐, 以兩手拓地擧身, 努腰脊三五度, 能去膽家風毒邪氣.

부록 3
퇴계 이황의 『활인심방』活人心方

　　　　　　『동의보감』은 다양한 양생법을 소개하고 있는데, 퇴계 이황의 『활인심방』에도 이와 비슷한 양생법이 정리되어 있다. 퇴계는 명나라 주권朱權이 지은 『활인심』活人心이란 책을 번역하고, 거기에 자신의 견해를 덧붙여 건강과 장수의 비법이 담긴 『활인심방』으로 재탄생시켰다고 한다. 그런데 『동의보감』에 소개된 구선臞仙의 양생법23)과 『활인심방』의 도인술이 매우 유사하다. 아마도 퇴계가 구선의 양생법의 핵심을 정리한 듯하다. 퇴계의 『활인심방』은 『동의보감』에 인용될 정도로 당시 널리 인정받았으며, 이후 선비들의 수양법으로 알려져 왔다. 여기서는 여러 양생법의 장점을 정리한 퇴계의 도인술을 소개한다.

---

23) 구선의 양생법은 1400년대 문헌 『구선신은서』(臞仙神隱書)에서 전해지고 있는데, 이는 주권의 저서로 알려져 있다.

기세起勢: 준비 자세

❶ 몸을 똑바로 하고 편하게 앉는다.

❷ 양손은 주먹을 쥐고 무릎 위쪽 허벅지 위에 얹는다.

❸ 눈을 가볍게 감는다.

❹ 마음을 고요하게 가라앉힌다.

제1식 고치집신叩齒集神

치아[齒]를 맞부딪친다.

❶ 입을 다물고 아래위 치아를 딱딱 소리 나게 36회 맞부딪친다. 이로
   써 경락에 진동을 일으키고, 기의 소통이 원활해진다.

❷ 양손으로 뒤통수를 감싼 후 상체를 굽힌 채 천천히 9회 호흡한다.

❸ 양손으로 귀를 접어 덮은 다음, 집게손가락을 가운뎃손가락 위에
   포개어 귀 뒤쪽 튀어나온 뼈 부분을 24회 튕겨준다.

효과

　　고치는 양생술의 기본이라 할 만큼 중시되는데, 생명의 진액이라
불리는 침을 생산하기 때문이다. 이는
치아와 잇몸을 강하게 하는 역할도 한
다. 여기서 뇌를 울리는 것은 뇌기능을
개선하기 위함이다. 호흡을 통해 마음
을 안정시키고, 기의 소통을 원활하게
한다.

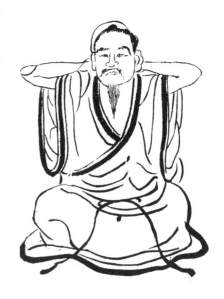

제2식 수악천주手握天柱

목[天柱]을 돌린다.

❶ 편안한 자세로 앉아, 머리가 끝나고 목이 시작되는 부분의 좌우측
에 있는 천주혈을 누른다.

❷ 천주혈을 누른 상태에서 머리를 천천히 왼쪽으로 돌리는데 얼굴은
약간 위쪽을 향하게 한다.

❸ 잠시 자세를 유지한 후 머리를 오른쪽으로 돌린다. 좌우 번갈아 24
회 한다.

❹ 호흡은 목을 돌릴 때 숨을 들이마시고 원상태로 돌아올 때 내쉰다.

❺ 팔과 어깨를 흔들면서 목도 움
직인다.

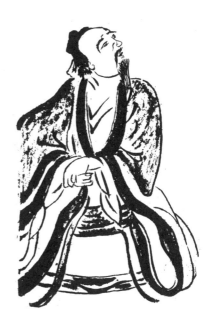

효과

천주혈을 자극함으로써, 몸과
머리의 기혈순환을 도와 뇌질환을
예방하며, 목과 어깨의 뭉친 근육
을 풀어준다.

제3식 설교행화舌攪行火

혀를 휘저어 침을 생성한 후 삼킨다.

❶ 편안한 자세로 앉아 양손을 하늘로 뻗는다.

❷ 혀를 좌우상하로 움직여 입천장, 잇몸 등 입안 전체를 36회 휘젓는다.

❸ 입에 침이 가득 고이면 3회로 나누어 삼킨다.

❹ 숨을 멈추었다 조금씩 들이마신 다음, 두 손을 비벼 잡고 머리 위로 들어 올린다.

효과

잇몸과 치아 건강에도 도움이 된다. 침은 우리 몸의 원기를 담고 있는 액체로, 이것을 삼키면 오래 살고 얼굴에서 빛이 난다고 했다.

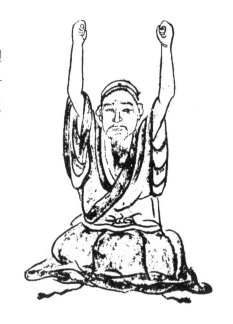

제4식 수마신당手摩腎堂

손으로 신장 부위를 주무른다.

❶ 편안한 자세로 앉아 양 손바닥에 열이 나도록 비빈다.

❷ 뜨거워진 손으로 양 허리 뒤쪽 신장 부위를 아래위로 36회 강하게 문지른다.[24]

❸ 주먹 쥔 손을 무릎에 올려놓고 심호흡을 하며 단전에 화기를 보낸다.

효과

몸의 원기를 담당하는 신장을 강화하고, 신장에 양기를 보내 기혈의 소통을 원활하게 한다.

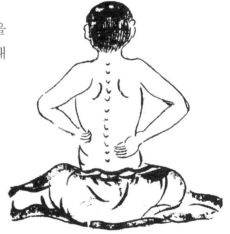

---

24) 『동의보감』에서는 신수혈을 문지르는 방법에 대해 다음과 같이 설명하고 있다. "잘 때 침상에 앉아 다리를 늘어뜨리고 옷을 푼 후, 숨을 막고 혀를 상악에 댄다. 눈으로는 정수리를 보고 항문을 오므리며 손으로 양 신수혈을 120회 문지른다. 많이 문지를수록 묘한 효과가 있다. 이것을 마치면 치아를 맞부딪치고 눕는다."

제5식 단관녹로 單關轆轤

한쪽 어깨를 도르래처럼 회전하게 한다.

❶ 편안한 자세로 앉아 양손을 주먹 쥔 뒤, 한쪽 손을 뒤로 돌린다.

❷ 뒤로 돌린 손의 등으로 뒤쪽 갈비뼈를 원형으로 부드럽게 문지른다.

❸ 이때 어깨와 몸통도 자연스럽게 움직이도록 둔다.

❹ 손을 바꿔 반대쪽도 같은 방법으로 문지른다.

효과

평소 거의 자극을 받지 않는 뒤쪽 갈비뼈 부위를 자극함으로써 기혈순환을 돕고 운동 효과도 볼 수 있다. 어깨가 부드러워지고 기혈순환이 원활해진다.

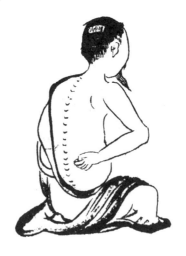

제6식 쌍관녹로雙關轆轤

양쪽 어깨를 도르래처럼 회전하게 한다.

동작은 제5식과 같다. 차이점은 양 주먹을 동시에 뒤로 돌려 문지른다
는 점이다.

효과

양 어깨를 돌려줌으로써 단관녹로에 비해 운동량이 많고, 척추에까
지 자극이 미친다. 회전 방향을 바꿔 같은 횟수만큼 하는 것도 좋다.

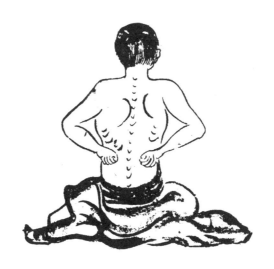

제7식 양수탁천兩手托天

두 손으로 하늘을 밀어 올린다.

❶ 편안한 자세로 앉아 양손을 마주비비면서 '허' 소리를 5회 낸다.

❷ 가늘고 길게 숨을 내쉬는데 소리가 나서는 안 된다. 이를 9회 반복
한다.

❸ 두 손을 깍지 끼고 하늘을 밀어 올리는 기분으로 머리 위로 뻗은 뒤
잠시 멈췄다 내린다. 이를 9회 반복한다. 이때 자세가 구부러지면
안 된다.

효과

삼초三焦와 내장에 자극을 주
고, 기혈 흐름을 원활하게 한다.

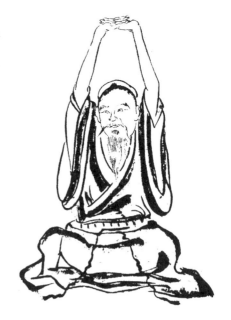

제8식 저두반족低頭攀足

두 손으로 발을 잡아당긴다.

❶ 다리를 길게 뻗고 앉는다.

❷ 상체를 굽혀 양손으로 양 발바닥이나 발끝을 쥐고 몸 쪽으로 당긴
다. 이때 턱은 들어준다. 이를 12회 반복한다. 억지로 잡아당기지
말고 서서히 하다 보면 몸이 유연해짐을 느낀다.

❸ 편안한 자세로 앉아 주먹을 쥐고 입안에 침이 고이면 3회에 나눠
삼킨다. 침이 고이지 않으면 혀를 휘저으면 된다.

❹ 정신을 집중해 단전에서 뜨거운 기운이 일어나 온몸에 고루 퍼지는
것을 상상한다.

효과

몸을 유연하게 하고, 기혈의 순환을 원활하게 한다.

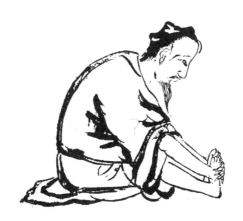

수공收功: 마무리 자세

❶ 편안한 자세로 앉아 양손을 허벅지 위에 얹는다.

❷ 가볍게 눈을 감고 정신을 집중해 단전으로 정기를 모은다.

❸ 심신이 매우 편안하고 상쾌해짐을 상상한다.